咬合治療 失敗回避のためのポイント38

—なぜ咬み合わないのか、なぜ破折するのか—

普光江 洋 監著
武井順治／清水真一郎 著

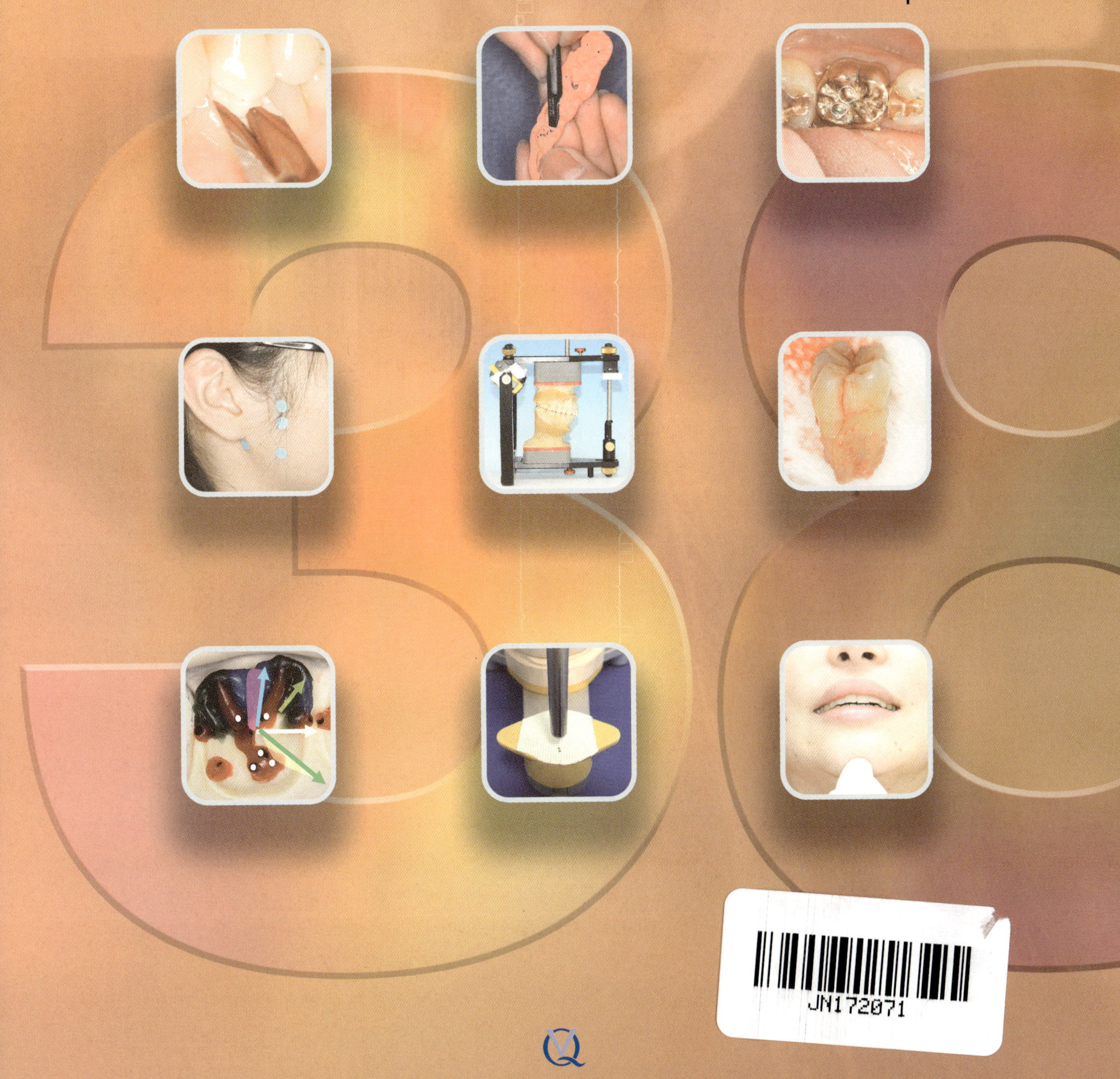

クインテッセンス出版株式会社 2016

Tokyo, Berlin, Chicago, London, Paris, Barcelona, Istanbul, Milano, São Paulo, Moscow, Prague, Warsaw, Delhi, Bucharest, and Singapore

序文

咬合の概念は人間にとって必要なルールである．これは自然が意図的に準備したものではなく，単に最適な状態で機能が達成できるように淘汰されたものであるということをわれわれはつねに認識しておく必要がある（R.Slavicek, 佐藤貞雄：訳）

咬合治療を成功に導く王道を説くのは容易ですが，失敗しないための方法を語ることはとても難しいものです．それは失敗する原因があまりにも多すぎるためなのですが，その根本原因は「木を見て森を見ず」の諺の如くです．

本書の原点は，執筆の依頼があった2010年，当時，筆者が主宰していたスタディグループ所属の歯科医師と歯科技工士から日頃より咬合治療の疑問点や成功の要点についての多くの質問がされたことに端を発します．

一般臨床医（歯科技工士も含め）にとって，咬合学の難しさは神経筋機構（NMS）や成長発達を含めた顎頭蓋系の生理学的知識や筋・靱帯・骨・関節構造のほか，血管や神経の走行などの解剖学的知識，歯の形態学，下顎の動きや咬合力，力の方向が生体に及ぼす影響を科学し，さらに運動生理学や下顎運動を解析する物理学，内分泌に関する知識や脳科学といった領域に及ぶ知識が求められることや，これら基礎研究を行うことが開業医レベルでは不可能故に難解と思われているところにあります．しかし，咬合治療に役立つ情報さえ入手できれば日常臨床にフィードバックできるわけですから（すでに臨床に生かされている研究データも多い），研究そのものにこだわる必要はないと筆者らは考えています．

研究にかぎらず，臨床においても成功から得られるものよりも，失敗から学べることのほうがはるかに多く，過去の研究論文（エビデンス）には問題の解決策を示唆しているものが少なくありません．

本書の執筆者３名も，スチュアート，P. K. トーマス，保母須弥也先生と続くアメリカンナソロジーに学んだのち，1990年からルドルフ・スラバチェック，佐藤貞雄先生に師事し，生理学的咬合論を背景としたオーストリアナソロジーの研究会メンバーとして症例を積み重ね，咬合治療の答えを求めてきた開業歯科医です．

咬合治療のコンセプトがこの数十年間で大きく変わったとは思えませんが，マテリアルの進化やそれにともなう技術のスキルアップはつねに行われていることを忘れてはなりません．臨床は生ものと同様，鮮度が求められる世界であるため，本書も企画当時の内容から二転三転しました．初期の構想ではQ&A形式も考えていましたが，理論的背景と診査・診断・治療計画なくして咬合治療の成功はありえないことを踏まえ，本書では咬合知識編，咬合診断編，咬合治療編の３部構成としました．

第１部「咬合知識編」では咬合治療を行う際に知っておくべき必要最低限の知識と用語，知らなければ診断できない事柄を解説し，第２部「咬合診断編」は咬合診査のほか骨格が咬合とどのようにかかわっているか，顎偏位を誘発する干渉を回避するための考え方と臼歯離開に必要な咬合誘導路の診査法，顎機能診査における基準点の解説と運動軌跡の評価法など咬合治療の成否を決定する要因の分析を重視した内容になっています．最後の第３部「咬合治療編」では顎機能障害をもつ症例に対するスプリント療法，マニュピュレーション・テクニック，治療目標下顎位（TRP）の求め方と治療法など，日常臨床の現場で遭遇する可能性の高い症例の治療例を中心にまとめました．

なお本書で用いられている咬合に関する用語はGPT8に準拠していますが，一般開業医にまで周知にいたっていない用語に関してはこれまで用いられてきた（例：咬頭嵌合位はICPを用いていますが，GPT8ではMIとなっている）ものを使用しています．

本書が日々の臨床で遭遇する咬合の問題の解決に少しでも役に立つことを願い，さらにはこれから臨床と対峙する若い先生方，臨床経験が豊富でありながらも一口腔単位の治療に踏み出せない，あるいは咬合治療に対するアプローチで悩まれている先生方にとっての道標となることができれば望外の喜びです．

最後になりましたが，本書の執筆に際し，写真を提供していただいた榊原デンタルラボの榊原功二氏，症例を提供していただいた宮崎功一先生（IMCD・高知市開業），著者らのクリニックのスタッフ，さらに神奈川歯科大学・大学院の恩師で多くの図や研究論文の使用を快諾いただいた佐藤貞雄先生と順次誘導咬合の教えを賜ったルドルフ・スラバチェック先生，ならびに本書の出版にあたりご尽力いただいたクインテッセンス出版株式会社の社長である佐々木一高氏と書籍編集部の大塚康臣氏に心からの感謝を申し上げます．

2015年11月
著者代表　普光江 洋

監著者略歴

普光江　洋(ふこうえ　ひろし)

1976年　城西歯科大学(現明海大学歯学部)卒業
　同年　城西歯科大学総合歯科学教室助手
1978年　保母須弥也先生に師事
1980年　国際デンタルアカデミー研修部長
1986年　普光江歯科診療所開設
2001年　ドナウ大学・タフツ大学・神奈川歯科大学における第1回インターナショナル・オクルージョン・スクール卒業
2007年　神奈川歯科大学大学院(成長発達歯科学講座)
2011年　歯学博士(神奈川歯科大学)
現在に至る

●所属学会など

日本顎咬合学会(評議員，咬み合わせ指導医)，iAAID-Asia(国際先進学際歯科学会アジア部会)会員，日本矯正学会員

●著書・論文

補綴に強くなる本(共著：クインテッセンス出版：1981年)，新装版 補綴に強くなる本・上下巻(監著：クインテッセンス出版：2009年)，咬合に強くなる本・上下巻(クインテッセンス出版：2009年)，これで見える！つながる！　咬合治療ナビゲーション生体と調和する根拠ある咬合治療の実践(共著：クインテッセンス出版：2014年)
Three-dimensional analyses of the mandible and the occlusal architecture of mandibular dentition. International journal of stomatology & occlusion medicine. 2011 ; volume 5, Issue3, pp119-129. Springer Vienna. ほか

著者略歴

武井順治(たけい　じゅんじ)

1978年　日本歯科大学卒業
　同年　横浜市立大学医学部病院口腔外科学教室入局
1980年　武井歯科医院開設
1998年　神奈川歯科大学矯正学講座研究生(2008年度まで)
2009年　学位取得(神奈川歯科大学 成長発達歯科学講座 矯正学分野)
現在に至る

●所属学会など

日本顎咬合学会(評議員，咬み合わせ指導医)，iAAID-Asia(国際先進学際歯科学会アジア部会)会員・理事，日本臨床歯周病学会員，横浜顎口腔機能研究会(YS2)主宰

●著書・論文

新装版 補綴に強くなる本・上下巻(共著：クインテッセンス出版：2009年)，これで見える！つながる！　咬合治療ナビゲーション生体と調和する根拠ある咬合治療の実践(共著：クインテッセンス出版：2014年)

Study on Occlusal Guidance and Occlusal Plane at Different Ages and Different Occlusion Groups. Bull Kanagawa Dent Col. 2009 ; 37 : 3-11. ほか

清水真一郎(しみず　しんいちろう)

1984年　岩手医科大学歯学部卒業

1992年　入江歯科クリニック開設

現在に至る

●所属学会など

日本補綴歯科学会会員，日本顎咬合学会会員，日本口腔インプラント学会会員，横浜顎口腔機能研究会(YS2)会員，ART OF ORAL SCIENCE JAPAN 顧問

●論文

総義歯作製における側貌頭部X線規格写真およびアキシオグラフの応用(日本顎咬合学会誌第18巻第3号1997年)

目次

第1部　咬合知識編（Knowledge Edition）

普光江　洋／武井順治

第2部　咬合診断編（Occlusal Diagnosis Edition）

普光江　洋／清水真一郎／武井順治

第 3 部　咬合治療編（Treatment Edition）

普光江　洋／武井順治

装丁：サン美術印刷株式会社：船橋　治

イラスト：飛田　敏／山川宗夫

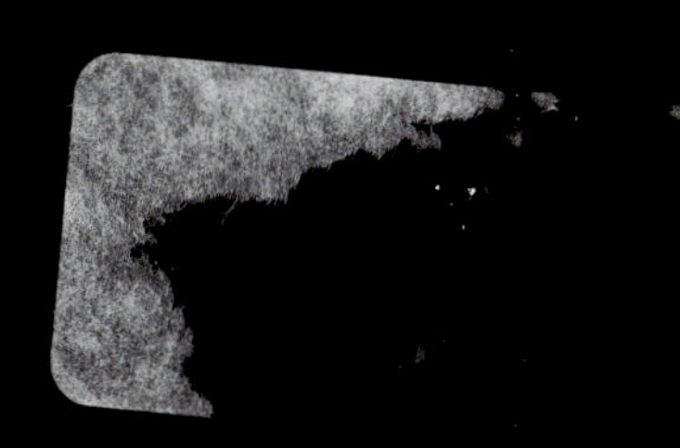

咬合治療を考える

咬合治療は咬合の異常（患者が訴えるところの「咬み合わせがおかしい」）の治療時のみならず，補綴，ペリオ，エンド，矯正，インプラントなどすべての歯科治療を行う場合，その根底に流れる治療である．しかし，一口に咬合治療といっても，咬合に起因する疾患の原因は食物の咀嚼，睡眠時ブラキシズムなど生理的機能や習慣に密接に関連するもの，歯科治療の結果として発症したもの，さらに，そのヒトがもつ骨格や咬合パターンに由来するものなど，その原因は多種多様である．

実際の臨床現場では，単一の原因で引き起こされた咬合異常はもちろん，患者の成長発達にさかのぼる要因と歯科的処置が複雑に絡み合った結果としての咬合異常も多いのではないかと思われる．咬合治療はこれら原因の特定（咬合診断）と補綴，矯正，インプラント治療などを包括したものであるが，いかなる処置を行う場合でも将来の咬合崩壊を予防するため過剰な力が局所に集中（オーバー・ロード）しない咬合様式の付与を同時に考える必要がある．

●繰り返される破折

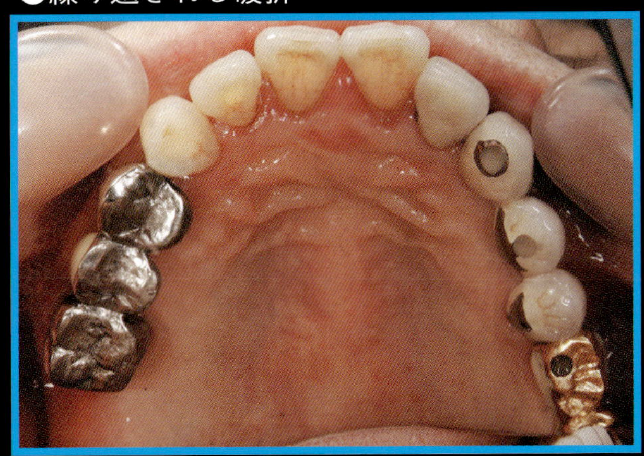

●臼歯部を喪失した患者にインプラント補綴を行っても，咬合様式を改善しないかぎり，破折を繰り返すことになる．図は上顎左側舌側咬頭に破折を繰り返している症例である（咬合知識編 1 参照）．

●骨格の成長発達と咬合

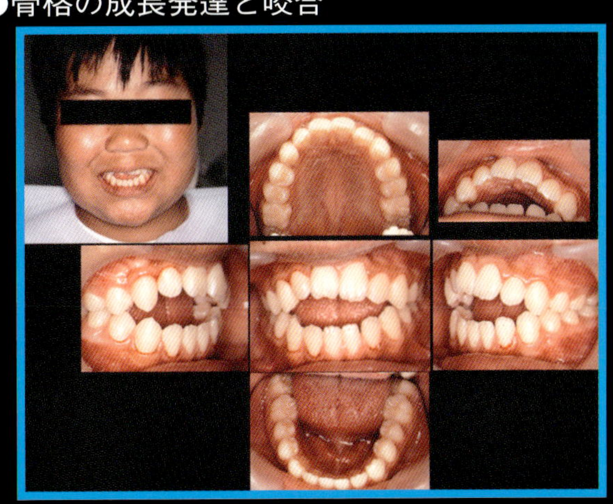

●ヒトはⅡ級骨格で生まれ，個々の骨格パターンを確立していくが骨格パターンによっては口呼吸や舌癖などの悪習癖や歯の位置異常，顎機能障害を惹起することになる．図は悪習癖による開口である（咬合知識編 2 参照）．

●フェイスボウ・トランスファー

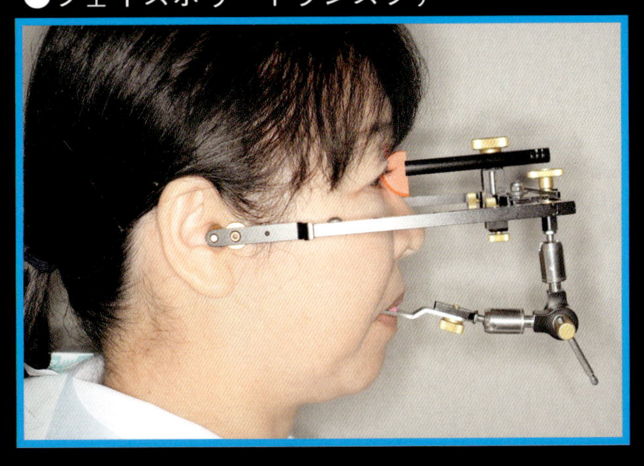

●咬合治療のための咬合診査と顎機能診査において，咬合器の開閉軸と患者の顎の開閉運動軸を一致させるフェイスボウ・トランスファーは必須のテクニックである．煩雑に思われる作業であるが，実は簡単である．最近のフェイスボウの構成はアッパーボウとバイトフォーク，このふたつをつなぐジョイントだけで構成され，アッパーボウには図のようにナジオンリレーターがセットになっているものが多い（咬合知識編 3 参照）．

●咬合平面の成り立ち

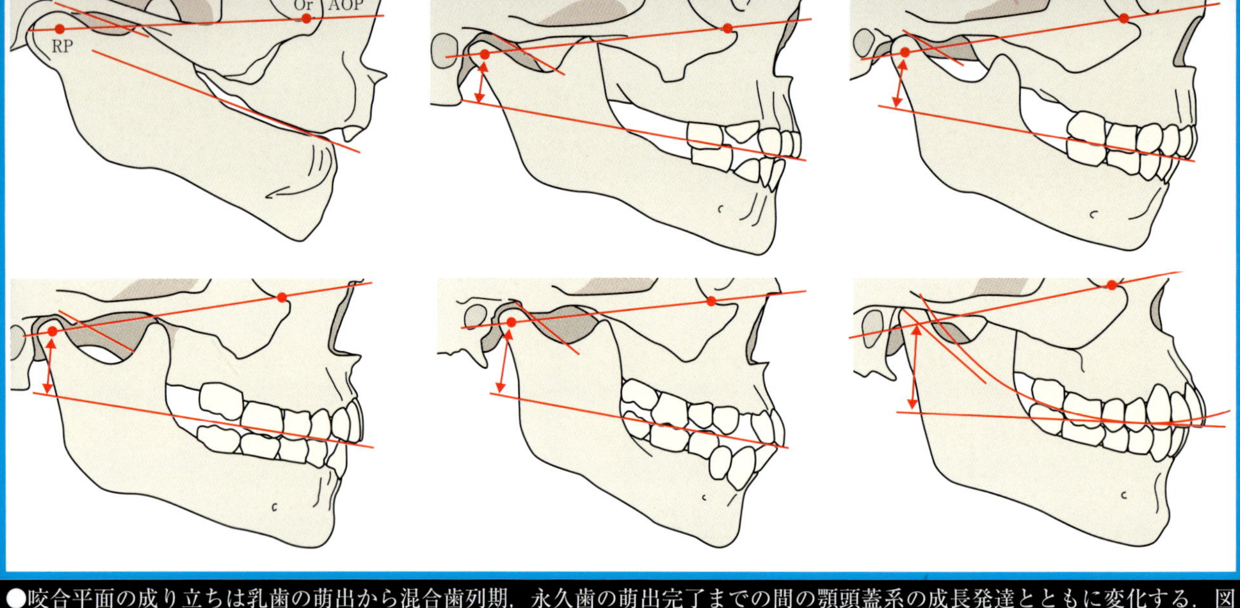

●咬合平面の成り立ちは乳歯の萌出から混合歯列期，永久歯の萌出完了までの間の顎頭蓋系の成長発達とともに変化する．図は0歳児から混合歯列期を経て永久歯列咬合までの顎顔面と咬合平面の変化を示している(咬合知識編6参照)．

●パラファンクションの痕跡

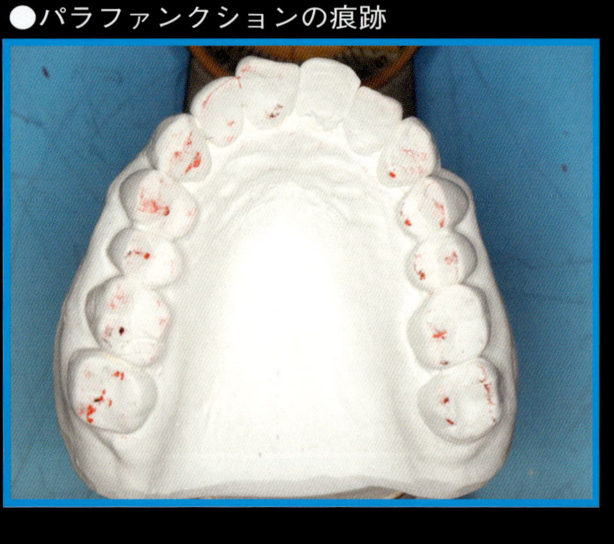

●従来の下顎の限界運動を超える睡眠時ブラキシズムのような無意識下で行う「パラファンクション」と咬合の崩壊，補綴物の破損と関係が注目されている．ブラックスチェカーを用いて患者の睡眠時の下顎運動を調べれば，パラファンクションの影響をある程度推察できる．図は口腔内のファセットが診断模型でも確認できる(咬合知識編7参照)．

●過剰な応力集中の破壊力

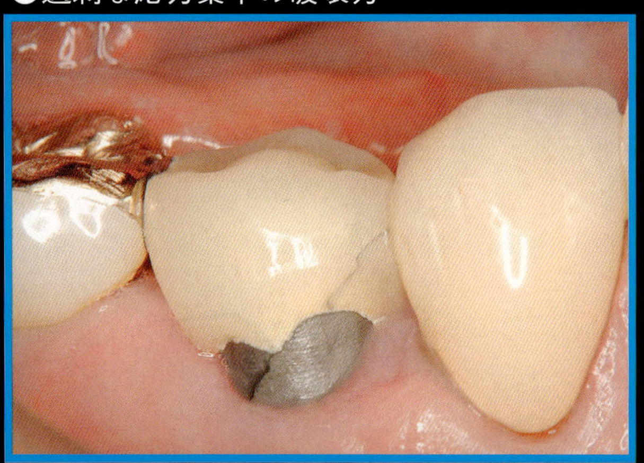

●パラファンクションは生体に破壊的に作用しないかぎりは生理的現象ととらえることができるが，過剰な負荷が咬合を支持する歯や顎骨などの硬組織に加わると，エナメル質に楔状欠損やマイクロクラックをまたポーセレン咬合面に破折を引き起こす．図はポーセレン咬合面のみならず，メタルにまで亀裂が生じた症例(咬合知識編9参照)．

●下顎機能運動の三次元解析

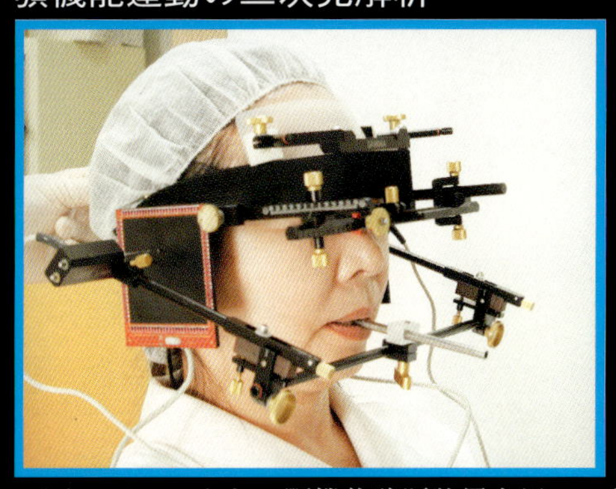

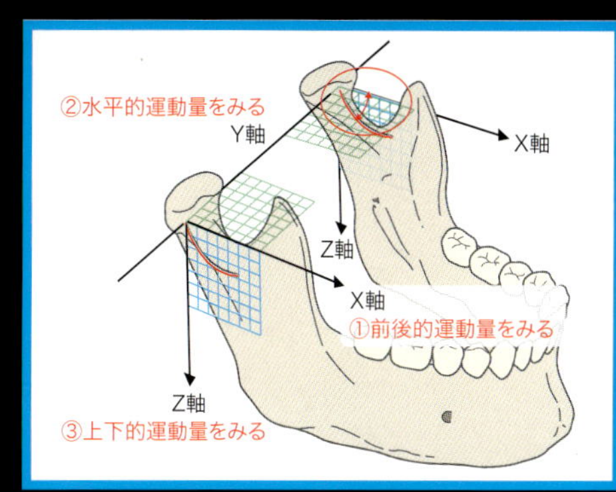

●コンダイログラフなどの顎機能診断装置を用いると下顎の X 軸(前後運動)，Y 軸(左右側運動)，Z 軸(開閉口運動)面上の軌跡から下顎の機能運動を三次元的に解析することができる(咬合知識編 10 参照).

●正確な模型のマウント

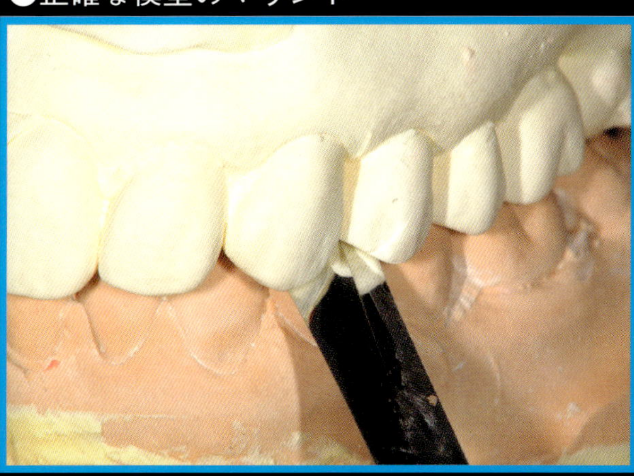

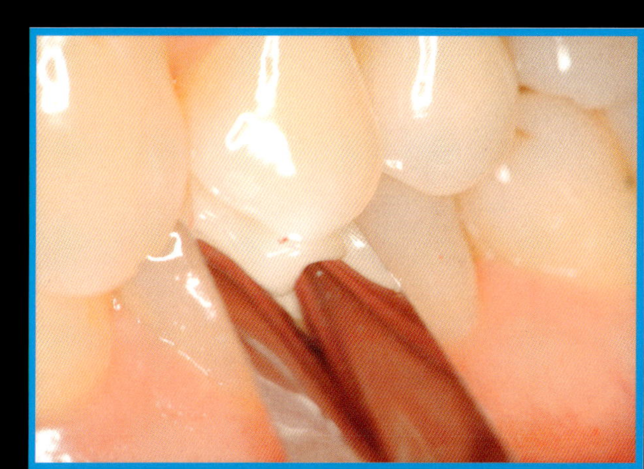

●模型を咬合器にマウントする際には，フェイスボウ・トランスファーされた上顎模型に RP バイトを介し，下顎模型を正確に位置づけなければならない．模型の浮き上がりを防ぐ石膏の量，咬合器の扱いにも繊細な技術が要求される．咬合器に模型を装着したら，レジストレーション・ストリップを用いて咬合接触を確認する．図は模型上と口腔内で同じ部位が咬合している．正確な模型マウントと咬合器のハンドリングの結果である(咬合診断編 1 参照).

●咬合紙を用いた咬合診査

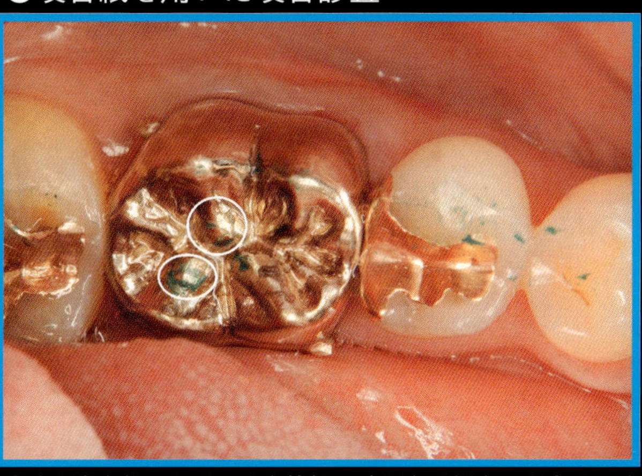

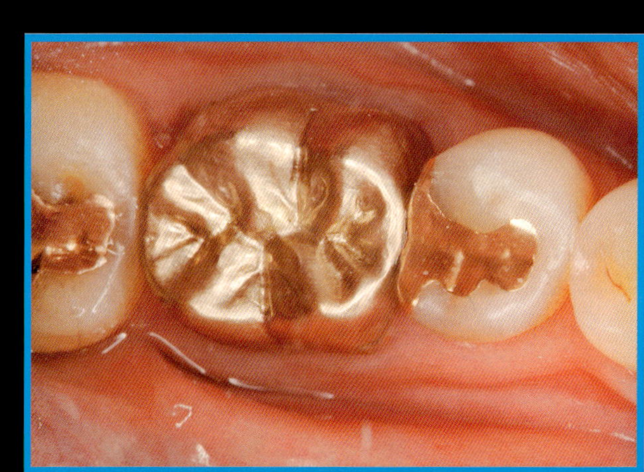

●咬頭嵌合位における咬合接触の確認を重視する理由は，咬合が生体に与えるダメージの予測や現症の診断，治療方針を決める重要な判断基準になるからである．左図は白丸部分で咬合接触が強い．右図は修正後装着された補綴物(咬合診断編 6 参照).

●咬頭嵌合位でのバイトの採得

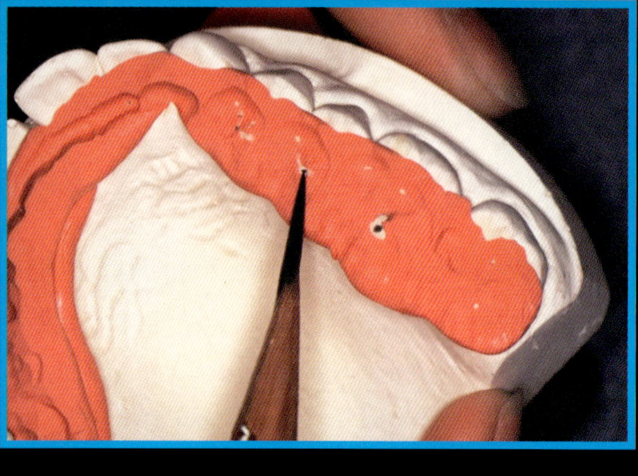

●補綴物の高さが咬頭嵌合位と一致しない原因はさまざまである．図のように上手く咬頭嵌合位で採得できたバイト材には穴があいて，咬合接触部位を確認できるが，患者が咬頭嵌合位で咬んでくれない場合には，咬頭嵌合位を確認できない．そのため事前に患者に咬頭嵌合位で咬む練習をしてもらうと良い(咬合診断編 7 参照・榊原デンタルラボ：榊原功二氏のご厚意による)．

●顎の疼痛部位

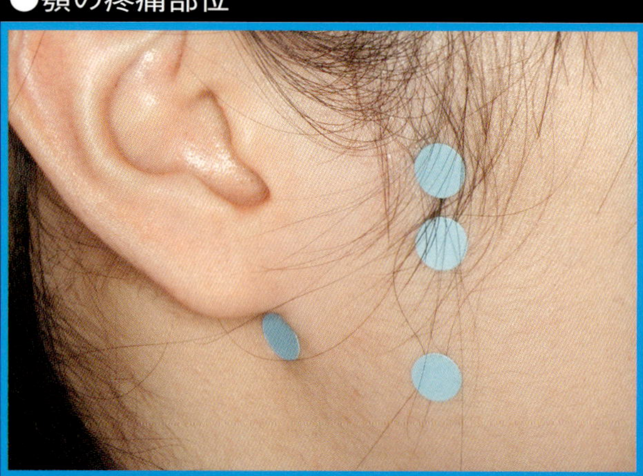

●患者の主訴が「顎の痛み」であっても，顎関節症とはかぎらない．このようなケースでは，「顎関節が痛い」のか「顎関節以外の部位」が痛いのかを鑑別しなければならない．図は筋痛による「顎の痛み」の部位(咬合治療編 2 参照)．

●翼口蓋窩への浸潤麻酔

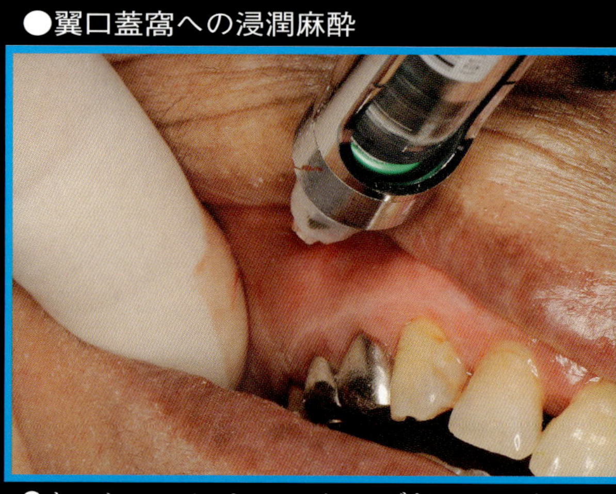

●オーバーローテーション，クローズドロックにはマニュピュレーション(顎関節手徒整復術)を行うが，一時的にせよ患者の痛みを増大させてしまうことがある．激しい痛みを患者が訴える場合，翼口蓋窩への浸潤麻酔を併用すると良い(咬合治療編 2 参照)．

●睡眠時ブラキシズムとスタビリゼーション型スプリント

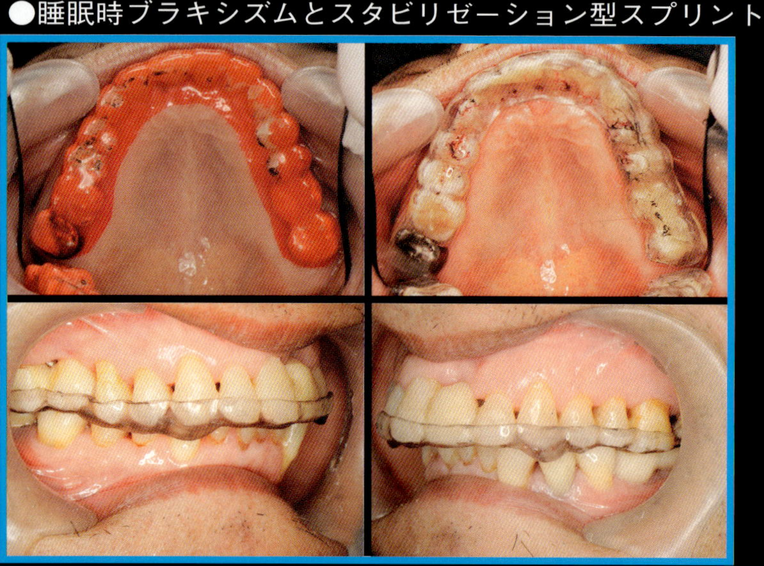

●咬合に関する不定愁訴を訴える患者に対しては，いきなり歯を削ったり，補綴物を装着せずに可撤式のスプリントを装着して経過観察を行う．睡眠時ブラキシズムやストレスが原因として考えられる場合にはスタビリゼーション型スプリントを用いて症状の変化をみる(咬合治療編 3 参照)．

●顎機能障害（術前）

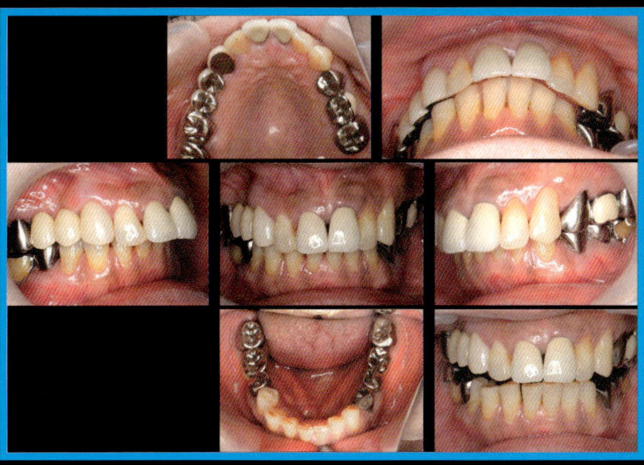

●臼歯部への不適切な補綴治療が繰り返された結果，下顎が低位咬合となり左側後方に偏位した，咬合支持が不十分な症例（咬合治療編 4 参照）．

●顎機能障害（術後）

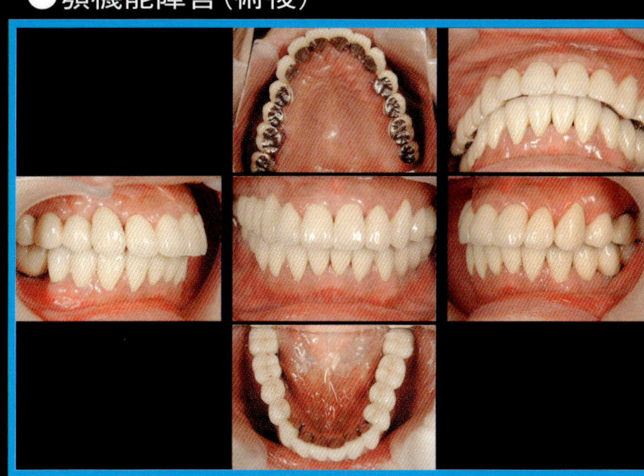

●顎機能診断を行い，プロビジョナル・レストレーションを用いて下顎頭への負荷の軽減を図り，経過観察後，最終補綴に移行した（咬合治療編 4 参照）．

●ワックスアップでみる咬頭の三角隆線

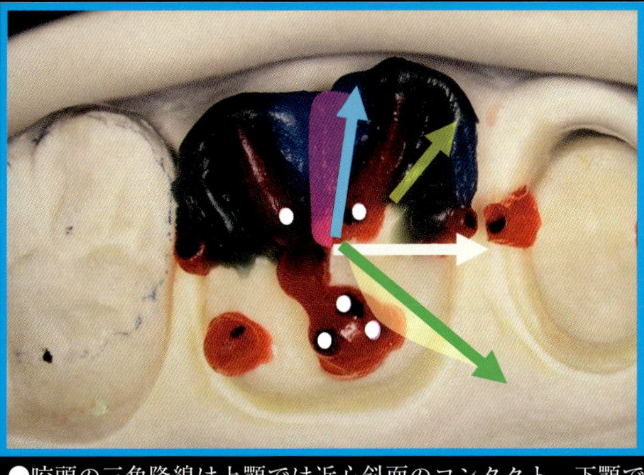

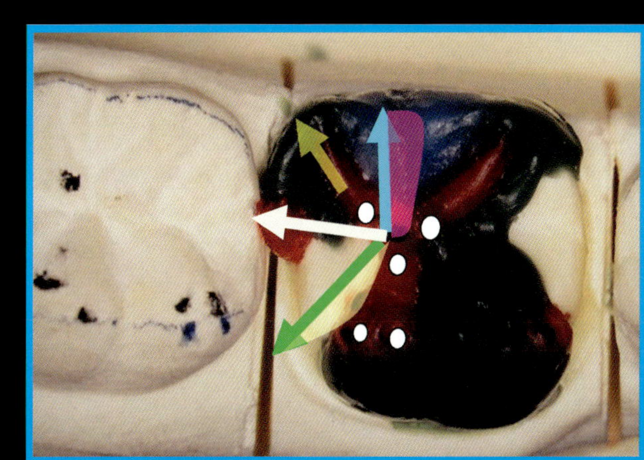

●咬頭の三角隆線は上顎では近心斜面のコンタクト，下顎では遠心斜面のコンタクトが，下顎を後方に下がることを防いでいる．（咬合治療編 6 参照）．

●天然歯の歯根破折

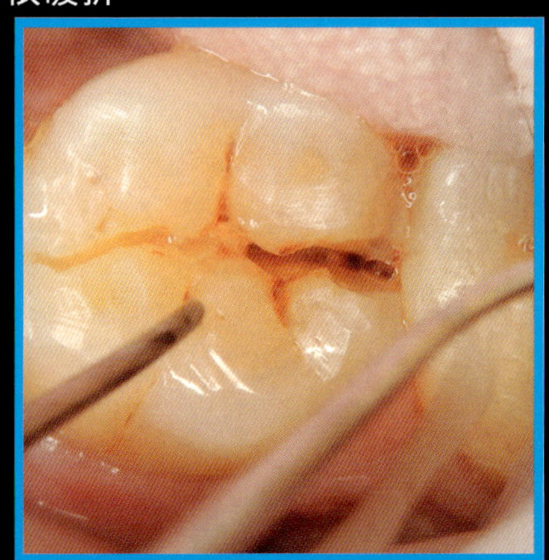

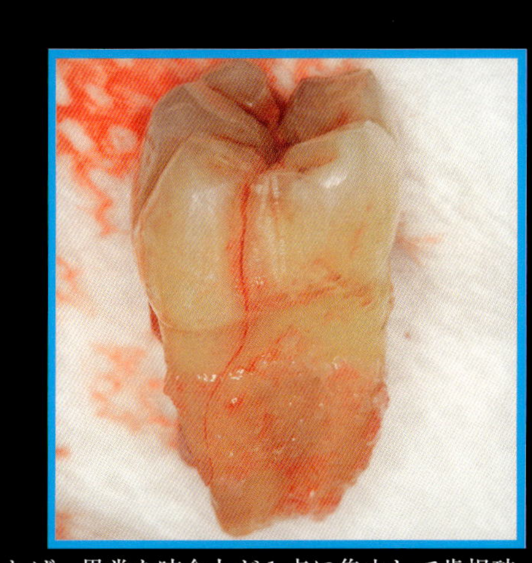

●歯科的処置が施されていない天然歯でも，顎関節に近い臼歯部に咬合干渉があれば，異常な咬合力が 1 点に集中して歯根破折を引き起こすことがある．図は近遠心方向に破折した下顎第一大臼歯（咬合治療編 7 参照）．

●天然歯とインプラントの混在症例

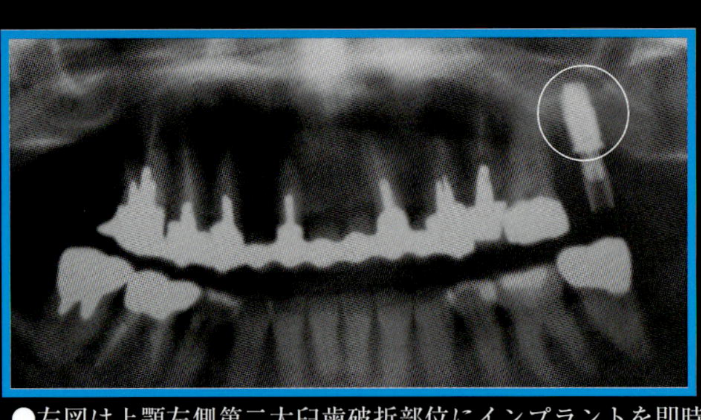

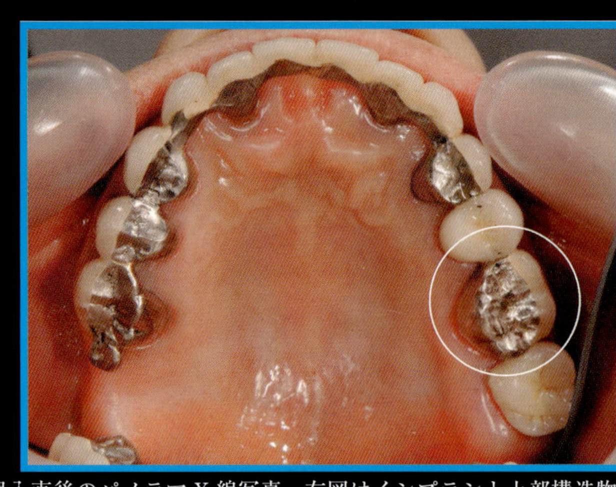

●左図は上顎左側第二大臼歯破折部位にインプラントを即時埋入直後のパノラマX線写真．右図はインプラント上部構造物装着後の口腔内写真．第一大臼歯には多くのファセットが認められるため，インプラントの咬合調整が重要となる（咬合治療編10参照）．

●矯正医とのインターデシプリナリー

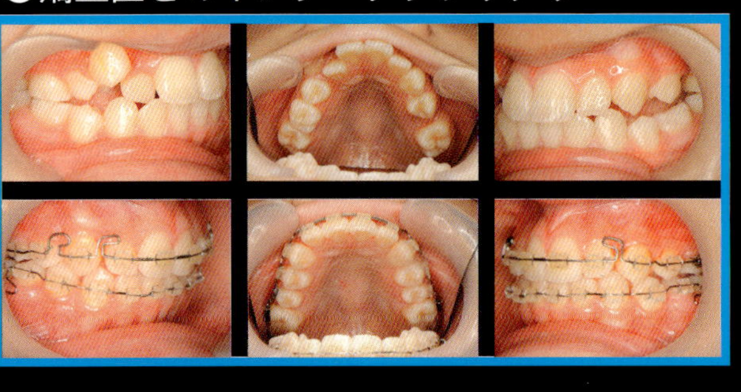

●6歳臼歯萌出完了時に，臼歯咬合が偏位している場合，I級咬合関係を確保するために乳歯冠の装着とともに悪習癖の矯正指導を行う．図は永久歯排列のスペースが不足し，歯槽基底の拡大を含めた歯列矯正が必要であった症例．矯正歯科に依頼し，第一大臼歯の排列を含めた歯列弓の拡大を行った（咬合治療編13参照）．

●不正姿勢の改善

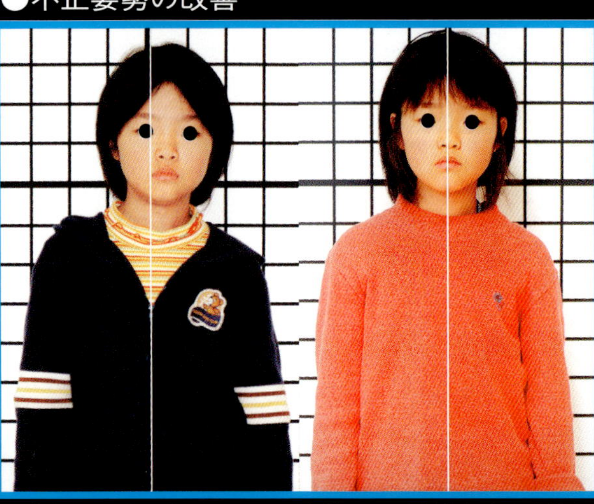

●若年性の咬み合わせによる姿勢の不正を咬合治療（矯正治療）によって改善した症例である．患者は「前歯部の歯並びが気になる」との主訴で来院．左図は初診時の姿勢．顔面正中が左側偏位し，頸椎も左側に傾斜，肩の位置にも左右差があるのがわかる．うつぶせ寝の習癖を指導し，矯正治療にて顎位を変えところ右図のように姿勢が改善した（咬合治療編15参照）．

●咬合再構成症例

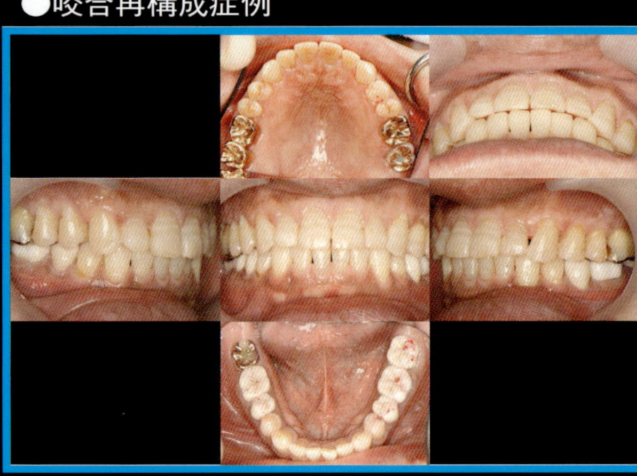

●図はブラキシブムによる咬合崩壊が進行していた患者への最終補綴物装着後の口腔内．顎機能診断，咬合診断，セファロデータによる骨格診断，MRIによる顎関節の診断結果にもとづき，ブラキシブムを考慮した咬合調整ならびにインプラント埋入を行い，咬合再構成を図った（咬合治療編16参照）．

第１部

咬合知識編
（Knowledge Edition）

咬合治療では補綴処置はもちろんのこと，症例によっては歯列矯正処置をはじめ歯周治療や歯内療法，ときにはインプラントを含めた口腔外科の知識や技能といったオールマイティな能力が求められます．言い換えれば「咬合治療とは歯科医師の総合力が求められる治療」であり，全顎歯列に及ぶ処置も少なくありません．そのため前述した各科に精通しているに超したことはありませんが，経験年数の多少や得意・不得意の分野があるからといって咬合治療ができないというものではありません．

ひとくちに咬合治療といっても，顎機能障害をすでに呈している場合もあれば，潜在的咬合疾患を抱えながら無症状という患者までをも治療の対象と考えると，咬合治療において「診査・診断・治療計画の立案」ができる能力こそが最重要であるといえます．不得意な分野が含まれる場合には専門医との連携治療（インターデシプリナリー）することで治療のリスクを避け，かつ質の高い咬合治療を提供することが可能になります．

この「咬合知識編」ではこのような観点から咬合治療に必要な知識，とくに近年の咬合疾患（咬合病）に対する考え方と用語の解説に重点をおいています．

キーワードは成長・発達，顔面骨格様式と咬合様式，顎機能診査，咬合支持，咬合誘導路，咬合平面，干渉，オーバー・ロードなど，顎機能障害にかかわる用語が挙げられます．

臨床の現場では Edition 1の「咬合治療の基本」に記述してありますが，「咬合の概念と咬合の成り立ちを知ることが咬合病の予防につながる」のだというあまりに当然のことが，いざ患者の口腔内と対峙したとたん脳裏から消えてしまっているように思えてなりません．咬合にはルールがあり，咬合治療には順序が存在します．まずは咬合治療における鍵となる診査で使用される用語と，その意味が理解できなければ「治療計画の立案」はもとより，診断することすらままなりません．

Edition 3の「フェイスボウが必要な理由」以降，本書全編を通して用いられている咬合治療の診断基準点（RP），基準平面（AOP），治療目標下顎位（TRP）など，咬合に関する「あまり馴染みのない用語」にはできるかぎり簡潔な解説と図を配置し，第２部「咬合診断編」，第３部「咬合治療編」へと読み進めていくことができるように配慮しました．

Knowledge Edition 1

咬合治療の基本
～咬合の診査と治療はなぜ必要なのか～

I　日常臨床における咬合の概念

咬合の定義を紐解くと，「閉じる動作もしくは閉じている状態」を指すOcclusionと，「下顎の運動中，上下の歯が機能的に接触するときの両者の関係」，すなわち偏心運動時の接触関係を含めたArticulationで解説されています[1]．

しかし，われわれ臨床医が日常臨床のなかで対応する「咬合治療」においては，さらに生体のシステムを加えた4つの概念，すなわち，①「咬合とは上下の歯が嵌合した状態を指す」②「咬合とは顎運動の出発点であり，終末位である」③「咬合は歯の萌出後，成長発達とともに頭蓋骨格を構築する重要な役目を担うものである」④「咬合は咀嚼，発音，姿勢，ストレスと密接な関係にあり，生きていくために欠かせない生体システムのひとつである」という考え[2]に基づいた診査なくして，顎咬合機能の回復という治療目的を達成することはできません．

II　根本的原因の除去なくして改善なし

私たちが日常的に用いている咬合位(咬頭嵌合位：ICP)は，咬合の定義にもあるように上下の歯が嵌合した状態ですが，その咬合位が顎関節や歯周組織，あるいは筋や靱帯にとって生理的調和のとれた位置とはかぎりません．

もしかしたら異常な力が一部の歯に加わっているかもしれませんし，関節円板が下顎頭から逸脱している状態なのかもしれませんから，治療に際しては，単なる歯の修復に終始することなく，咬合の概念を念頭においた取り組みが求められます．

咬合に起因する問題は自覚症状が発現するま

●破折の繰り返し

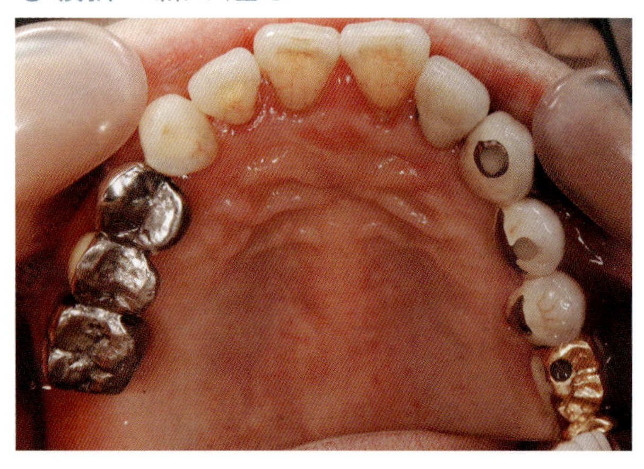

図1-1-1　臼歯部を失った患者にインプラント補綴を施しても，咬合維持にかかわる根本的な問題が改善されていないかぎり，その補綴物は破折を繰り返すことになる．図は上顎左側臼歯部舌側咬頭のセラミックが破折を繰り返している症例．

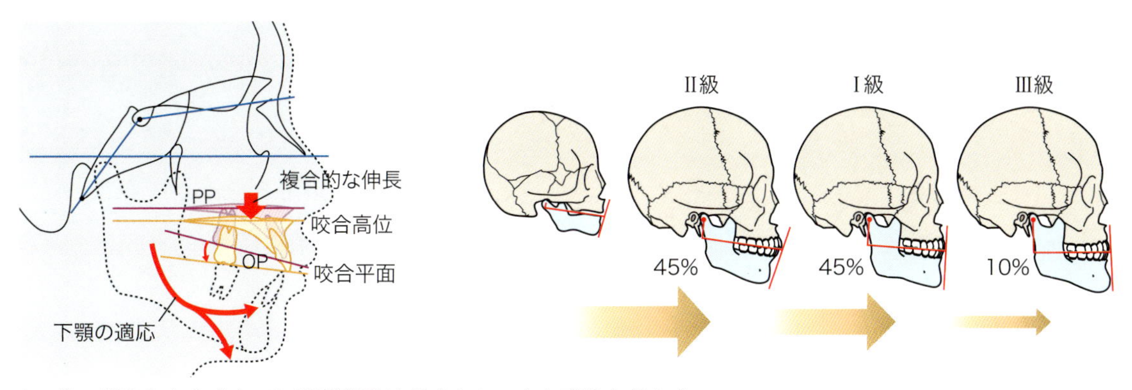

図1-1-2　歯の萌出から完成までに顎頭蓋系はダイナミックな変化を起こす.

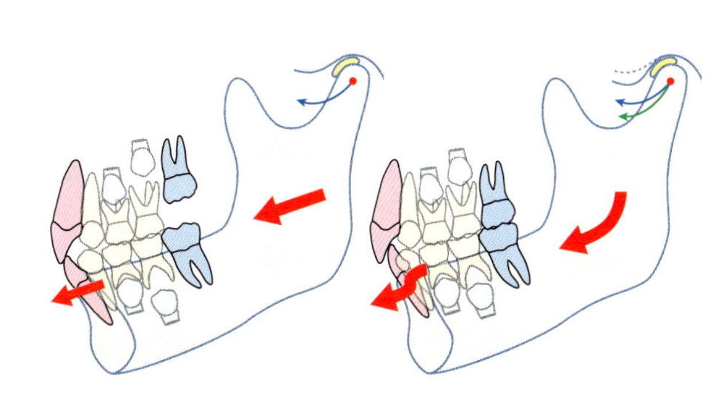

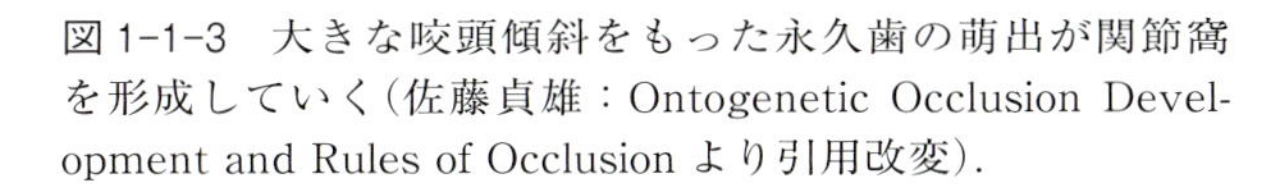
図1-1-3　大きな咬頭傾斜をもった永久歯の萌出が関節窩を形成していく(佐藤貞雄：Ontogenetic Occlusion Development and Rules of Occlusion より引用改変).

でに長い時間を要することが多いため，患者自身が咬合に問題を抱えていることに気づかず(発病するまで)歯科医院を受診することが少ないということも咬合治療を難しくしている要因のひとつとなっています.

またう蝕治療などの理由で歯科を受診していたとしても，歯科医師が問診や咬合診査の段階で潜在的な疾病を見逃してしまうと治療の時期を逸してしまい，症状が発現したときにはすでに回復が困難な段階に陥っているケースも少なくありません.

咬合の不調和によって引き起こされる疾病はほかの疾患と同様に，その根本的原因を除去しないかぎり症状の改善は望めません．たとえばオープン・バイトで臼歯部を失った患者にインプラント補綴を施しても，臼歯への慢性的な負荷が改善されないかぎり，その補綴物は破折を繰り返す危険を抱えていることになります(図1-1-1).

咬合の知識は補綴にかぎらず，ペリオ，エンド，矯正，インプラントなど歯科治療の根幹をなすものですから，知識の有無が治療の予後を決定づけるといっても過言ではありません.

III　咬合病の予防は咬合の成り立ちを知ることから

出生直後の頭蓋骨格はⅡ級ですが，授乳期から乳歯列期，混合歯列期を経て永久歯列へと成長発達していく過程で頭蓋，下顎骨，顎関節は大きく形態的変貌を遂げていきます(図1-1-2).

乳歯列期では水平的成長が中心ですが，永久歯の萌出期になると垂直的成長が活発になり，

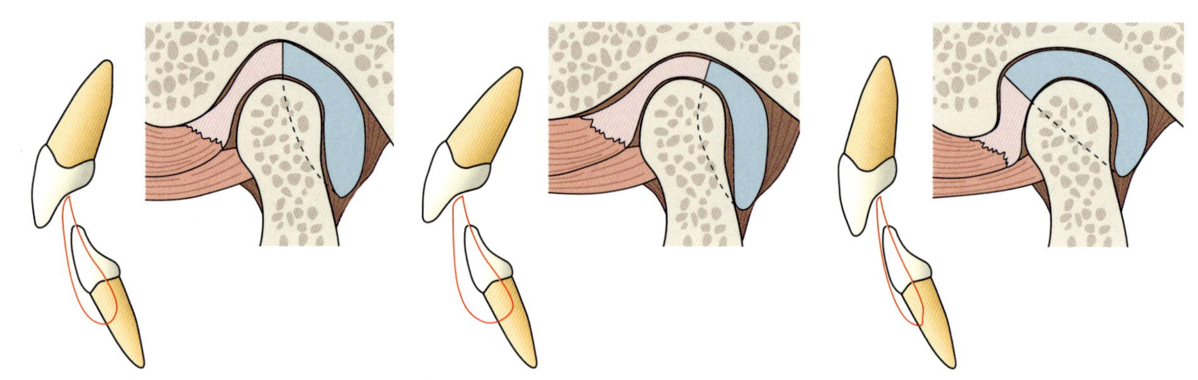

図1-1-4　前歯の萌出と被蓋の形成は関節結節の成長に影響を与える．また前歯の被蓋は下顎運動に干渉し，下顎の運動パターンを変え顆路角を決定する大きな要素となる(参考文献3より引用改変)．

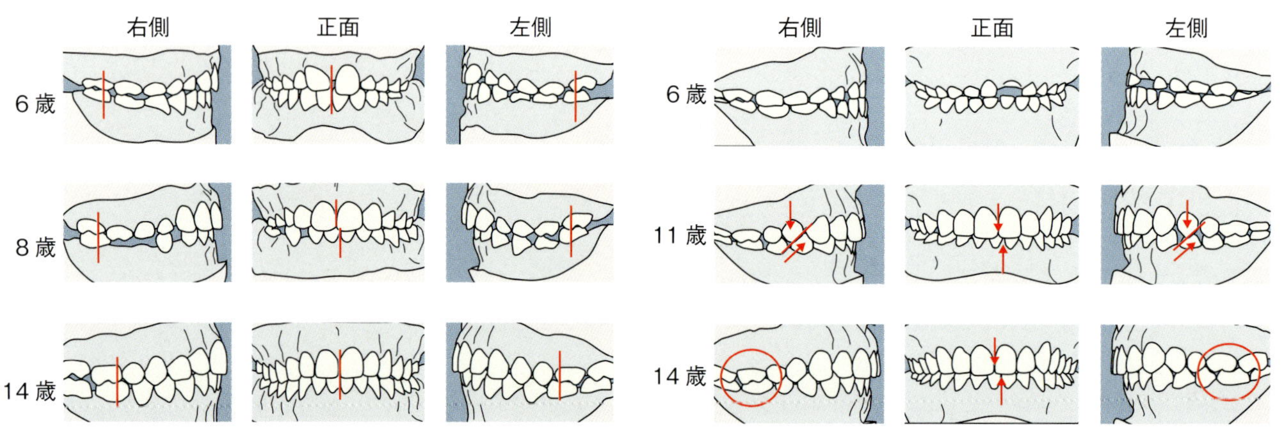

図1-1-5a　6歳でⅡ級．8歳でⅠ級へ変化後，14歳で永久歯列が完成し，Ⅰ級咬合が確立したケース．

図1-1-5b　6歳，11歳でⅡ級．14歳で永久歯列完成するが，片側性(左側)Ⅱ級でⅠ級咬合に移行できなかったケース．

関節窩(関節隆起)が発達してきます(図1-1-3)．

佐藤[3]らは，①この時期に両側第一大臼歯がアングルⅠ級関係になっているグループでは，成人したのちもほとんどのケースでⅠ級咬合が維持されている，②第一大臼歯の萌出完了時にアングルⅡ級，あるいは片側Ⅱ級のときはⅠ級咬合を確立できていない(図1-1-4, 5)という調査結果から「6歳臼歯の萌出時期から萌出完了まで」にⅠ級関係を確立することが重要であるとしています．

さらに日本人の半数近くがⅡ級咬合(図1-1-6, 7)であるという事実は多くの人が，咬合になんらかの問題を有していることを示唆しています．

つまり，この時期における咬合診断と顎機能のチェック，個体の正常な発育を促すアプローチは重要と考えられるのです．

Ⅳ　なぜ咬合の知識が役立つのか

健康な生活を確保，維持するためには咬合病の予防がもっとも重要です．咬合診断や顎機能診断の結果，早期に異常を発見することができれば，治療に要する多大な期間や費用を大幅に縮小することができます．つまり，咬合の問題が明らかになった段階で治療を開始することで咬合に起因する歯周疾患，歯の喪失や顎関節の

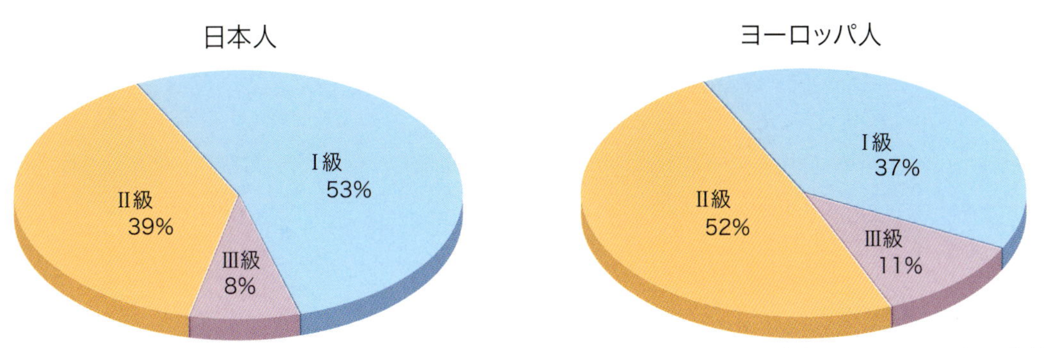

図 1-1-6　Ⅱ級での誕生後成長ステージで下顎は環境に応じてアダプテーションし，日本人では53％がⅠ級に移行するが，約40％がⅡ級にとどまる（神奈川歯科大学成長発達歯科学講座資料より引用改変）．

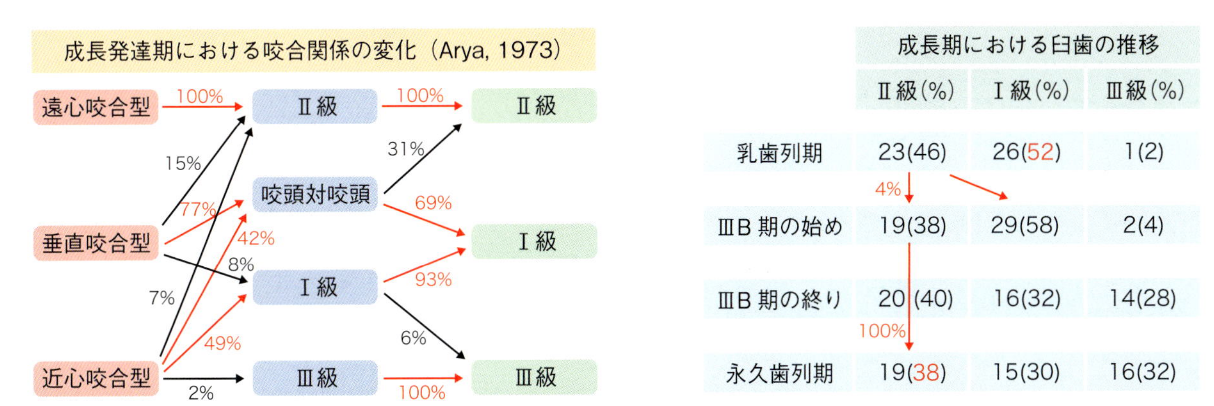

成長期における臼歯の推移

	Ⅱ級（%）	Ⅰ級（%）	Ⅲ級（%）
乳歯列期	23(46)	26(52)	1(2)
ⅢB 期の始め	19(38)	29(58)	2(4)
ⅢB 期の終り	20(40)	16(32)	14(28)
永久歯列期	19(38)	15(30)	16(32)

図 1-1-7a, b　咬合様式がⅠ級，Ⅱ級，Ⅲ級に推移していく相関図（条件）ならびに成長ステージと成長の関係（参考文献3より引用改変）．
a｜b

疾患を予防することが可能となるのです．

また義歯やインプラントといった欠損補綴処置が必要な場合においても，顎関節診断の情報をもとに固有の咬合誘導路角（アンテリア・ガイダンスなど）が導き出せれば，個々の患者の顎機能と調和した補綴物を製作することが可能となるので，長期的に口腔内で機能する臓器としての役割が期待できるはずです．

Knowledge Edition 2

顔面骨格と咬合様式の関係を押さえておく

Ⅰ 「顔面骨格」を診る

咬み合わせにはあまり関係がないと思われがちな顔面骨格ですが，両者は互いに影響を及ぼしあって成長発達するため，咬合異常と対峙する場合には，顔面骨格タイプと咬合様式の関係を理解しておく必要があります．

顔面骨格は一般的に側貌による前後的関係で評価されますが，不正咬合を評価する際には垂直的評価も含めた骨格診断が必要となります．

骨格パターンは水平的な要素による分類（Ⅰ級，Ⅱ級，Ⅲ級）と垂直的な要素，すなわちフランクフルト平面と下顎下縁平面のなす角度が平均（メジオ・フェイシャル）値より小さい場合をLow Angle（ブレイキー・フェイシャル），大きな角度をHigh Angle（ドリコ・フェイシャル）として分類（図1-2-1）できますが，咬合異常と骨格の関係は上下顎骨の前後的な相対的位置関係をみるAPDI（Anterior Posterior Dysplasia Indicator）と，垂直的な上下顎関係をみるODI（Overbite Depth Indicator）とLFH（Lower Facial Height）による下顔面骨格の評価が，咬合治療におけるひとつの指標となります[3]．

APDIは①Facial angle＋②A-B plane＋③Palatal planeから得られる角度，ODIは①A-B plane to MP（mandibular plane angle）＋②Palatal plane to FH planeを足し合わせた角度（図1-2-2）で，APDIでは80.27°よりも小さければⅡ級傾向，大きければⅢ級傾向を示します．

ODIでは72.56°よりも小さければオープ

●ブレイキー・フェイシャル，メジオ・フェイシャル，ドリコ・フェイシャル

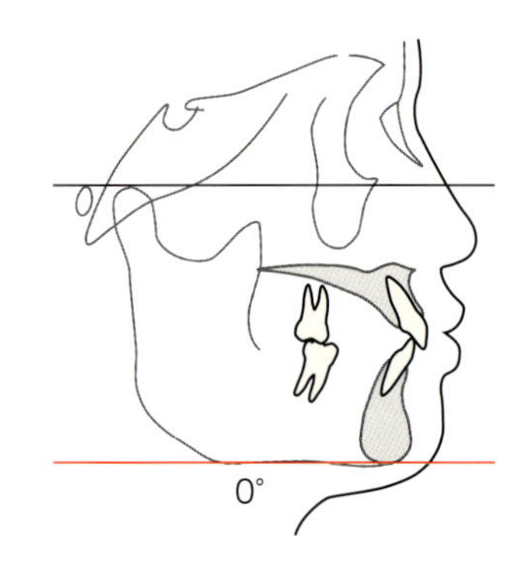

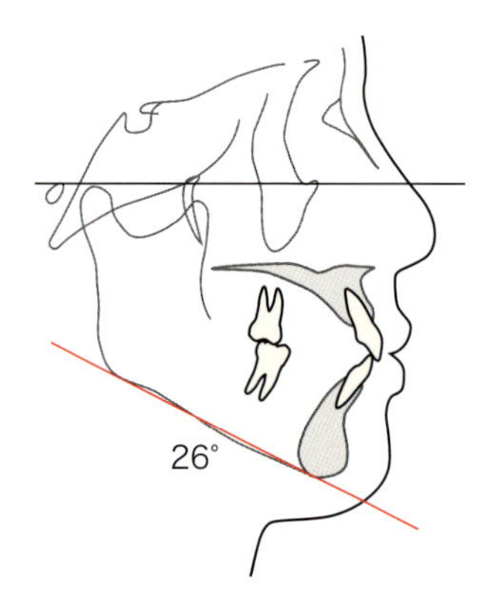

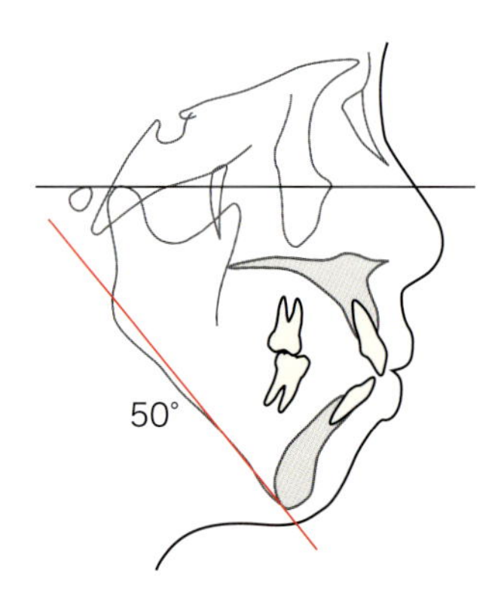

図1-2-1　成長方向（水平的成長傾向が強い場合をブレイキー・フェイシャルタイプ，垂直的成長傾向が強い場合をドリコ・フェイシャルタイプ，中間型をメジオ・フェイシャルタイプ）によって骨格パターンを分類することができる．

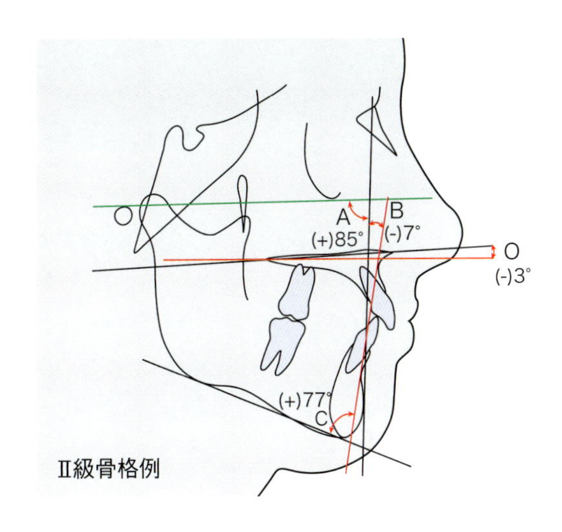

図 1-2-2 APDI と ODI による Kim の分析では APDI＝85°－7°－3°＝75°＜80.27°．ODI＝77°－3°＝74°＞72.56° となりⅡ級傾向をもった骨格であることがわかる．

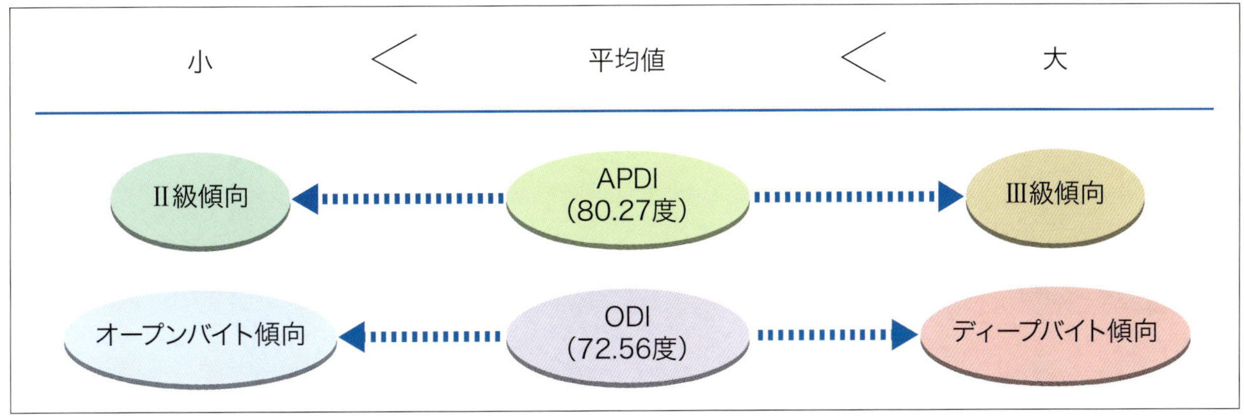

図 1-2-3 APDI と ODI の角度と不正咬合の関係．

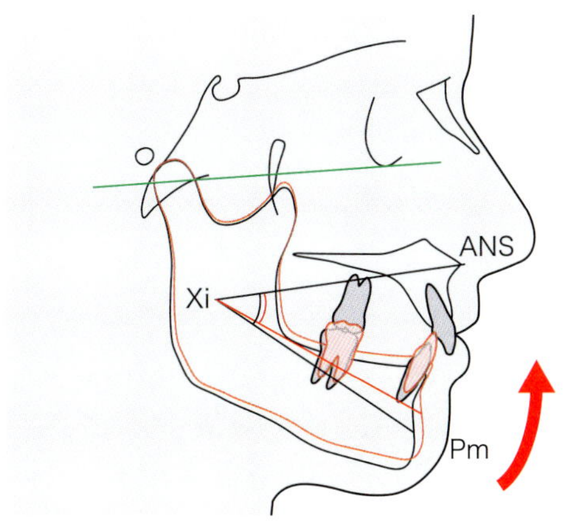

図 1-2-4 垂直的代償は咬合高径が低くなることで，下顎が前方へ移動し，骨格的な問題が小さくなる．

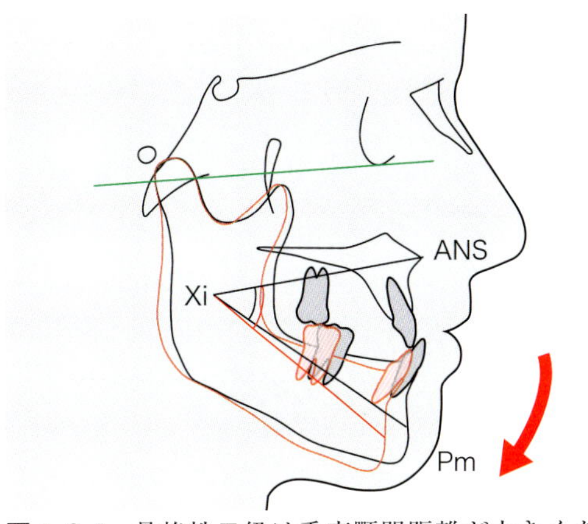

図 1-2-5 骨格性Ⅲ級は垂直顎間距離が大きくなることで下顎は後退する．

ン・バイト傾向，大きければディープ・バイトの傾向ありと判断します(図 1-2-3)．

LFH は前鼻棘(ANS)と座位(Xi)とオトガイ隆起(Pm)を結ぶ角度で，平均値は 49°±4° であり，咬合高径が骨格と調和しているか否かの評価基準のひとつとして用いられます(図 1-2-4, 5)．

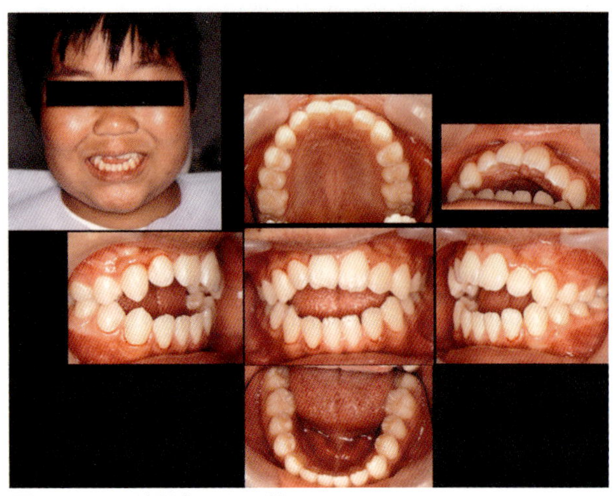

図 1-2-6a　悪習癖による開口.

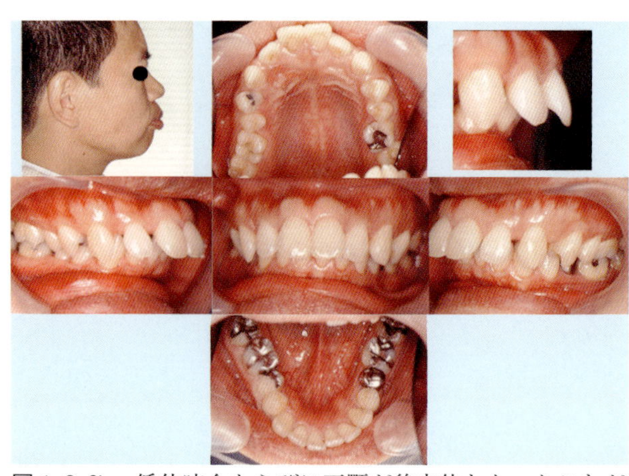

図 1-2-6b　低位咬合ならびに下顎が後方位となったことが原因と考えられるディープ・バイト.

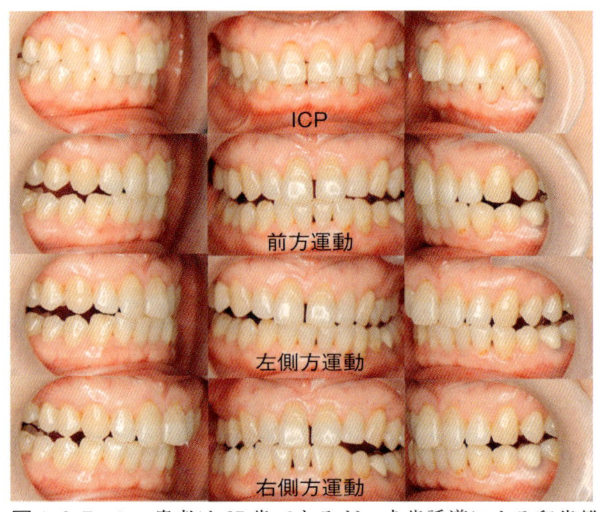

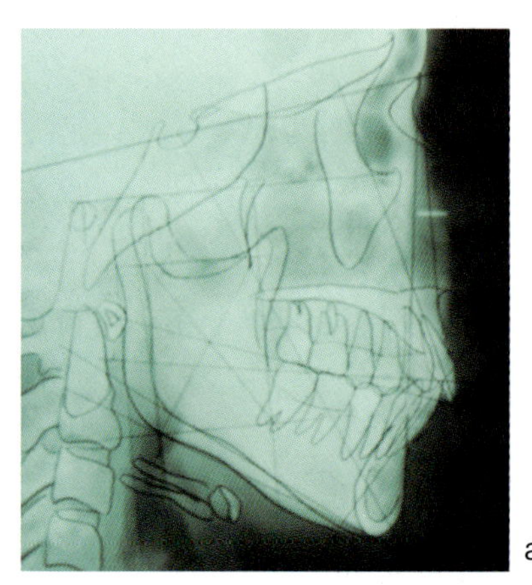

図 1-2-7a, b　患者は 65 歳であるが，犬歯誘導による臼歯離開咬合によって顎咬合機能は良好に維持されている.

II　顔面骨格と咬合の関係

成長発達の段階を考えてみると，ヒトはⅡ級骨格で生まれたのち個々の骨格様式を確立していくことになるのですが，この間の歯の動きは個々の骨格の成長パターンに依存するため，歯槽基底の成長が劣れば歯列は叢生となり，垂直的あるいは水平的要素しだいでオープン・バイトやディープ・バイトを呈すことになります.

このような骨格パターンは口腔の悪習癖(口呼吸や舌癖など)や歯の位置異常(傾斜，捻転，圧下，挺出など)だけでなく，顎偏位やそれにともなう顎機能障害を惹起する危険があります(図 1-2-6).

一方，正常な成長発達を遂げたⅠ級咬合における上下歯列では，歯槽基底のなかにすべての歯は収まり，生体力学に拮抗する歯軸傾斜と調節湾曲を有することで咬頭傾斜角は前方歯ほど強くなるという順次性が構築され[4]，最終的に犬歯誘導による臼歯離開咬合を獲得できる可能性が高くなります(図 1-2-7).

表 1-2-1　代償の基本３パターン

	II級骨格	III級骨格
①歯・歯槽骨による代償	下顎前歯の歯軸や歯槽骨が唇側傾斜して上下の顎骨の差を少なくしたり，II級２類のように，上顎前歯が舌側傾斜して上顎の突出を少なくして咬合関係を保つように形態が変化したもの	上顎前歯が唇側傾斜したり，下顎前歯が舌側に傾斜して咬合関係が得られるようになった状態
②垂直的な咬合高径の変化による代償	咬合高径が低くなることで，前後的な差を小さくするような環境	咬合高径が高くなることで，下顎が後方回転して前後の差を修正する環境
③顎関節部の代償	関節窩内の顆頭の位置が前方に移動することで，上下顎の近遠心的な差が改善されて，よりＩ級に近い咬合状態が得られる環境	

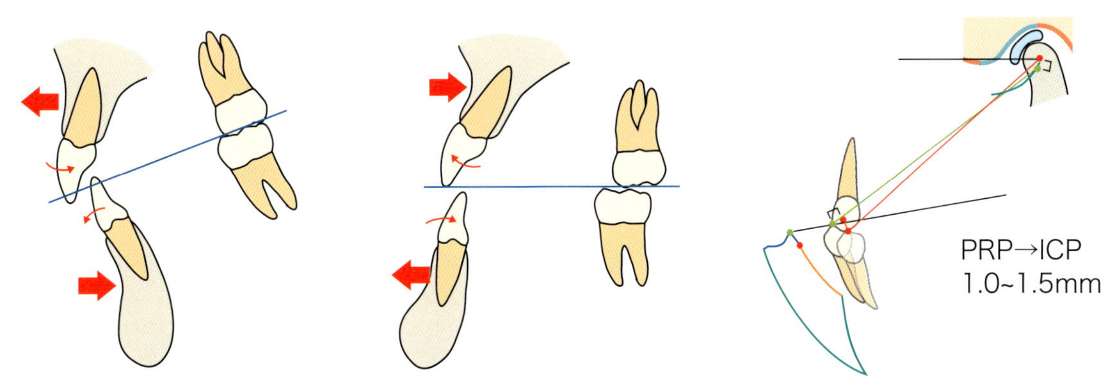

図 1-2-8a～c　歯，歯槽骨と顎関節部による代償．a：II級の代償．II級骨格では上顎骨が前方位，下顎骨が後方位をとるため上顎前歯は舌側に，下顎前歯は唇側に傾斜することで代償する．b：III級の代償．III級骨格では上顎骨が後方位．下顎骨が前方位をとるため上顎前歯は唇側に，下顎前歯は舌側に傾斜することで代償する．c：顎関節部における代償．下顎が前方位をとることでII級（1/2 クラスII）咬合を代償する．a|b|c

III　顔面骨格と咬合様式に関係する「代償」という考え方

代償とは「生体に欠損や骨格偏位などの構造的欠陥がある場合，その欠陥をほかの部分で補うことによって機能を可能にしようとする生体反応」ということができますが，顔面骨格の成長発達過程をこうした生体反応の繰り返しによ

表 1-2-2　顔面骨格と咬合様式

咬合様式 / 顔面骨格の特徴	骨格的特徴	咬合の特徴
Ⅰ級	成長発達の過程で過成長や劣成長することなく，骨格パターンの基準となるものであり，セファロ分析データの標準偏差値の範囲内に計測値はおおむね収まる．	咬合様式は犬歯誘導を付与しやすい環境である． （開咬）：臼歯部は平衡咬合やグループ・ファンクションとなって喪失する危険性が高い．アンテリア・ガイダンスの付与を含めた咬合治療計画が必要となる．
Ⅱ級	（上顎に対して下顎が遠心位） 前後関係のほかに，上顎歯列弓に対して下顎歯列弓が小さく，上顎に下顎歯列が包まれるような咬合関係（鋏歯状咬合）の場合には問題がさらに複雑となる．また，下顎枝の垂直的劣成長によっては咬合平面が急傾斜となり，グループ・ファンクション傾向の咬合様式とならざるを得ない．臼歯部あるいは，平衡側の干渉に注意が必要である．	側方運動時に下顎犬歯尖頭が上顎犬歯尖頭の遠心を通過する．臼歯を離開する量は少なく，第一小臼歯から後方の歯の接触をともなうグループ・ファンクションの咬合様式となる．犬歯誘導を与えようとしても難しい環境である．平衡側の干渉にも注意した咬合治療が必要となる． 側方運動時に臼歯部を離開させる環境にはなく，平衡咬合となって臼歯を喪失する危険が高い．矯正治療によるアンテリア・カップリングの獲得をともなうような咬合治療が必要となる．
Ⅲ級	（上顎に対して下顎が近心位にある） 下顎歯列弓が上顎に比べて大きく，前歯部では反対咬合，臼歯部では交叉咬合になりやすい．咬合平面が平坦．下顎枝の垂直的適応の量によって，High Angle か Low Angle かに分かれる．犬歯誘導から前歯誘導に，あるいは，切端咬合となってアンテリア・ガイダンスの欠如傾向となる．	アンテリア・ガイダンスが存在する場合（欠如している場合もある），咬合様式は前歯誘導となるが，切端咬合を含め多くの場合，その誘導距離が小さく，臼歯部の干渉を引き起こしやすい．臼歯は平衡咬合や交叉咬合となって干渉による歯喪失の危険性が高い．成長発達の早期に矯正治療を含めた咬合治療計画が必要となる．

るもの，すなわち成長発達段階における環境（後天的要素）の違いが骨格パターンに深くかかわっていることがわかります．

たとえばⅡ級咬合で下顎前歯の歯軸が唇側に傾斜している，あるいはⅢ級咬合でみられる上顎前歯歯軸の唇側傾斜や下顎前歯歯軸の舌側傾斜でアンテリア・カップリングが，かろうじて得られているケースなどは代償[3]，すなわち「歯・歯槽骨による代償」「垂直的代償」「顎関節部における代償」（表 1-2-1）の3つの代償のうち「歯・歯槽骨による代償」によるものです（図 1-2-8）．

このように咬合様式と顔面骨格の間に不調和が存在する場合，生体は生理的代償機能を発揮して生体が本来もっている，言い換えれば，生体機能を発揮できるように，骨格は成長の方向を変化させているととらえることもできるのです（表 1-2-2）．

Knowledge Edition 3

フェイスボウが必要な理由

I　フェイスボウ・トランスファーで咬合を科学する

フェイスボウは，今から100年以上も前に考案された歯科医学の必須ツールです．しかし，教育現場では国家試験合格のための知識のひとつとして教わるものの，臨床現場でフェイスボウ・トランスファーや咬合器の扱いを教わる機会が少ないというのが実情です．このようなこともあり，臨床に長く携わっているとフェイスボウや咬合器を使わなくても“経験と勘”による治療で患者の満足を得られているという錯覚にとらわれがちですが，それでは臨床でもっとも重要な診査・診断，すなわち，治療方針を決定するために欠かせない咬合診断や治療後の評価はできません．とくに咬合治療が必要とされるケースでは顎機能に問題を抱えていることが多いため，咬合診査と顎機能診査が重要となるのですが，作業の基本であるフェイスボウ・トランスファーができなければ，咬合診断に進むことすらできません．

II　フェイスボウ・トランスファーからわかること

フェイスボウ・トランスファーの目的は[5]「顔面頭蓋と顎関節に対する上顎の位置的関係を記録し，同じ位置関係で咬合器の開閉軸に対して上顎模型を取り付ける」ことです．言い換えれば「咬合器の開閉軸と患者の顎の開閉運動

●フェイスボウ・トランスファーの目的

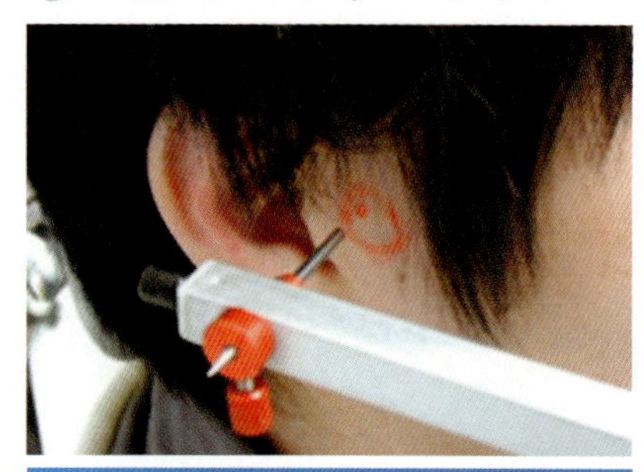
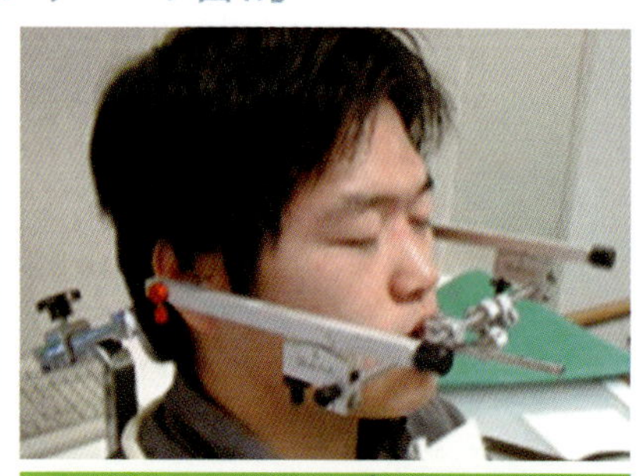
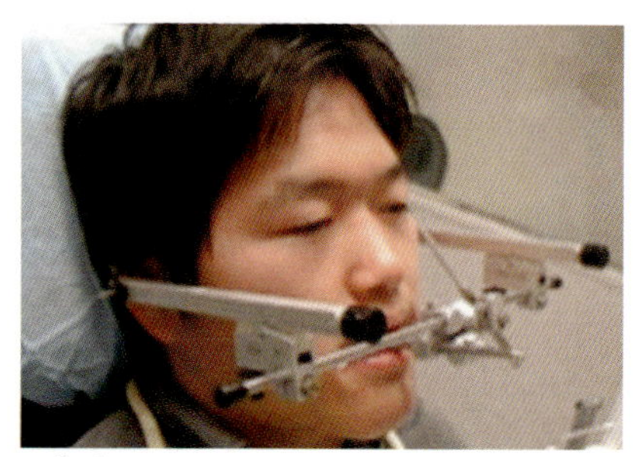
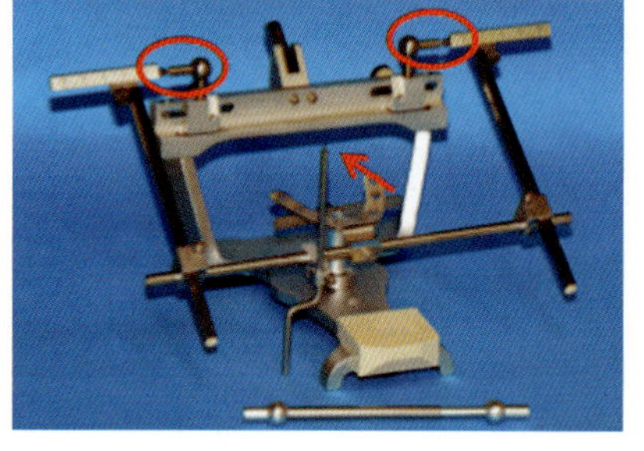
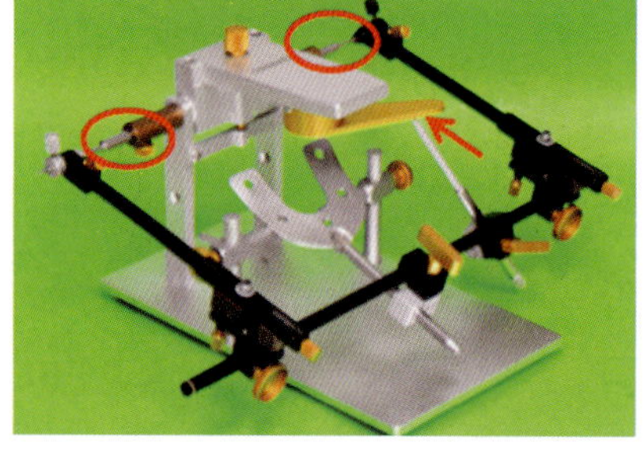

a	b	c
d	e	

図1-3-1a〜e　咬合器の開閉軸と患者の顎の開閉運動軸を一致させる．a〜c：実測ヒンジとヒンジボウ．d：ディナーSE咬合器におけるフェイスボウ・トランスファー．e：GAMMA社のヒンジトランスファー・システム．

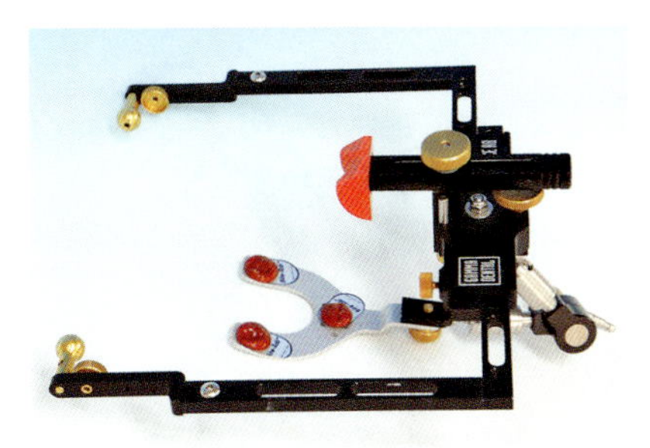
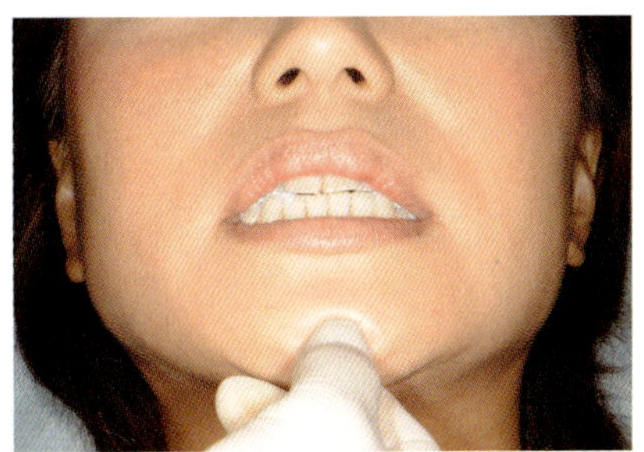
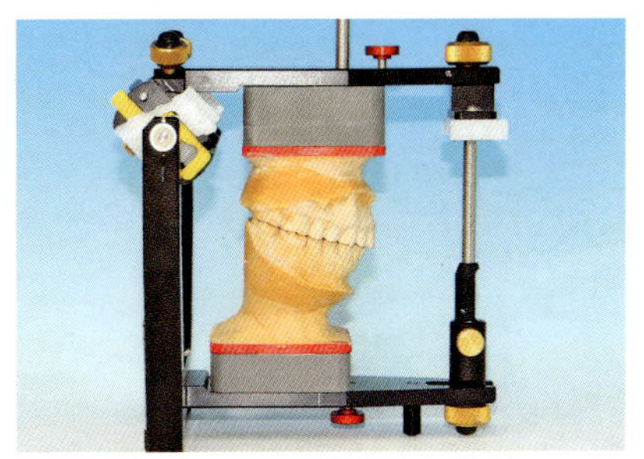

図 1-3-2a〜c a：患者のデータが記録されたフェイスボウ．b：基準位「RP バイト」で咬合採得．c：咬合器に装着された模型．

a|b|c

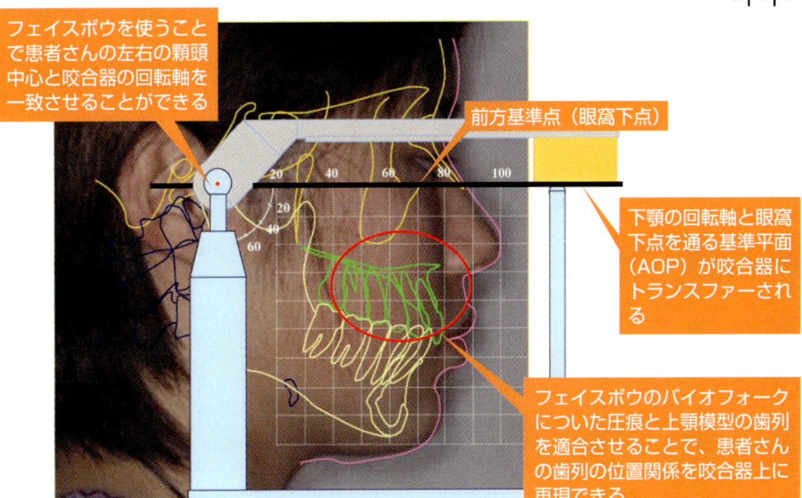

図 1-3-3 顔面骨格と咬合器との関係(参考文献 73 より引用).

軸を一致」させることです(図 1-3-1).

フェイスボウ・トランスファーにより咬合器に装着された模型からは，①〜③のことがわかります．

①頭蓋と上下顎の三次元的関係を咬合器上に再現できる(図 1-3-2)．

②咬合様式の確認，咬合平面の評価，歯軸の評価，咬合誘導路の計測のほか，顎機能診断装置で計測したデータを用いることで顎偏位と咬合の関係などを診査できる(図 1-3-3)．

③ RP と咬頭嵌合位(ICP)の関係を調べることができる，また不正咬合に起因する咬耗やファセットのチェック，早期接触，咬合干渉，咬頭干渉のチェック，オーバージェット，オーバーバイトの計測ができる(図 1-3-4)．

III フェイスボウ・トランスファーのポイント

1. 下顎運動軸と咬合器の回転軸を一致させる

①平均的顆頭点の求め方

解剖学的な下顎頭の平均的位置から割り出された顆頭点は，おおむね耳珠の上縁から外眼角に向かって前方 13 mm，下方 5 mm (図 1-3-5) とされていて[5]，簡易型フェイスボウ(イヤー・ボウ)ではイヤーピースを耳の穴(外耳道)に差し込むだけで平均的顆頭点が再現されるように設定されています．

この位置はあくまでも平均的顆頭点を結ぶ仮想開閉口軸ですから，実際の開閉口運動を咬合器がまったく同じに再現できるわけではありま

咬合分析シート				
カルテNo.　氏 名	No.		使用咬合器	GAMMA SL
	Overbite　　　mm		Overjet　　　mm	
早期接触部位	口腔内		付着模型	
基準位と咬頭嵌合位偏位の方向と距離	偏位：無・有　下顎前歯切端正中部の移動方向と距離：右、前方、左　約　　mm			
咬合関係		右側	左側	
	犬　歯	級	級	
	第一小臼歯	級	級	
	第一大臼歯	級	級	
顆　路	SCI：黒・白・青・赤・黄 °	TCI：黒・白・青・赤・黄 °	TCI：黒・白・青・赤・黄 °	SCI：黒・白・青・赤・黄 °
前歯誘導路	12: 側切歯	11:中切歯	21:中切歯	22: 側切歯
	13:犬歯	IOA	IOA	23:犬歯
咬合平面傾斜角				
相対顆路角 RCI (relative condylar inclination) 歯冠内離開角 IOA (intercoronal opening angle) 離開角 AOD (angle of disclusion)	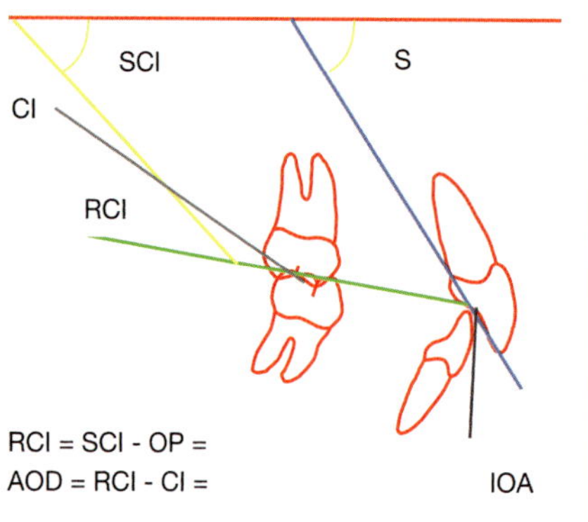 SCI　S　CI　RCI RCI = SCI - OP = AOD = RCI - CI = IOA		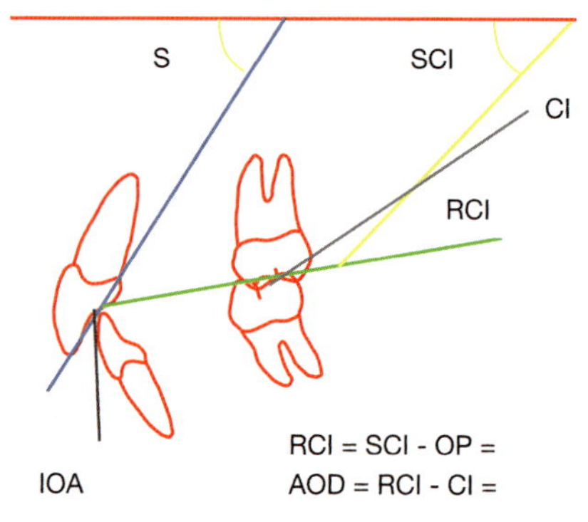 S　SCI　CI　RCI IOA RCI = SCI - OP = AOD = RCI - CI =	

図1-3-4　咬合分析シート（参考文献73より引用）.

せんが，咬合器上に患者の上顎歯列模型を位置づけ，咬合採得記録を使って下顎模型を付着することで「咬合面の接触状態を診査」「干渉の状態を把握」「偏心運動を診査」といった咬合

●顆頭点の求め方

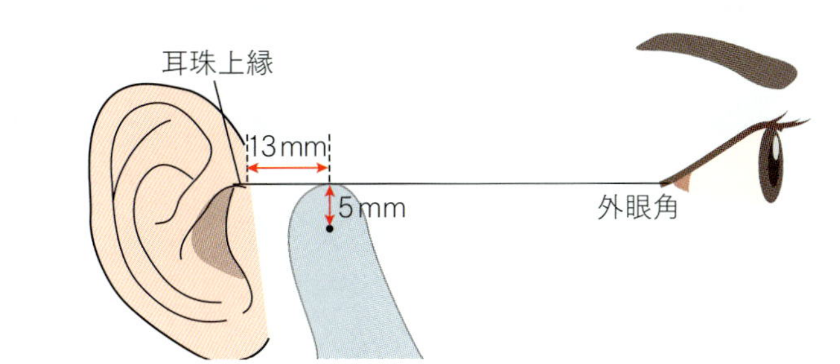

図 1-3-5　平均的顆頭点の位置.

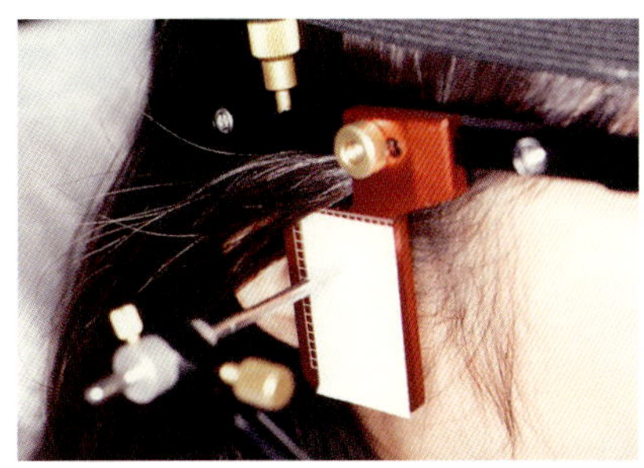

図 1-3-6　トゥルー・ヒンジ.

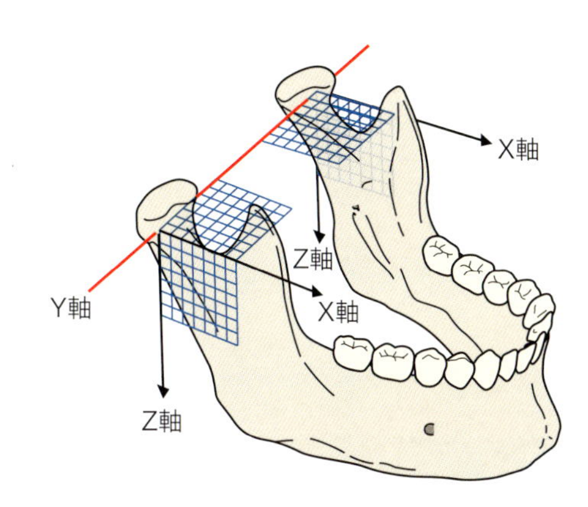

図 1-3-7　顎機能診断に用いられる X, Y, Z 軸と各平面.

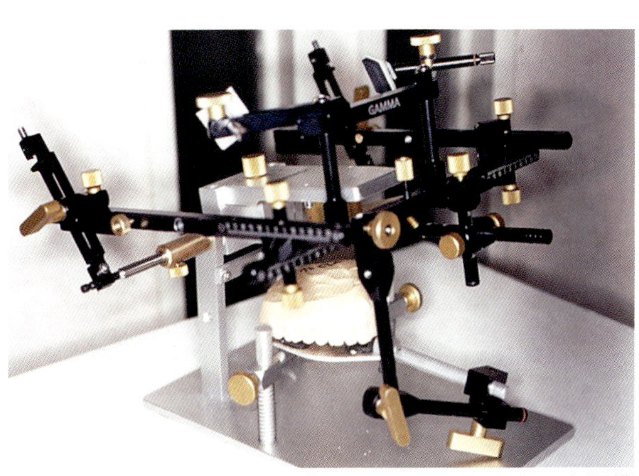

図 1-3-8　トゥルー・ヒンジトランスファーによる上顎模型の装着.

●前方基準点

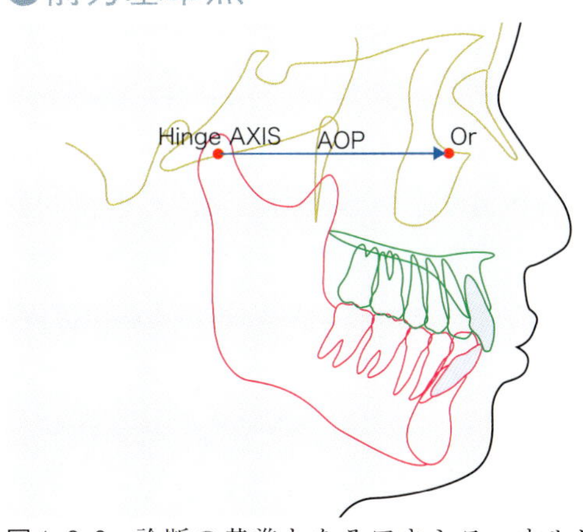

図 1-3-9　診断の基準となるアキシス・オルビタル平面(AOP).

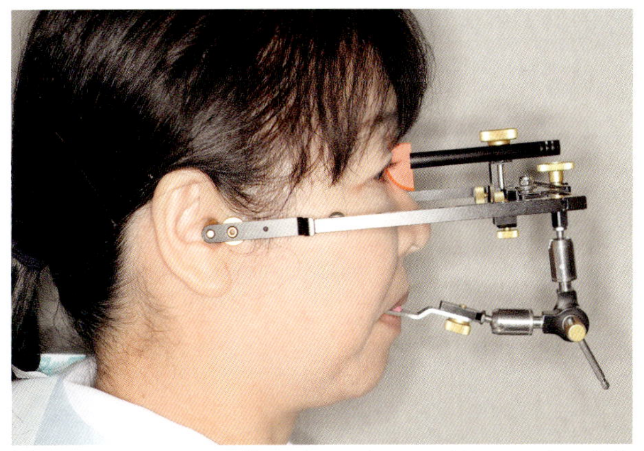

図 1-3-10　GAMMA 社のリファレンス AB フェイスボウではナジオン(Na)とオルビタ(Or)開距離が 25 mm に設定され, アッパーボウと咬合器の上弓が一致する設計になっている.

診査や咬合治療のための補綴物製作に有益であるなど, 臨床的には十分な価値をもっています.

②実測法による顆頭点の求め方[5]

実測によって下顎頭の回転中心を求める場合には, 頭部をできるだけ動かないように固定し, 下顎を後方の基準位に誘導したまま 10°～13° の範囲で静かに開閉させ下顎頭の回転中心を求めます. 顎関節に何の異常もなければ下顎の回転中心はほぼ一点に静止した状態になります(図 1-3-6). 左右の下顎頭の回転中心を結んだ仮想回転軸がトランスバース・ホリゾンタル

●ヒンジボウ・トランスファー

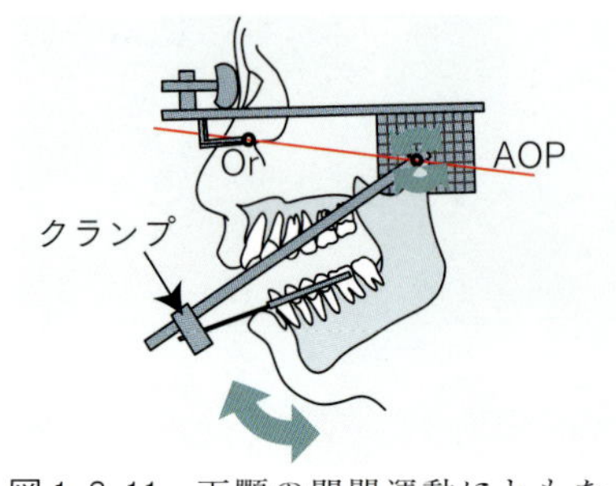

図1-3-11　下顎の開閉運動にともなうスタイラスの先端は円弧を描くように動く．スタイラスの先端が静止した状態で回転する位置にサイドアームを調整する．

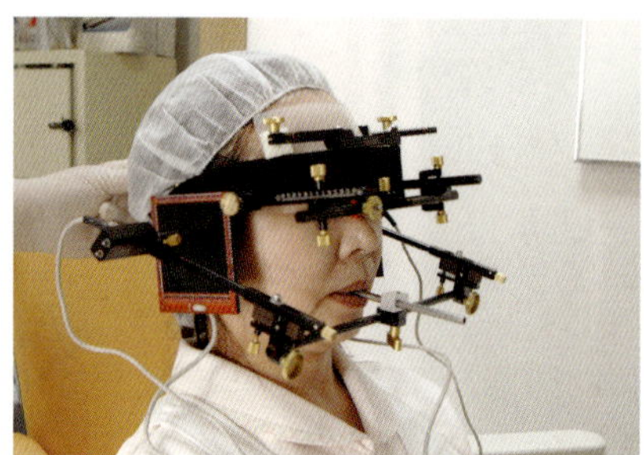
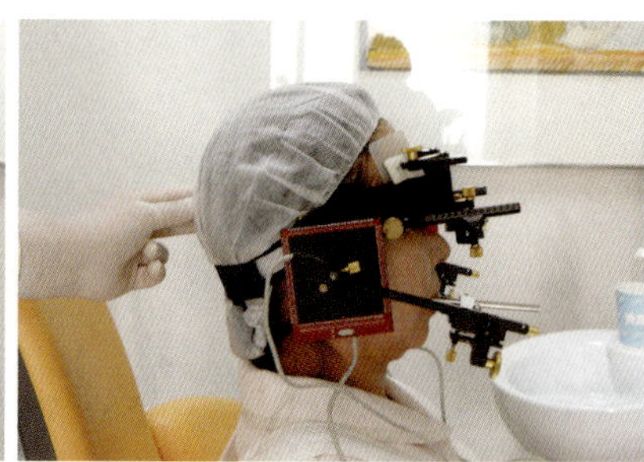
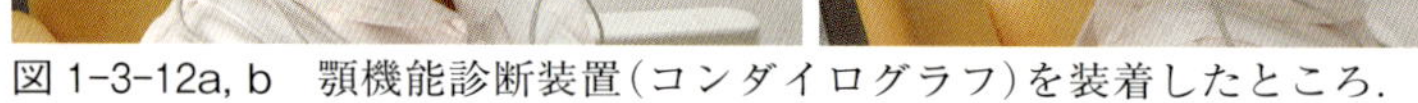

図1-3-12a, b　顎機能診断装置（コンダイログラフ）を装着したところ．　a｜b

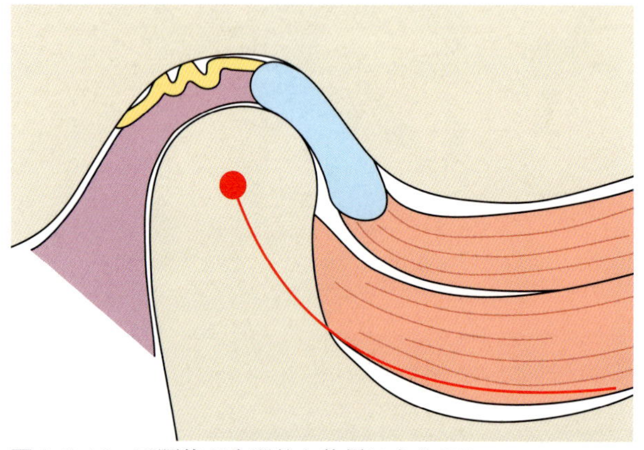

図1-3-13　下顎位が生理的な位置にある RP.

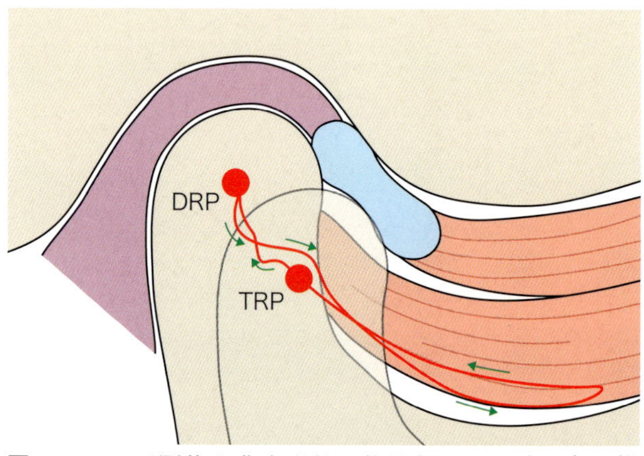

図1-3-14　下顎位が非生理的な位置（RP＝DRP）にある場合.

アキシス（THA）で（図1-3-7），この回転軸と咬合器の開閉軸を一致させることで，咬合器に装着された上下歯列模型は生体と同一の開閉運動を営めるようになります．

この位置を求めるためにはヒンジアキシスロケーターと呼ばれる装置と，この装置で決定した位置関係を正確に咬合器にトランスファーするための装置（図1-3-8）が必要になります．

2. 前方基準点は咬合器の仕様によって異なる

三次元的な位置を決定するためには後方の2点のほかに，さらにもうひとつ基準点が必要です．この1点は理論上どこにあっても良いのですが，眼窩下点（Or）を用いるとセファロ分析とデータを共有できる利点があります．

咬合器の構造学的（運動物理学的）メリットを重視する開発者が咬合器の上弓と下弓の高さの中点に前方基準点を設けているように，咬合器の基準平面やサイズは開発者のコンセプトの違いによって異なっていて，コンダイログラフ，SAM，Panadent，Wip Mix などは前方基準点に眼窩下点を用い（図1-3-9），デンタルホビーや Denar 咬合器などは上下弓の高さの1/2に上顎模型が付くように，上顎中切歯切縁から上方43 mm に前方基準点が設定されています．

また，Kavo 社の咬合器のようにカンペル平面が基準となるように前方基準点が設定されたものなどさまざまなタイプがありますから，使用する咬合器の基準平面や特徴をあらかじめ理解しておく必要があります．

Ⅳ 平均値フェイスボウ・トランスファーはやさしい

フェイスボウの操作は非常に簡単で，1人で行っても3分もあれば終えることができます．衛生士にテクニックを習得させておけば歯科医師は確認するだけで十分です．

最近のフェイスボウの構成はアッパーボウとバイトフォーク，このふたつのパーツをつなぐジョイントだけです．アッパーボウには上下的な高さの基準(前方基準点)を決めるナジオンリレーターがセットになっています(図1-3-10)．

機種(メーカー)によってはこの基準点が眼窩下点や上顎中切歯の切縁から上方43 mmの設定点を指すオルビタ・ポインターを用いているものもありますが，フェイスボウは咬合器とセットになっていますから，できるだけチェアータイムを要さないシンプルなものを選択すると良いでしょう．

Ⅴ ヒンジボウ・トランスファーはハイレベル

1. ヒンジボウ・トランスファー・テクニック

ヒンジボウでは下顎頭の回転中心がどこにあるのかを実測し，その位置を咬合器にトランスファーしなくてはならないため，かなり複雑かつ繊細な操作が要求されます．

ヒンジの計測にはヒンジロケーターと呼ばれる装置が用いられますが，これは下顎歯列に固定されたクラッチのハンドルにホリゾンタルバーを固定し，その両端にサイドアームを取り付けたものです．

サイドアームは前後，上下に動かせるようになっていて，先端部分には下顎の回転運動を読み取るためのスタイラスが付いています(図1-3-11)．アナログの装置では，皮膚面上に方眼紙を貼って下顎頭の回転中心を探し，皮膚面上にマークしたうえで，この実測ヒンジを使ってヒンジを咬合器にトランスファーします．

近年はコンピュータを用いたデジタルシステム(図1-3-12)が主流になっているので，アッパーボウにフラッグと呼ばれる基板が装着され，スタイラスの動きを演算して下顎の回転中心をコンピュータが指示してくれるまでに進化しているため，以前に比べ作業時間が格段に短縮されています．このテクニックではRPバイトを採得して咬合器にマウントするのが鉄則です．

2. ヒンジボウはどんなときに必要か

顎位に問題がある(非生理的な位置にある：DRP・次項参照)場合や，フルマウス・リハビリテーションなどのように精緻な補綴物の製作時にはトランスバース・ホリゾンタル・アキシス(THA)を用いることが求められます．

顎機能に異常がある場合には，下顎頭が関節円板に復位する位置までの正確な距離や顆路角を知っておく必要があります．復位できない場合であっても関節の負荷を軽減するためには治療目標下顎位(TRP)を求める必要がありますが，この基準となるのがターミナル・ヒンジポイント(THP)です．THP＝RPではありませんが，近似した位置にあります(図1-3-13)．

THPは下顎を誘導した「どちらかといえば強制的に圧を加えた」位置，RPは「誘導は補助的であって患者が自力で戻れる最後方位」です．RP＝DRPの場合もあるので，顎機能診断が必要になります(図1-3-14)．

いずれにしろ顎機能診断装置を用いる場合にはTRPを求めなくてはならないので，実測回転中心点であるTHPを求めることが必要です．

Knowledge Edition 4

咬合治療で知っておくべき基準位
～咬合治療で用いる基準位(RP, CR＝PRP, DRP, TRP)を整理しよう～

I　下顎運動の基準位

下顎運動は，通常上下の歯が咬み合った咬合状態，つまり咬頭嵌合位(ICP)からスタートして咀嚼運動を行ったあと，下顎運動の終点としての咬頭嵌合位へと戻ります．この咬頭嵌合位は歯の関係で決まる下顎位です．

一方，咬合治療で用いられる下顎運動の基準位(下顎位)は，咬頭嵌合位ではなく下顎頭の位置を基準とした顆頭位です．

顎関節の構造は側頭骨の下顎窩，下顎骨の下顎頭(顆頭)，その間に介在する関節円板，靭帯，筋や結合組織などから成り立っていますが，下顎頭の位置は，つねに正常な顆頭位にあるとはかぎりません．

咬合治療で重要なことは下顎運動の基準となる顆頭位を診査し，現在用いられている下顎位(咬頭嵌合位における顆頭位)を咬合治療の基準として用いて問題ないのか，新たな顆頭位(治療のための下顎位)が必要なのかを判断することです．そのためにはここで述べる基準位をしっかりと理解しておく必要があります．

これまで咬合治療の基準点として多用されてきた用語に中心位(CR：Centric Relation)がありますが，同じように咬合採得をしたとしても顎

●生理的下顎基準位(PRP)と非生理的下顎基準位(DRP)

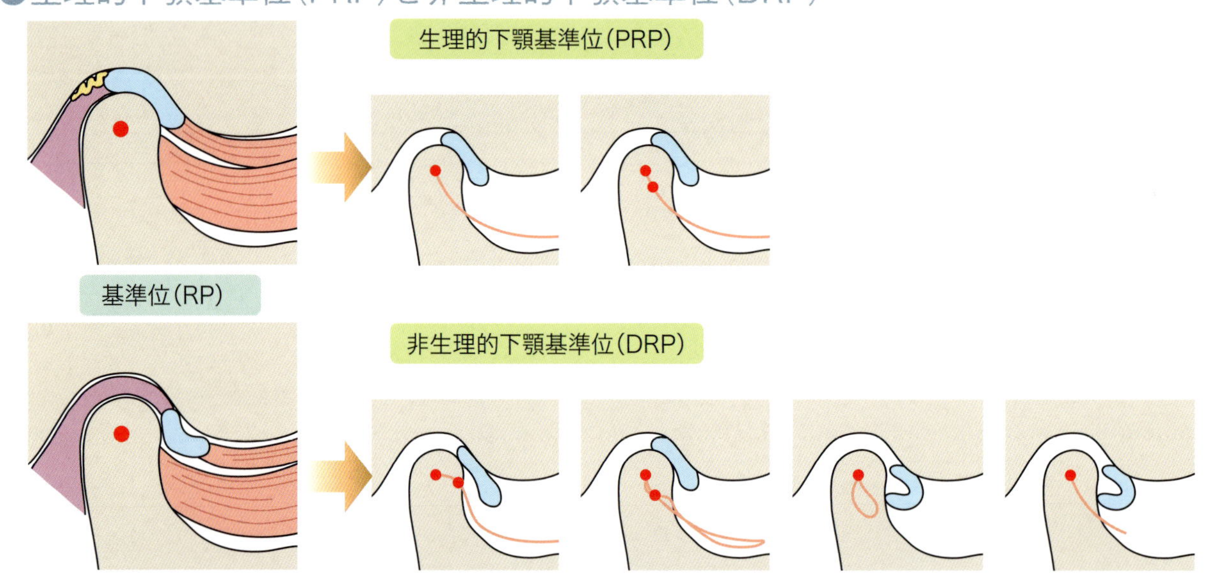

図1-4-1　下顎頭が生理的な位置にあれば，その位置で治療して差し支えないが，採得した下顎位が非生理的な位置にある場合は治療目標下顎位(TRP)を模索する必要がある．

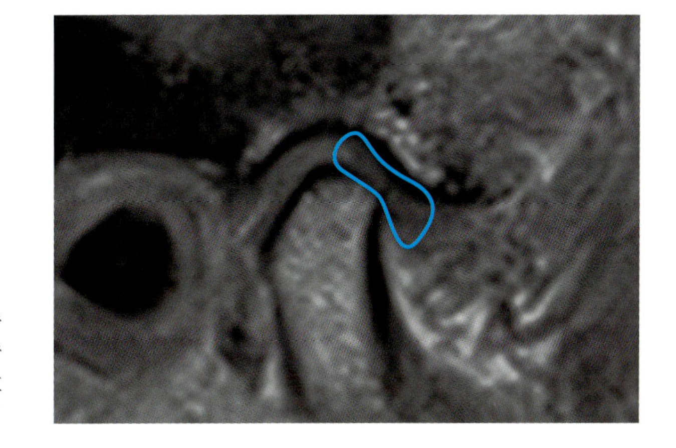

図 1-4-2　RP は患者が自力(患者の閉口筋のみで)で誘導できる最後退位であるのに対し，PRP は RP よりやや前方で関節円板の前方肥厚部と後方肥厚部の間(円板の最薄部)に位置する．

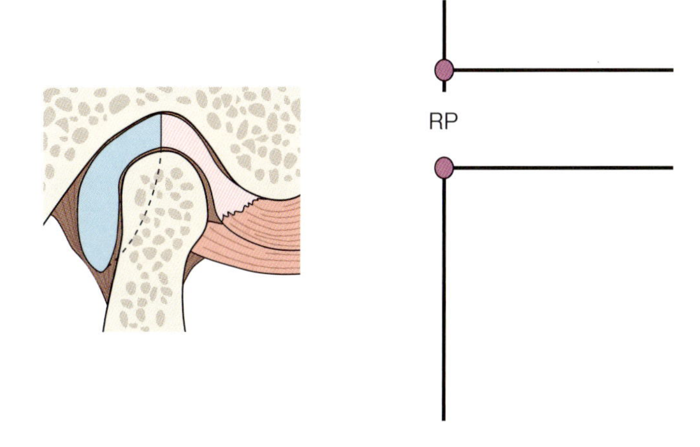

図 1-4-3　下顎運動を記録するときの RP (Refarence Position)は圧を加えない状態における最後方位であるので，両者の位置関係は図のような関係となる．

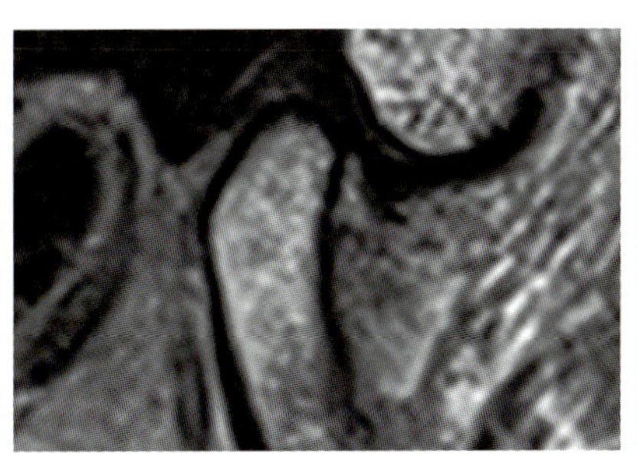

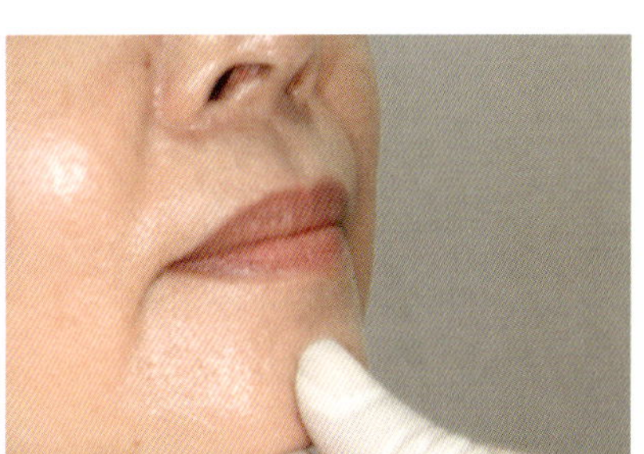

図 1-4-4a, b　術者が患者の顎を後方に誘導したときの下顎頭と関節円板の関係(RP)．

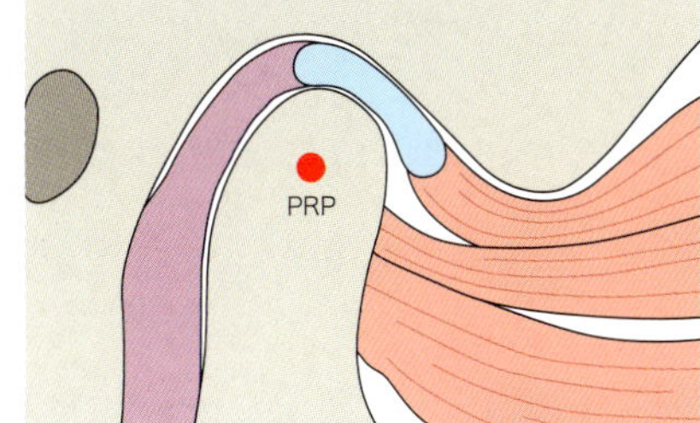

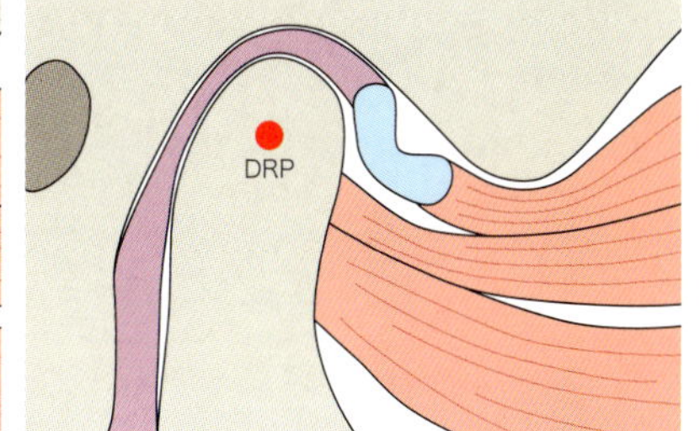

図 1-4-5　生理的下顎基準位(PRP)．基準位(RP)が生理的，解剖学的に正常である場合は CR＝PRP である．

図 1-4-6　非生理的下顎基準位(DRP)．基準位(RP)が生理的，解剖学的に異常である場合．ただし，再現性があれば，顎機能運動記録の基準位置(記録位)として使用することができる．

関節の状態によって，その下顎位が生理的に健全な顆頭位にあり，その位置で治療して差し支えない場合と，採得した下顎位が生理的に問題がある(下顎頭とディスクの位置関係に問題が生じて非生理的な顆頭位にある)場合があるのです．ここに咬合治療の成否を左右する鍵があるのです(図1-4-1).

1. RP(Reference Position)：基準位

基準位(RP)は顎機能診断装置を用いて下顎運動を計測するときの最初の基準となる位置です(図1-4-2〜4).

RPの求め方は歯が非接触の状態で，下顎が最後退位に位置している状態を指しますが，前項Iで説明したようにこの段階では生理的か，非生理的な下顎位なのかはわかりません.

このとき正常な顎関節であれば，下顎頭は関節円板の中央狭窄部にあると考えられますが，顎関節に何らかの機能異常が存在する場合は，関節円板から逸脱した位置(非生理的下顎基準位：DRP)にある可能性を疑う必要があるでしょう.

たとえば，レシプロカル・クリック(相反性クリック)の場合には，下顎頭は関節円板から後方に逸脱した位置にあり，下顎を大きく開閉口させると，開口運動(往路)の直後，RPから数ミリ前方で関節円板の上に復位します．そして最大開口位から閉口を始め(復路)，RPの直前まで戻ってきたところで下顎頭は再び関節円板から逸脱します(この下顎頭の運動は触診によっても判断できます).

こうした動きは顎機能診断装置の画面上でも下顎頭が関節円板の後方肥厚部を越えて中央狭窄部に復位するときと，関節円板から逸脱するときに変曲点として現れるため，クリック特有の運動路として観察することができます.

2. CR(Centric Relation)：中心位

CRは長い間，補綴における下顎位の代名詞として用いられてきましたが，その定義は時代とともに変遷してきたこともあり，未だに正しく理解されないままに臨床で用いられていることが少なくありません.

CRは下顎頭と関節円盤の位置関係を定義したものであり，下顎頭が関節円板の狭窄部を介して関節結節に対向し，ヒンジ運動をさせたとき純粋に回転運動を行う範囲に止まっているときの位置を指すのですが，この位置は下顎頭が生理的にもっとも安定した位置であることから生理的下顎基準位(PRP：Physiological Reference Position)と同義の用語(CR＝PRP)なのです.

II 生理的な評価に用いられる基準位

1. PRP(Physiological Reference Position：生理的下顎基準位)

下顎基準位(RP)が生理的になんら問題のない位置であると診断された場合，これを生理的下顎基準位(PRP)と言います．通常，PRPはCRと同様に解釈され，治療に際しても，とくに下顎位の変更を必要としません.

CRは前述したように関節窩内において下顎頭と関節円板の位置関係が生理的にもっとも安定した状態を指しますが(図1-4-5)，CRの定義は時代とともに何度も変遷してきので，臨床の現場ではいまだに「下顎を後方に押して採得した位置」を「CR」の代名詞である「セントリック」と呼ぶ傾向があります.

こうした誤解は「PRP」という用語を用いることで，生理的な基準位か否かを明確に区別できます.

2. DRP(Deranged Reference Position：非生理的下顎基準位)

DRPは顎関節の生理的な位置関係(PRP＝CR)から逸脱した状態にある下顎頭の位置を表現した用語です．言い換えると下顎頭と関節円板の位置関係がずれてしまっている状態(関節円板の偏位)です(図1-4-6〜8)．こうした状態は低位咬合や咬頭干渉などが長期化することによって引き起こされることがわかっています.

つまり，咬合に問題があると関節円板の偏位

●下顎頭の位置

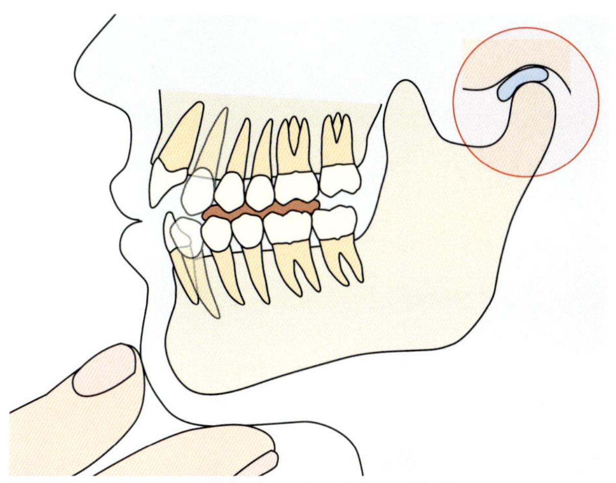

図 1-4-7　生理的な位置(PRP)にある下顎頭.

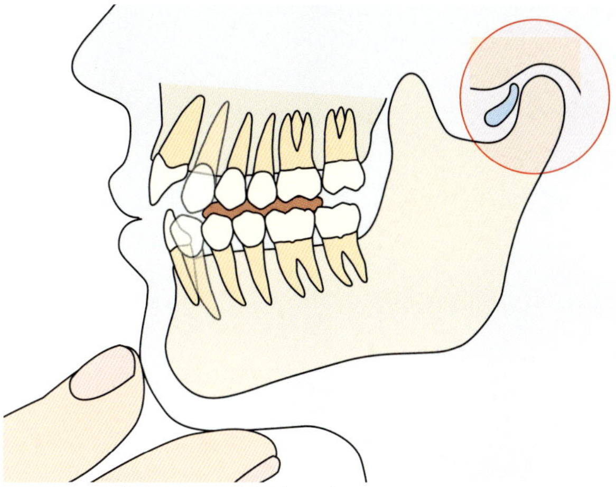

図 1-4-8　非生理的な位置(DRP)にある下顎頭.

を誘発し，顎機能障害を引き起こすことにつながる可能性が高いことから，咬合異常を有する患者の顎関節は DRP である可能性を疑う必要があります.

つまり，顎機能障害が存在する場合には，関節円板の偏位(前方偏位，前内方偏位，内側偏位，外側偏位など)と咬合を関連づけて考える必要があります.

III　治療目標としての基準位

TRP (Therapeutic Reference Position：治療目標下顎位)

下顎の偏位や, 顎機能障害をともなう症例の咬合治療においては，顎機能と調和した新たな咬合を構築するために治療目標下顎位(TRP)を決定することが求められます．この治療目標下顎位は PRP を理想としますが，顎関節のダメージの程度によってはこの位置を回復するのが困難な場合があります.

そのような症例においては，長期的な安定を図るために「顎関節への過剰負荷による機能障害を回避」し，円滑な顎機能を回復することを目的として，顎機能診査を含めた総合的な診断を行い，TRP を求めることになります.

この TRP は三次元的位置を正しく，咬合器上に再現する必要があります．ただし TRP は術前に設定する仮目標であり，治療中の症状の変化に合わせて変更する場合もあるために，最初に設定した治療目標下顎位が最終的な治療下顎位と一致するとはかぎりません.

ここで，項目 I で取り上げたレシプロカル・クリックの例を使って TRP の求め方を提示します(図 1-4-9).

レシプロカル・クリックにおける下顎頭の運動は，関節円板から逸脱した後方や後上方，あるいは後側方から始まったものと考えてください(図中①)．開閉口運動経路で説明すると，運動起始点(RP＝DRP)から開口運動路がスタートし，数ミリ前方に下顎頭が移動したところで最初の変曲点が現れます(クリックポイント：図中③＝この位置で下顎頭が関節円板に復位).

ここからは一転してスムーズな動きとなり最大開口位に達し(図中④)，閉口運動に移行します．閉口運動路は開口運動路の上方を通ったのち，途中から開口路の後方にクロスし(図中⑤)，最初のクリックポイントを過ぎたところで，2 度目の変曲点(図中⑥：関節円板から逸脱するときのクリック)を迎え，その後不規則なラ

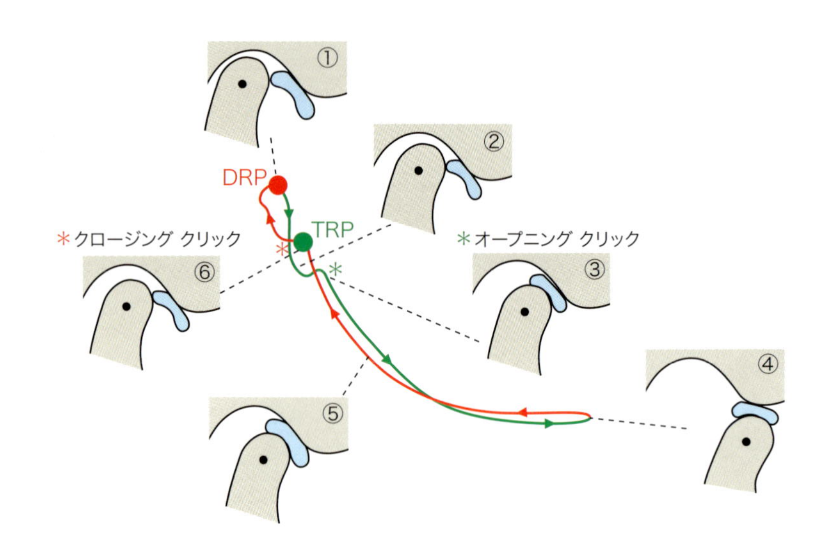

図 1-4-9　レシプロカル・クリックとTRP の関係(S. sato 咬合のルール).

インを描きながら DRP(図中①に正確に戻ることは少ない)で停止します.

この復路のクリック・ポイントで下顎頭は関節円板から離脱するわけですから，TRP は閉口路のクリック・ポイントの直前に設定します．この位置であれば下顎頭は関節円板にのった状態で機能しているからです.

Tea Time ① 気分は探偵？ それとも科学者？ ―歯型から何が読み取れるか―

「歯型」すなわち一般的に用いられているマルモは採得した印象に石膏を注入だけの模型なので評価する基準というものがありません．とはいっても口腔内の数々の出来事を記録している証拠品であることに間違いありません．たとえれば，犯人の残した足跡や事故車両の塗料片のようなものですが，ベテラン刑事であればその足跡や塗料片からさまざまな犯人像をイメージする．それは長年の「経験」をベースに，残された痕跡からそこに何が起こったのかを推理し，読み解く能力を身につけているからこそできることです．われわれも一組の模型の奥に隠された謎を解き明かす能力を身につけなくてはなりません．上下の模型を眺めても咬合高径や下顎位の良否，顎関節の状態や咬合平面の傾斜角度など，そんなことがわかるはずがないと思っているかもしれませんが，そこに患者の顔面骨格の特徴を加えていくと，ある程度の「目星」を付けることができます．そのためには警察にも科学捜査官がいるように，歯科医師にもフェイスボウ・トランスファー・テクニックや顎機能診断などの科学的知識が必要になってきます．

たとえば，Ⅱ級骨格は極端な場合，げっ歯類のようなＶ字の歯列弓形態，深い口蓋，前後方向に長く左右的に狭い歯列を呈していますが，それは顔面骨格の成長方向が何らかの理由で，前後方向に向かわざるを得なかった結果と推測できます．またⅡ級骨格は垂直的にはあまり成長しない傾向があるので，下顎は前方に回転できにくい環境にあります．このような骨格では上顎に対して下顎が後退した格好で成長せざるを得ないので，必然的に下顎遠心咬合となることが多くなります．

こうした環境では，下顎前歯は舌に押され唇側に傾斜します．さらに垂直的に成長が少ない，すなわち大臼歯の萌出にともなう咬合高径の増加量が少ないために咬合平面は急峻なままで成長することになり，結果としてスピー湾曲が強くなってしまいます．骨格形態に起因するこうした一連の生理的現象による骨格変化は代償（compensation）と呼ばれるもので，臨床経験を積むにしたがってその重要性に気づくはずです．

普光江歯科クリニック
普光江　洋

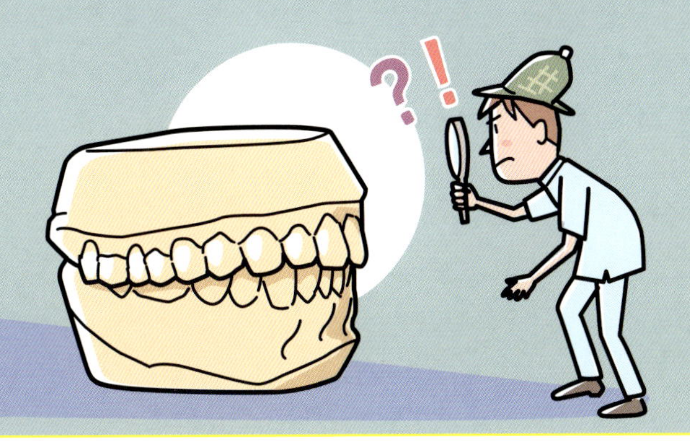

Knowledge Edition 5

筋や顎関節の触診から何がわかるか
～痛い筋肉の部位から診断する～

I　筋や顎関節の診査目的

顎口腔系に機能障害が生じると，顎関節や口腔周囲の筋に早い段階から症状が現れます．たとえ顎運動時の痛みや自発痛などの自覚症状がない場合であっても，筋を圧迫すると違和感や痛みを訴えることがあります．

筋触診では術者が口腔周囲筋の状態を評価するだけでなく，患者自身にも問題があることを自覚してもらう良い機会となります．

ヒトの身体構造上，頭部の安定には環椎後頭関節が大きくかかわっていますが，咬合高径に左右差がある場合や，咬合干渉がある場合には偏った筋の緊張状態が長く続き，結果として顎偏位や頭部の傾斜，旋回が生じることで頭部の姿勢を維持している筋の拮抗バランスが崩れていきます．

筋診断は咬合の異常と筋痛の関連性が疑われる場合に，それが顎の機能異常が筋や筋膜による問題なのか，関節円板や骨の器質的問題を疑うべきなのかなど，機能障害の原因を探る最初のステップといえます．

さらに筋症状を早期に把握することで，スプリントや可撤式アプライアンスを用いた筋のリラクゼーションの可能性などを知る手がかりになります．

II　診断の対象となる筋群

骨格や舌の位置は成長発達期に顎頭頸部の筋群に対して大きな影響を与えます．加えて，姿勢とともに呼吸，嚥下などの機能も舌骨や甲状軟骨の位置，そこに付着している筋群にも影響を与え続けます[6]．

そのため，これらの部位に対する筋診断も咬合の機能的問題の把握のために必要となります．

咬合が姿勢に及ぼす影響は大きく，顎頭頸部の筋バランスの崩れは，姿勢維持のためにより大きな筋（僧帽筋や腹直筋などの全身の筋）のバランスに影響を与えます．

つまり顎偏位の存在は偏った筋の緊張を惹起し，それが頸椎や脊椎湾曲の異常，腰椎や骨盤，ひいては全身の姿勢にまで影響を与えると考えられることから，筋診断は咬合診断と合わせ咬合異常に起因する問題を把握するために有用であると考えられています．

次項では筋診断を行う部位とその方法を簡単に述べておきます．なお詳細は拙書「これで見える！　つながる！　咬合治療ナビゲーション（クインテッセンス出版刊）」を参考にしてください．

III 筋や顎関節の触診部位

筋や顎関節の触診は，まず口腔外から始め，最後に口腔内からの触診を行うと良いでしょう．さらに，その結果は筋機能診査表(第3部・表3-2-1参照)に記入しておきます[7]．

1. 口腔外の触診部位

口腔外の触診は以下の部位に対して行います．

①肩，後頸部，環椎後頭部
②側頭筋，咬筋
③頸部(舌骨上筋群，舌骨下筋群，甲状腺，胸鎖乳突筋，肩甲舌骨筋)
④顎関節部(外側極，下顎頭後部，外側靱帯)

2. 口腔内の触診部位

口腔内の触診は以下の部位に対して行います．

①外側翼突筋
②内側翼突筋，顎二腹筋，顎舌骨筋
③蝶形下顎筋．

IV 口腔外の触診

1. 肩，後頸部，環椎後頭部の触診

a. 肩

肩は肩先と頸部の間の中央部の僧帽筋を上方から触診します．

b. 後頸部

後頭部や後頸部には比較的浅い部分に僧帽筋や頭板状筋，頭半棘筋など頭部を後方に引く筋が付着しています．後頸部は同部の筋を左右同時に斜め後方から触診します．

c. 環椎後頭部

環椎後頭部の触診は側頭骨乳様突起後方より後頭骨下面に沿って頸椎に向けて指を進め，後頭下三角部を触診します．

2. 側頭筋，咬筋の触診

a. 側頭筋

側頭筋は側頭線に囲まれた側頭窩より起こり，強大な腱となって筋突起に付着しています．前腹は上下方向に走行し，下顎を上方にもち上げます．中部筋束は斜めに走行し，下顎を後上方に引き上げます．後部筋束は前後方向に走行し，下顎を後方に引きます．

触診は側頭筋の各筋束に親指と人差し指，中指をあてがって行います．

b. 咬筋

咬筋は頬骨弓下面から下顎枝外面の広範囲にわたり付着しています．触診は浅層部と深層部に分かれているので個別に行います．

3. 頸部の触診

頸部の触診は舌骨上筋群，舌骨下筋群，甲状腺，胸鎖乳突筋，肩甲舌骨筋に対して行います．

a. 舌骨上筋群

舌骨上筋群には顎二腹筋，頸突舌骨筋，顎舌骨筋，オトガイ舌骨筋があります．下顎骨と舌骨の間は板状の顎舌骨筋が覆い，この上部(口腔側)を正中に沿って細長くオトガイ舌骨筋が走行し，顎舌骨筋の下部(外皮側)を顎二腹筋と頸突舌骨筋が走っています．この4つの筋は近接していますので，解剖的位置関係を確認しながら触診する必要があります．

b. 舌骨下筋群

舌骨下筋群は舌骨下部に付着する筋群(胸骨舌骨筋，胸骨甲状筋，甲状舌骨筋など)で，舌骨を引き上げる，あるいは喉頭と甲状軟骨を上下に動かす役割をしています．これらの筋群を触診するには喉頭の下部を左右から軽く押し，緊張の有無を確認します．

c. 甲状腺

甲状腺は軽く触ったときの痛みの有無や，嚥

下時の喉頭の動きが左右に偏位していないか確認します．

d. 胸鎖乳突筋

胸鎖乳突筋は胸骨および鎖骨から乳様突起部に向かう筋束の2部で構成されています．片側が機能すれば，頭部の旋回，両側が同時に機能すればオトガイを上方に向け，首をすくめる動作となります．

触診は筋の中間部分を親指と人差し指でつまむ，起始部である鎖骨と胸骨部分を指先で押して痛みの有無を確認します．

e. 肩甲舌骨筋

肩甲舌骨筋は肩甲骨から僧帽筋を貫き，舌骨に付着する筋で，舌骨の位置を調整します．頭を側方に倒すと，胸鎖乳突筋の後方で盛り上がる細めの筋束が浮き出ます．そこを左右別々に触診します．

4. 顎関節部（外側極，下顎頭後部，外側靱帯）の触診

a. 外側極

外側極は下顎安静位で力を抜いた状態で触診し，つぎに開口位で外側極を触診します．

b. 下顎頭後部

下顎頭後部は開口位のまま，下顎頭後方に指を回して触診します．

c. 外側靱帯

外側靱帯は下顎安静位の状態で，下顎頭後方を前上方に向かって触診します．

V　口腔内の触診

1. 外側翼突筋の触診

外側翼突筋の上頭は細く，蝶形骨の側頭下面から下顎頭関節包に付着し，下頭は大きく太く，翼状突起外側板から下顎枝のくびれた部分にある翼突筋窩に付着し，すべての偏心運動にかかわる働きをしています．

触診は小指を上顎結節部に差し入れ，指の腹を上方に反転させた状態で下顎を少し閉口させ，触診する側に下顎を動かしてもらうことで外側翼突筋の下頭部に触れるように行います．

2. 内側翼突筋，顎二腹筋，顎舌骨筋の触診

a. 内側翼突筋

内側翼突筋は蝶形骨後面の翼突窩とそこに接する上顎骨の一部，翼状突起外側板下縁から下顎角内面の翼突筋粗面に付着し，咬筋とともに閉口筋として作用します．

触診は開口させた状態で下顎角内面の筋付着部位に人差し指を挿入して行います．

b. 顎二腹筋

顎二腹筋は下顎骨正中下部の二腹筋窩から舌骨を通る中間腱までの前腹と，中間腱から乳様突起に付着する部分までの後腹があります．
後腹には下顎を後方に引く作用があります．

前腹の触診は術者の左右の人差し指を用い，口腔内を外からそれぞれの筋を挟むように圧迫し，触診します．後腹は後縁（口腔外）から触診します．

c. 顎舌骨筋

顎舌骨筋は下顎骨体内面で，舌骨との間の扇形に広がった筋で舌骨の位置を調整します．触診は，口腔内の口腔底と口腔外の下顎下面から指で挟むように触診します．左右6か所を順番に一度に触診します．

3. 蝶形下顎筋の触診

蝶形下顎筋は内側翼突筋の前縁で蝶形骨と下顎枝内面に付着した筋で，閉口筋として作用します．開口させた状態で人差し指を下顎枝内面部に差し入れ，触診します．

Ⅵ　下顎の運動と筋群の関係

下顎を動かすのは筋肉であり，靱帯がその運

動を制御しています．そして，これらをまとめて管理しているのが神経筋機構（Neuromuscular system：NMS）です．

下顎運動路の分析と合わせて，筋診断を行うことで咬合の機能異常の原因が筋の問題なのか，靱帯の問題なのか，構造的（関節結節や下顎頭の形態異常，関節円板の器質的な変化，下顎頭と関節円板の位置異常）な問題なのかといったことをある程度予測することが可能となります．

たとえば，開閉口運動は「回転運動と滑走運動のコンビネーション（構成）」ですが，この動きは開口筋群と閉口筋群の働きによるものですから，それぞれの筋の起始と停止部位と筋の走行方向を理解したうえで，開口障害の程度や開閉口時における顎偏位の状態と筋の圧痛点を比較することで，そこに存在する問題点を大まかに把握することができます．

言い換えれば，筋診断における判断の基準は筋の過緊張に起因する痛み，あるいは筋膜痛の有無と程度，痛みが左右どちらかに偏っていないかということになります．いたって単純な方法ですが，これらの結果を顎機能運動路と対比させることで問題点を導き出すことができるのです．

Knowledge Edition 6

咬合平面の意味と役割
～天然歯列と総義歯で咬合平面が異なる理由～

Ⅰ　咬合平面は１つではない

総義歯学で教えられる咬合平面は補綴学的咬合平面（カンペル平面に平行）が用いられる場合が多いのですが，成人の天然歯列における咬合平面は実際には平面ではなく曲面を描いています．

咬合平面には補綴学的咬合平面以外にも，ナソロジカル咬合平面（下顎切歯切縁と下顎第一大臼歯頬側遠心咬頭を結ぶ平面）や上顎咬合平面（上顎中切歯切縁と上顎第一大臼歯遠心咬頭を結ぶ平面）があります．しかし，単一な平面では歯の挺出や湾曲の程度を考慮する必要のある咬合診断には適しているとはいえません．

咬合診断には下顎中切歯の切縁と下顎第一小臼歯頬側咬頭を結ぶ前方咬合平面（アンテリア・オクルーザル・プレーン）と下顎第二小臼歯頬側咬頭と下顎第二大臼歯近心頬側咬頭を結ぶ後方咬合平面（ポステリア・オクルーザル・プレーン）に分けて分析することで，咬合の問題をより臨床的側面から評価することが可能になります[3]（図1-6-1）．

Ⅱ　補綴学的咬合平面の意義

補綴学的咬合平面とは，下顎中切歯の切縁の中点と左右の下顎第二大臼歯の遠心頬側咬頭を結ぶ平面を示し，主に総義歯製作時の人工歯排列の基準として用いられます．

この角度が急峻であれば義歯の臼歯離開量は小さくなり，フルバランス咬合を与えやすくなるのですが，平坦であれば臼歯離開量が大きく

●アンテリア・オクルーザル・プレーンとポステリア・オクルーザル・プレーン

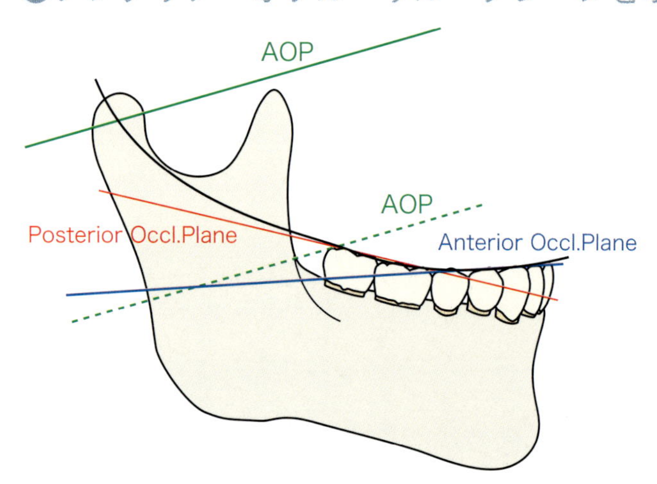

図1-6-1　アンテリア・オクルーザル・プレーンとポステリア・オクルーザル・プレーン．

●クリステンセン現象

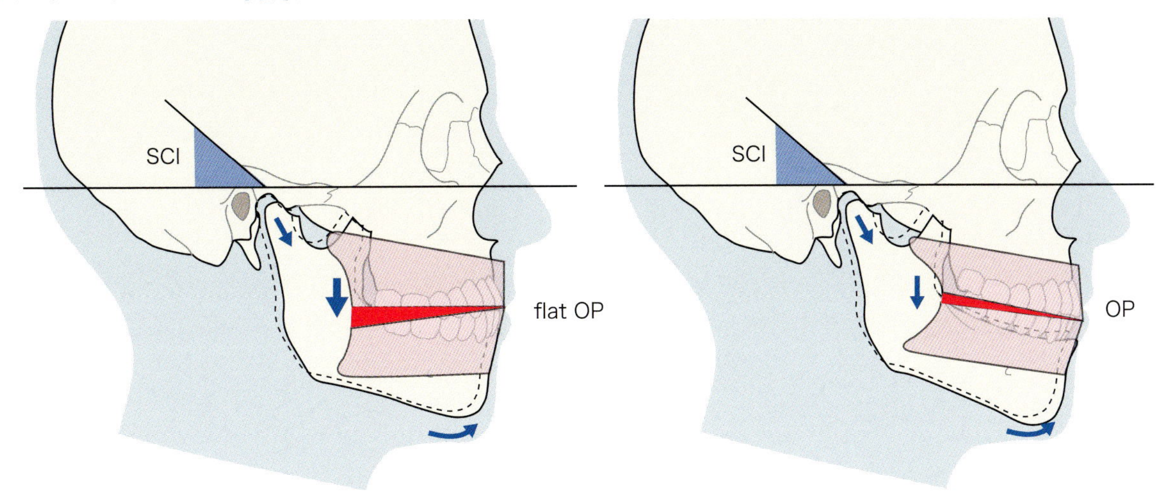

図 1-6-2　クリステンセン現象．咬合平面の傾斜角が臼歯離開角に影響を与える．

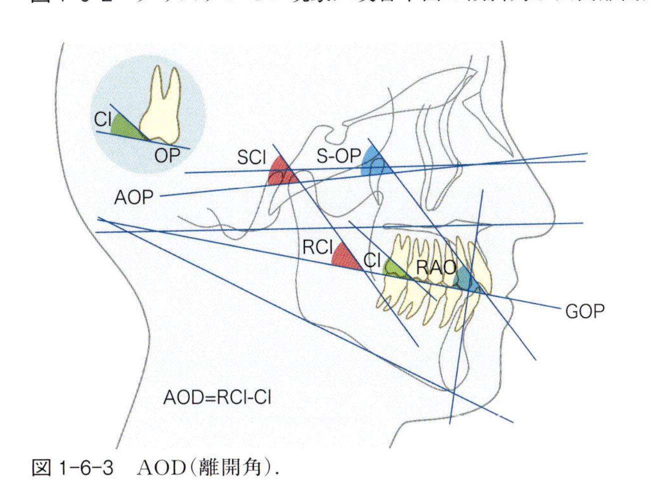

図 1-6-3　AOD（離開角）．

Angle of Disclusion（AOD）

∥

SCI-OP-CI ＝ RCI-CI

Appropriate AOD ＝ 8-13 degree

図 1-6-4　AOD（離開角）の計算式．

なるのでクリステンセン現象（図 1-6-2）を誘発してしまい，義歯の安定を損なうおそれがあります．

III　咬合平面とアングル・オブ・ディスクルージョンの関係

一方，有歯顎におけるクラウンブリッジ補綴では，ミューチュアリー・プロテクテッド・オクルージョンや順次誘導咬合といった，前方歯が後方臼歯を離開させることで生体に対して有害な干渉から歯や補綴物を守るという考えが主流になってきています．

この際，用いられる臼歯離開角（AOD：アングル・オブ・ディスクルージョン）を求めますが，下顎運動から計測した矢状顆路角（SCI）と咬頭傾斜角（CI）とともに咬合平面の成す角度（図 1-6-3）を用いて図 1-6-4 に示す AOD の計算式から算出することができます．

咬合平面の成り立ちは乳歯の萌出に始まり，

●顎顔面の発達と咬合系の経年変化

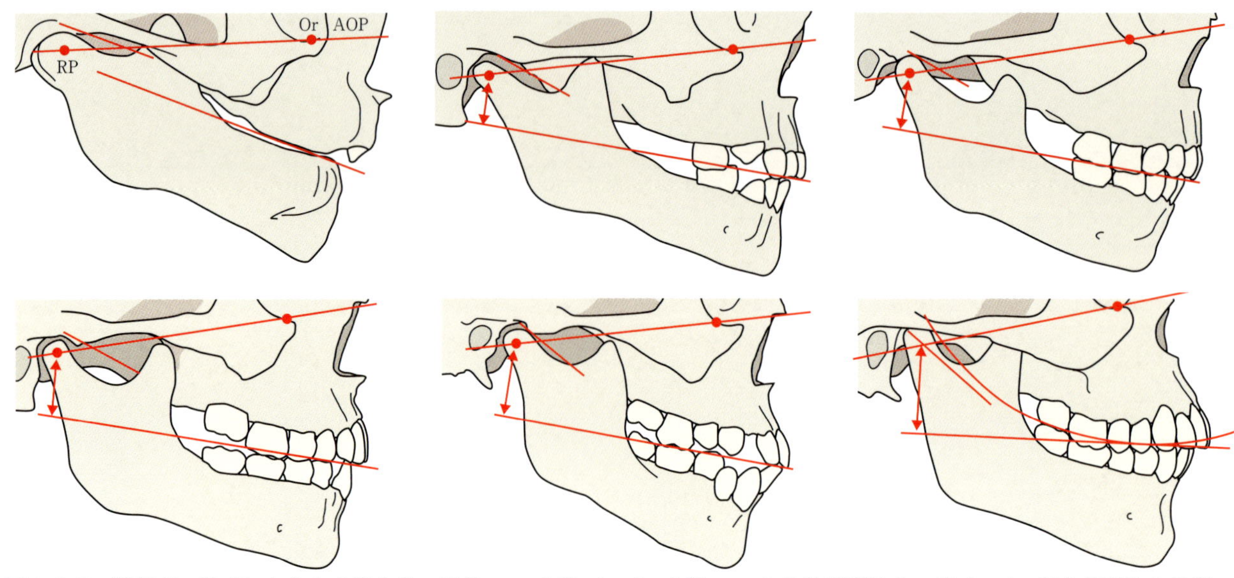

図1-6-5　顎顔面の発育にともなう咬合系の変化．a：0歳，b：1～2歳，c：2歳乳歯列咬合の完成，d：混合歯列咬合前期，e：混合歯列咬合後期，f：永久歯列咬合．

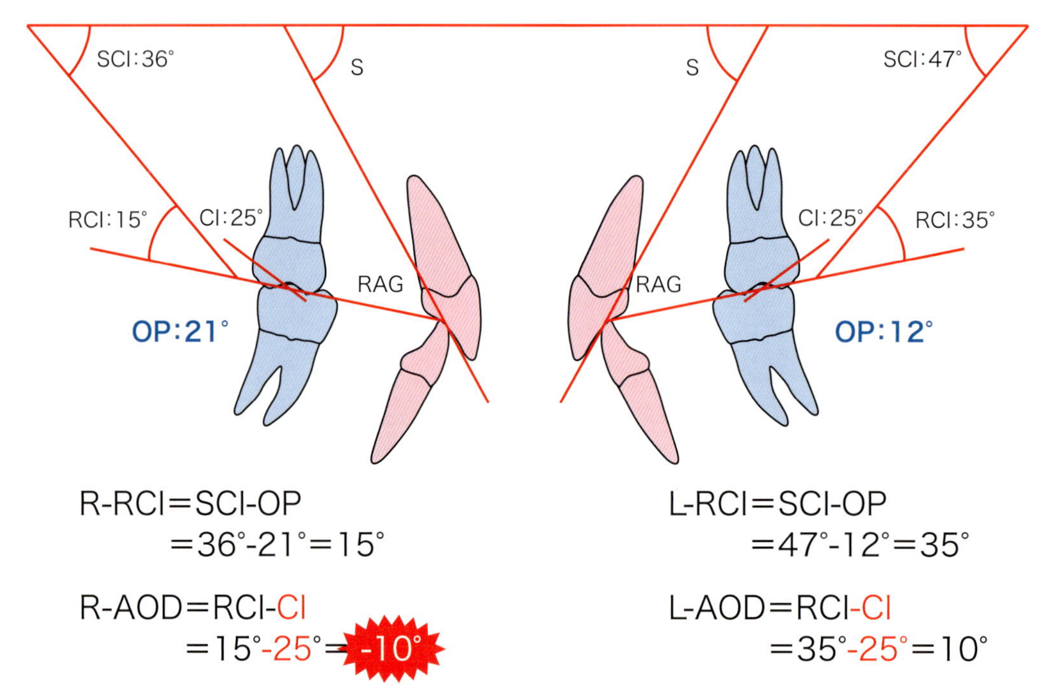

図1-6-6　本症例のように後方咬合平面がAxis-Or平面に対して右側21°，左側12°の場合，右矢状顆路傾斜角36°，左矢状顆路傾斜角47°から計算すると，右側臼歯離開角は－10°，左側臼歯離開角は10°となる．したがって，右側はこのままでは咬合干渉を起こしてしまうので危険性が高い．

永久歯の萌出完了までの間の顎頭蓋系の成長・発達とともに変化（図1-6-5）するので，骨格形態（Ⅰ級，Ⅱ級，Ⅲ級）にともなって咬合平面の特徴が異なるのです（図2-2-1～3参照）．

Ⅳ 後方咬合平面が急峻なときは注意

臼歯離開量は大きすぎると咀嚼効率が低下すると考えられていますが，偏心運動時の干渉を避けるためにはある程度の安全域をもった離開量が必要で，その基準の１つとなるのが前述のAODから導き出される角度です．

咬合平面を評価するときの問題は，ナソロジカル咬合平面を例に挙げると，下顎切歯切縁と下顎第一大臼歯頬側遠心咬頭を結ぶ１平面ですが，同じ症例で前後２平面に分けて計測すると，その角度の大きさは「前方咬合平面<ナソロジカル咬合平面<後方咬合平面」となり，単一平面であるナソロジカル咬合平面で評価される場合と，より急峻な角度となる後方咬合平面とではAODで導き出される結果が異なる（通常，急峻な角度ほど干渉の危険性が高くなる）のです（図1-6-6）．

Knowledge Edition 7

咬合器で下顎運動を再現できるのか

I　咬合器の種類

咬合器は上下歯列模型を患者の口腔内と同じ位置関係に再現し，咬合診査や補綴物製作するツールです．咬合器には大きく分けて，ヒトの顎頭蓋関係を模したタイプ（アルコン型咬合器・図1-7-1）と顆頭球（コンダイル）と関節窩（フォッサボックス）の関係が逆構造になったタイプ（コンダイラー型咬合器・図1-7-2）があり，さらに下顎限界運動の再現性の程度によって平均値咬合器（図1-7-3），半調節性咬合器（図1-7-4），全調節性咬合器（図1-7-5）に分別することができます．

しかし，いかに精密につくられた咬合器であってもそれらは幾何学的に構成された金属パーツを組み合わせたものであって，そこには生体のような関節円板や筋肉や靱帯はないため，あらかじめ咬合器に設定された顆路角やベネット角と切歯指導板（インサイザルテーブル）に沿った動き（限界運動の再現）しかできません．

したがって，チューイングサイクル時の下顎の動きや，ルーズになった関節の動きは計測機器でみることはできても咬合器上で再現することは不可能に近い作業です．チューイング時には歯は嚥下直前まで非接触であり，嚥下時にはじめて咬頭嵌合位をとること，咬合の問題の多くが開閉口時ではなくグラインディング時に生じることから，咬合治療では偏心運動路をいかに正確に咬合器に再現できるか否かが重要となってきます．咬合器は運動路の再現性の高い順から以下のように分類されています．

●アルコン型咬合器とコンダイラー型咬合器

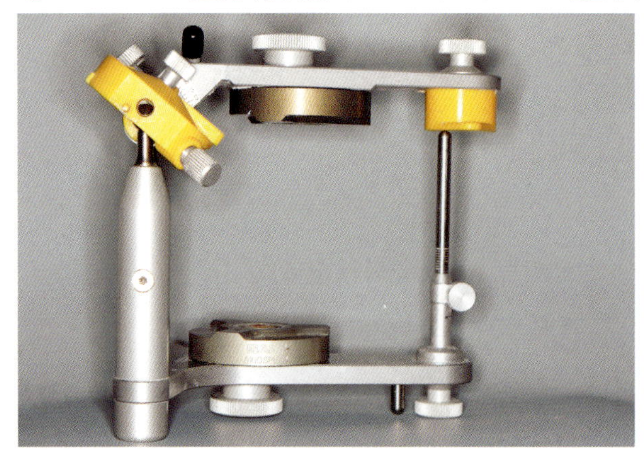

図1-7-1　アルコン型咬合器．

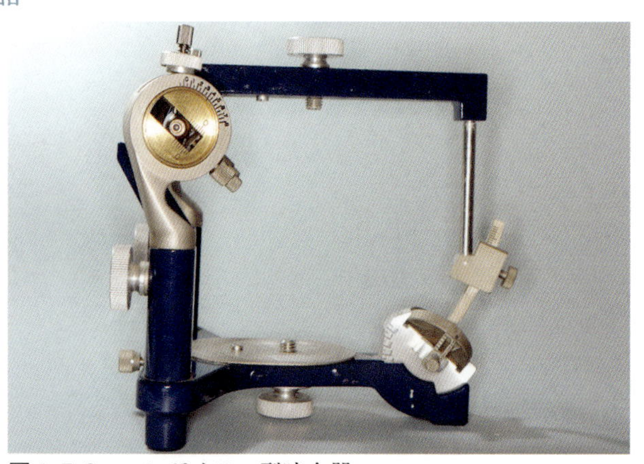

図1-7-2　コンダイラー型咬合器．

●平均値咬合器と半調節性咬合器

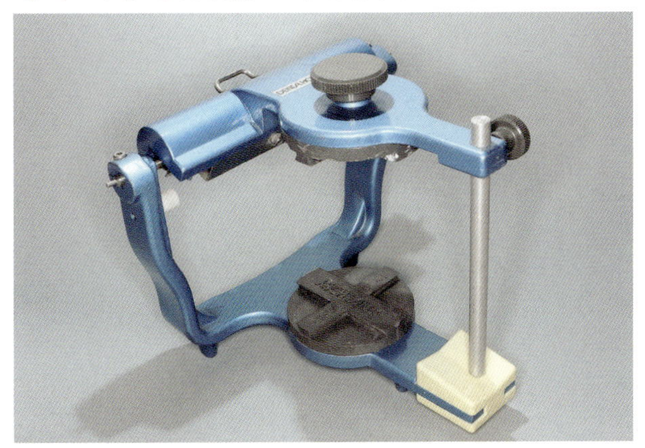
図 1-7-3 平均値咬合器.

1. 全調節性咬合器

全調節性咬合器はパントグラフ(フラッグとスタイラスで構成され，下顎の限界運動路を描記する装置)と対になって用いる複雑な機能をもっています.

このパントグラフのフラッグ上には下顎の限界運動路が描記されますが，これを忠実に再現するため，パントグラフを再び咬合器に装着すると，スタイラスがフラッグ上に描記されたラインを完璧になぞります．これが全調節性咬合器の特徴です.

2. 半調節性咬合器

半調節性咬合器は，全調節性咬合器のような専用のパントグラフはありませんが(咬合器によっては，ゴジックアーチ・トレーサーや専用の簡易下顎運動計測装置と組み合わせて用いるものもある)，顎機能診断装置(Condylograph，Win-Jaw，ARCUSdigma など)で計測されたデータ(SCI，ベネット角)やチェックバイトを用いて咬合器を設定できるという，簡便かつ効率的なシステムが採用されています.

現在，私たちが咬合治療で主に使用している咬合器にアルコン型の半調節性咬合器が多い理由として，利便性，操作性，そして診断データの精度が向上したことが挙げられます.

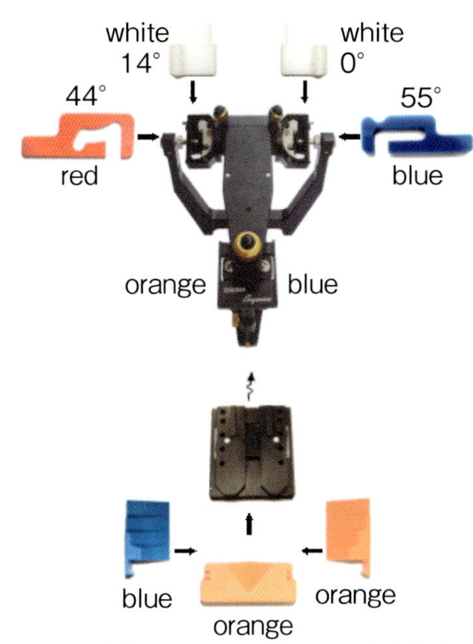

図 1-7-4 半調節性咬合器はインサートを交換することで患者データに近似させることが可能になる(GAMMA 社：SL 咬合器).

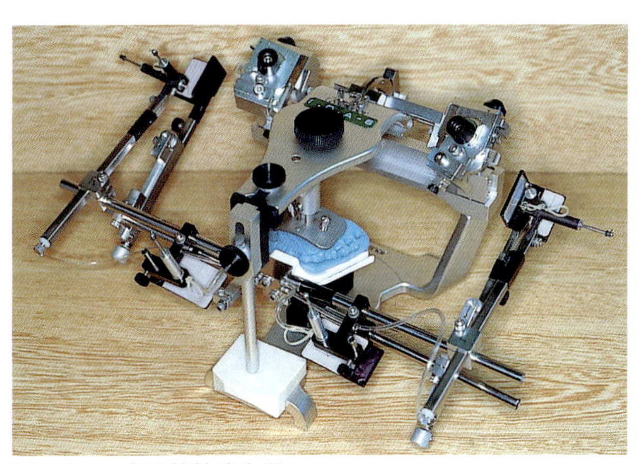
図 1-7-5 全調節性咬合器.

3. 平均値咬合器

平均値咬合器は各メーカーによって多少異なりますが(計測に用いる基準平面によって角度が異なるため)，どの咬合器にも平均的な SCI 値があらかじめ設定されています．そのため，単冠や少数歯欠損のブリッジなどの補綴のように，顎位を変える必要のない治療においては平均値咬合器の使用が主流になっています．しかし，全顎治療のケースやアンテリア・ガイダンスを付与する必要のあるケースにおいては SCI に対応した誘導路をつくることができないの

●口腔内と模型上でのファセット

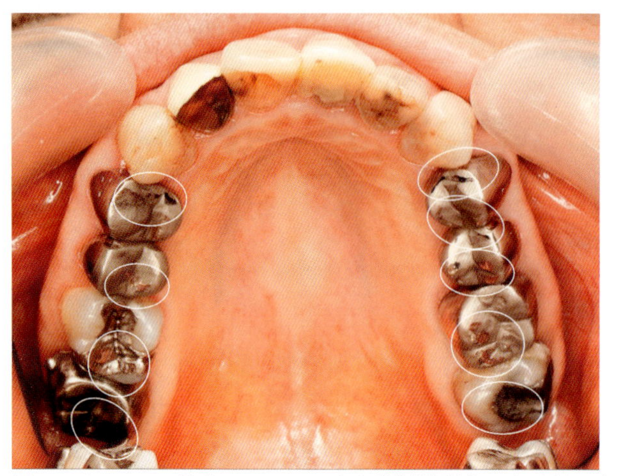

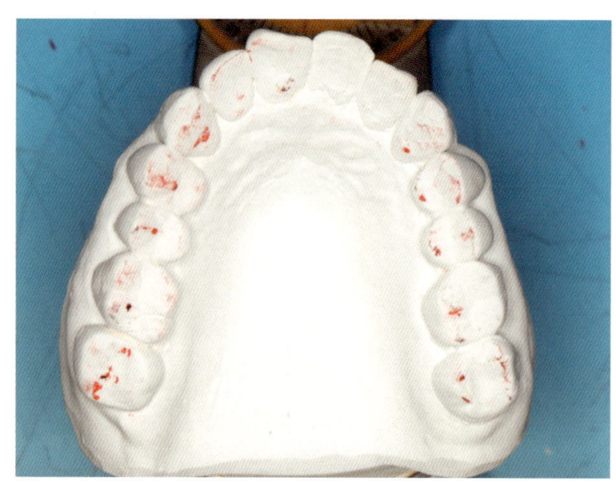

図1-7-6a, b　口腔内のファセットが診断模型上でも確認できる.
a|b

で，平均値咬合器は不向きといえます.

II　咬合器の使用方法

咬合器によって異なる再現性

現在市販されている咬合器では下顎運動を完全に再現できるものはありません.

かつてマッカラム，スチュアートらがナソロジカルコンピュータと呼ばれる精密な咬合器を開発したことは有名です．このことは当時から下顎運動を正確に再現できれば生体に調和した補綴物が製作できると考えていたからに他なりません.

しかし，下顎運動路には病的な部分が含まれていることがあり，現在では，咬合治療によって下顎運動路は容易に変化するものであることが知られるようになったために，臨床における全調節性咬合器の意味は失われたと考えられます．つまり，咬合器に求める条件も時代とともに変化してきているのです.

そのため，かつては全調節性咬合器にしかできなかった個々の下顎運動の特徴を再現するシステム，たとえば難易度の高い作業側顆頭の後方運動や側方への偏位に対して金属パーツを削合して合わせるといった手間暇を要した作業が，現在の半調節性咬合器では運動路の個性に合わせてインサートを取り替えるだけで対応できるようになったため，半調節性でありながら咬合平面の角度設定や前歯・犬歯・小臼歯から大臼歯にいたる咬合誘導路角を自由に付与することが可能となっています.

III　パラファンクションへの対応は可能か

近年，咬合崩壊の原因として歯ぎしりや食いしばりなどのパラファンクションによる「力」に注目が集まっています．通常，半調節性咬合器を設定するデータ(SCIやベネット角)は習慣的な機能運動(咀嚼や発音，嚥下など)のデータではなく，その外側にある限界運動の数値です.

これは日常の咀嚼や嚥下，あるいは発音などはすべてこの限界運動の範囲内で行われていることから，下顎の限界運動路を把握しておけばそこを超えることはありえないという発想に基づくものです.

しかし近年，この限界運動路説を覆す説，すなわち睡眠時ブラキシズムのように無意識下で生体が行う「パラファンクション」が限界運動路を超え，咬合の崩壊や，補綴物の破損と密接に関与していることがわかってきました．

パラファンクションは今まで限界運動と思われていた経路の外を通ることも多く，限界運動のデータを咬合器に組み込むだけでは対応できないのです．現在の歯科学では睡眠時の下顎運動を咬合器上で再現することはできませんが，パラファンクションの痕跡は診断模型のなかにみつけることはできます(図 1-7-6)．

咬合器に正しく模型を付着したうえで診断模型を限界運動に沿って動かし，限界運動の経路と模型上のパラファンクションの痕跡の差を調べることによって，咬合器に与えた限界運動データからパラファンクション時の動きがどれだけ逸脱しているかを読み解くことができます．

こうすることである程度パラファンクションに対応することができるのではないかと考えられます．また，ブラックスチェッカーを用いることにより睡眠時，覚醒時を問わずパラファンクションの状況を記録することができるので，診断や咬合治療を行う場合は大いに役立ってくれます．

このように咬合器の性質を考えていくと，咬合器を用いて患者の限界下顎運動のなかで補綴物を製作することはもちろんですが，咬合診断するうえで下顎運動を視覚的に確認する，さらに治療結果をシミュレーションするための道具と考えると咬合器のもつ意味合いがさらに大きくなるはずです．

生体における下顎運動は，神経筋機構(NMS)を理解することが重要で，そのメカニズムを知っておくと金属フレームに装着されただけの模型であっても，下顎運動の営みをそのなかにイメージすることができるようになるはずです．

Knowledge Edition 8

咬合誘導路角の臨床的意味

I　咬合誘導路としての犬歯の重要性

犬歯はすべての歯のなかでもっとも歯根が長く(ほかの歯に比べるとより深く顎骨のなか歯根が植え込まれています)，その形態は大きな負荷に耐える三角錐形を呈しています．

歯冠形態はシャベル状形態の切歯と，頬側咬頭と舌側咬頭の咬合面形態をもつ臼歯群の間にあって，弓状の歯列を構築するために近心半分と遠心半分では異なる個性を呈しています．

また犬歯は全歯群のなかでもっとも丈の長い歯でもあり，周囲の歯よりも高く歯列上に突出していて，遠心隅角が著しく遠心に向かって突き出ています．尖頭はほぼ歯根の延長線上にありますが，唇側からみるとやや近心寄りに偏っているため近心辺は遠心辺よりも短いという特徴をもっています．

舌側面は辺縁隆線と基底結節が十分に発達し，中央部には中心隆線があり，その両側には近心副隆線と太くやや湾曲した遠心副隆線が存在します(図 1-8-1)[8]．

力学的には側方運動時に加わる力が歯列のなかでもっとも小さい(顎関節から離れた)位置にあり，側方運動時に下顎を誘導する歯として適していると考えられています(図 1-8-2)．

II　理想的な咬合誘導路とは

全顎的な治療を行う場合には，ポステリア・サポートとアンテリア・ガイダンスを確立することが成功の条件ですが，偏心運動時の咬合誘導路(とくに犬歯の誘導路角)が適切に与えられ

●犬歯の形態

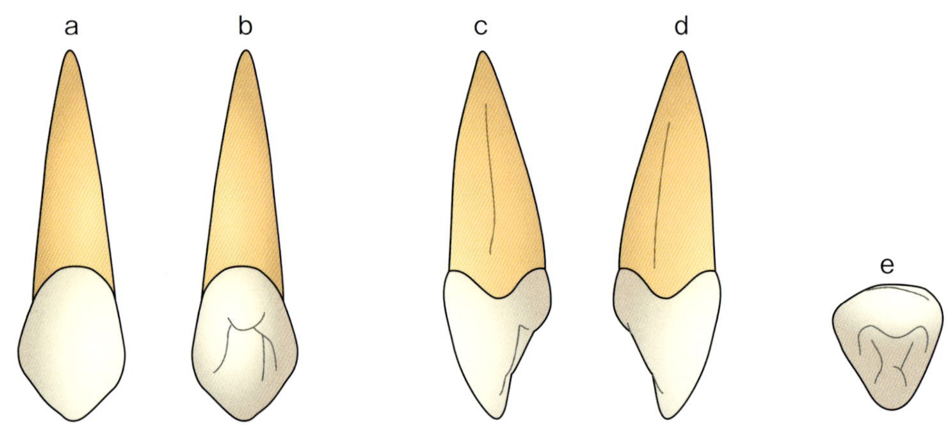

図 1-8-1　上顎右側犬歯．舌側面は辺縁隆線と基底結節が十分に発達し，中央部には中心隆線があり，その両側には近心副隆線と太くやや湾曲した遠心副隆線が存在する．a：唇側面，b：舌側面，c：近心側，d：遠心側，e：咬合面．

●下顎のグラインディング運動

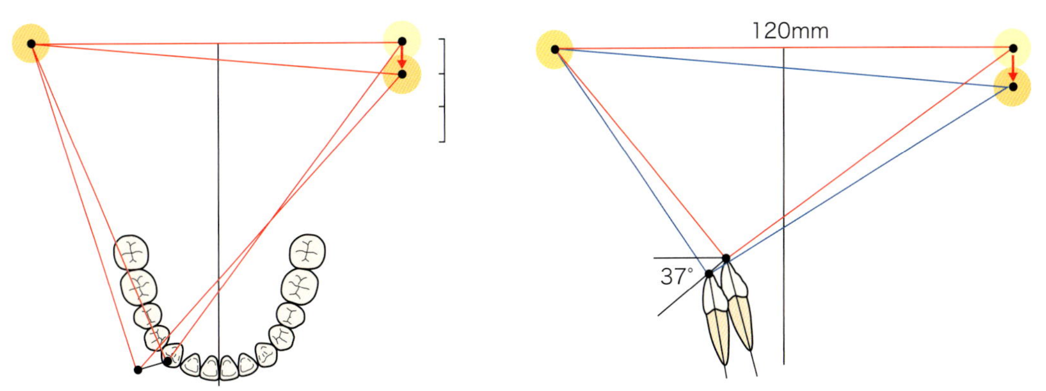

図 1-8-2 下顎のグラインディング運動は，作業側下顎頭を回転中心とする非作業側下顎頭の旋回運動である．そのため作業側犬歯部の誘導路は比較的フラットな斜面が求められる．顆頭間距離を 120 mm とする平均的な歯列と想定すると，犬歯のガイダンス約 37° となる．実際の日本人の平均誘導路角は約 45° であるから，幾何学的に算出された傾斜角よりも，約 8° 強い傾斜となる．

表 1-8-1 咬合誘導路角の比較(参考文献 9 より引用改変)

	1			2	3	4	5	6		7
	S	S_1	S_2					m	d	
Degree	57.5	41.4	73.4	54.6	48.7	36.2	29.2	23.1	21.5	
SD	10.9			10.4	9.9	9.4	8.4	6.8	7.3	※Slavicek(1982)
Degree	57.2	54.5	59.5	53.6	47.7	30.7	20.7	12.0		8.7
SD	9.7	12.3	11.2	10.5	8.1	9.7	8.7	7.8		6.8

ていなければ，臼歯部の干渉を引き起こし，結果として，それが顎関節の問題に波及してしまう危険性が高いことから，それぞれの歯の誘導路角を知っておくことは重要です(表 1-8-1)[9]．

かつては犬歯に強いガイダンスを与え，後方歯群を離開(ディスクルージョン)させれば良いのだという極端な考え方が推奨されたこともありましたが，強すぎるガイダンスは顎機能にとって好ましくないことが明らかになり[9]，現在では犬歯のガイダンスは矢状顆路角(SCI≒47°)と同じか，せいぜい ±5° が推奨されるという研究報告[9]がなされています．

つまり，犬歯のファセットと睡眠時ブラックスチェッカーを使用した結果をコンダイログラフ(顎機能診断装置)のデータと照らし合わせたところ，犬歯ガイドが SCI に近似しているケースでは舌面傾斜が使われる傾向が高いのに比べて，犬歯ガイドが SCI よりも 10° 以上急峻なケースでは舌面傾斜が使われず，犬歯の尖頭にファセットが形成される傾向が認められたと報告されています[9]．

このことからポステリア・ガイダンスの凹状のカーブと犬歯の舌面カーブは鏡面関係が維持され，かつ犬歯ガイダンスは SCI を基準とすることが望ましいのではないかという研究結果が導き出されましたが(図 1-8-3)，非常に興味深い報告です[9]．

R. Slavicek は咬合誘導路の与え方について，

●犬歯ガイダンスの基準

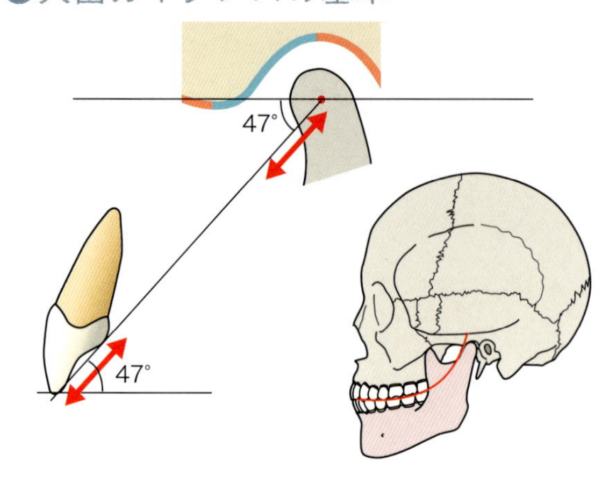

図 1-8-3　犬歯ガイダンスは SCI を基準とすることが望ましい.

「天然の歯列は臼歯から前方歯に向かって咬合誘導路は徐々に強くなっていく(シークエンシャル・ガイダインス). そこに人為的に介在しなければならない場合には自然のルールを理解し, 治療のコンセプトを明確にしておく必要がある」と述べていますが, 全顎的な治療, あるいはそれに準じる治療を行う場合には, この言葉のもつ意味を思い起こす必要があります.

Tea Time ②　治療主体の歯科医療から全身の健康維持のための歯科的アプローチ

かつてニューヨークタイムズが，歯周疾患が心内膜炎と大きくかかわっているとして，「あなたは死を選びますか，歯科治療を選びますか」といった記事でセンセーションを巻き起こしたことは記憶に新しいところです．さらに今，噛むことが認知症の予防のみならず，一定レベルに達した認知症患者の社会復帰に貢献するということから介護施設でも歯科との連携を取り入れた施設が全国に広がりつつあります．口腔ケアが入院患者の離床に貢献するだけでなく，慢性疾患や心疾患の予防にも効果があるという疫学的データにおいて評価され，病院との連携が重要であることが厚生労働省に認められたのは現場の介護福祉士や歯科医師，歯科衛生士の地道な活動の大きな成果でしょう．さらに，咬合とストレスの関係，無呼吸症候群や睡眠障害，睡眠時ブラキシズムがもたらす問題が脳科学とともにクローズアップされてきたのもうれしいニュースです．

ストレス病は脳下垂体や副腎皮質から分泌されるホルモンによって自律神経系の疾患を引き起こすことが知られていますが，これまでストレスと歯の相関関係が話題となることはほとんどありませんでした．しかし歯による情動コントロールがストレス疾患を軽減していることが明らかになってきました．

無呼吸症候群は睡眠時の舌根沈下による気道閉塞であるということから，口腔内容積の確保と就寝時の姿勢（うつぶせ寝）を習慣づけることによって舌根が気道を圧迫することを回避できるとされていますが，実は無呼吸症候群と顔面骨格形態の間には少なからず関連があります．無呼吸に陥りやすいとされるのはブレーキー・フェイシャルタイプや下顎が劣成長傾向のあるⅡ級咬合様式なのですが，これは口腔内の容積に対し舌の占める割合が大きくなるため，舌根が気道を塞ぐリスクが高いのです．また無歯顎者で義歯を用いず，長く放置されると舌の肥大により同様のことが起こります．これらは歯科医師でなければ対処できない医療分野です．

歯科医院における悪習癖の改善や食による頭蓋骨格の成長発育を促すこと，歯列矯正による咬合様式の改善，定期的な検診を継続するなどの対策で歯の喪失の予防など，これまでの治療主体の歯科医療から全身の健康維持のための歯科的アプローチ，つまり「健口」による慢性疾患の予防と認知症予防がこれからのあらたなテーマとして存在感を増してくるでしょう．

普光江歯科クリニック
普光江　洋

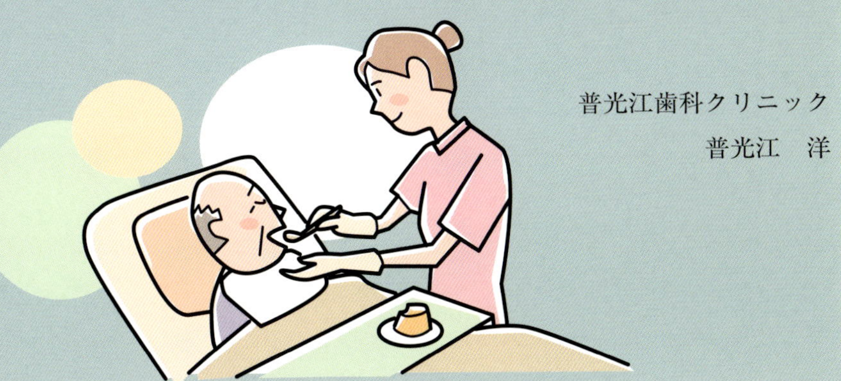

Knowledge Edition 9

パラファンクションと咬合の関係
～アブフラクションをみつけたら～

I　パラファンクションとは

パラファンクションには食いしばり(クレンチング)，歯ぎしり(グラインディング)，タッピング，咬唇，舌による歯への圧迫などがあります．こうした無意識下の挙動は，生体(咀嚼器官)に破壊的に作用しないかぎり，生理的現象とみなすことができます(図1-9-1，表1-9-1)[1]．

これらの力は，顎頭蓋系の発達にとって不可欠な要素であり，成長期における頭蓋骨格系を構築するうえで重要な役割を果たすものと考えられています[2]．

反面，夜間の睡眠時ブラキシズムのような意識的に防ぐことが不可能な状況下での力(覚醒中の咬合力はせいぜい数Kg～30Kgとされていますが，睡眠時ブラキシズムにおいては100Kgを超えることもあります)や，精神的に極度に集中が必要とされているとき，あるいは肉体的負担が強くかかる仕事やスポーツなどをしているときには強靱な力が歯や歯周組織，顎関節などの顎口腔系に加わります．

●パラファンクション

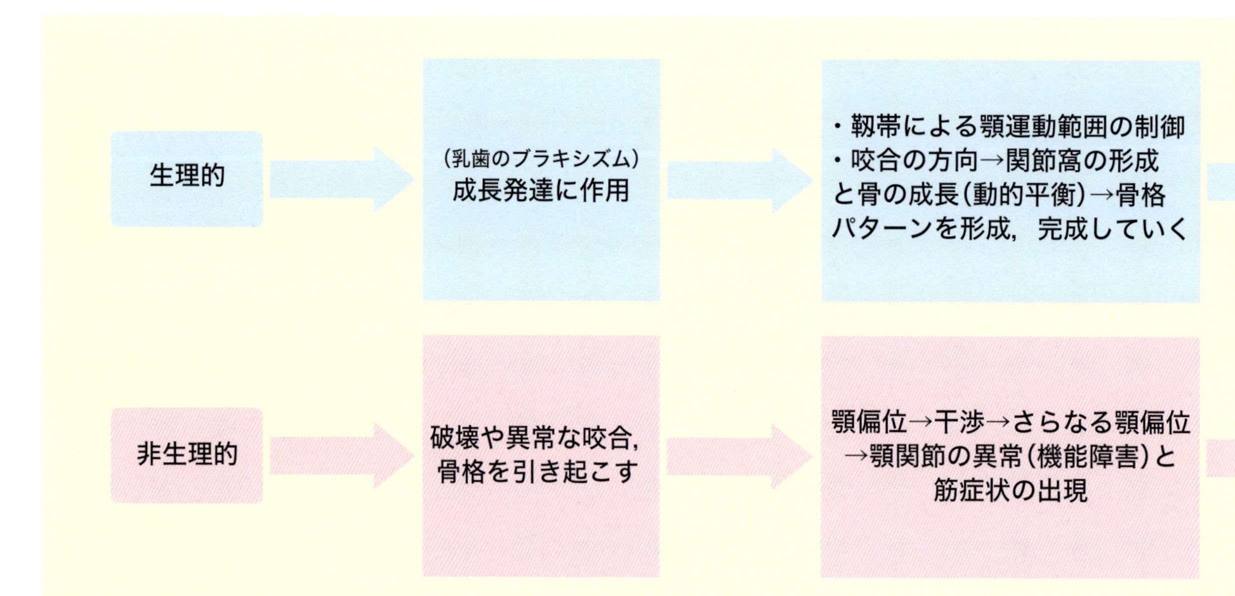

図1-9-1　パラファンクション．

表 1-9-1 パラファンクションの定義[10]

①上下顎の歯は咀嚼，嚥下およびパラファンクション時にも咬頭嵌合という意味でコンタクトする．
②パラファンクションには食いしばり（クレンチング），歯ぎしり（グラインディング），タッピング，咬唇，舌による歯への圧迫などがある．
③パラファンクションは心理と咀嚼器官が相互に関連していて，意識的に防ぐことは不可能である．多くは睡眠中，精神を集中する仕事，あるいは肉体的負担がかかる仕事中にストレス反応として出現する．
④パラファンクションは咀嚼器官に破壊的に作用しないかぎり，生理的現象とみなすことができる

●マイクロクラックの原因

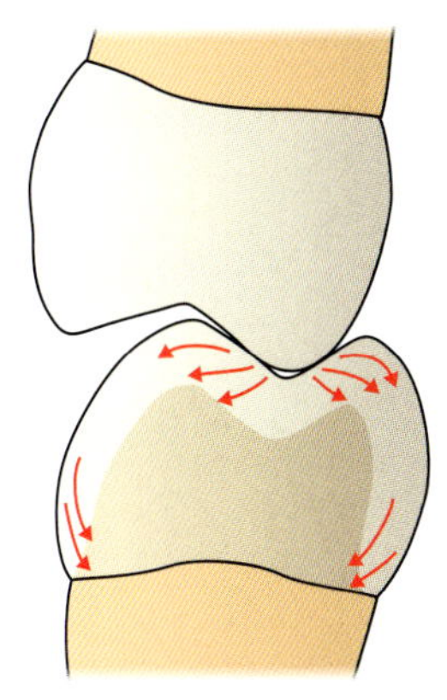

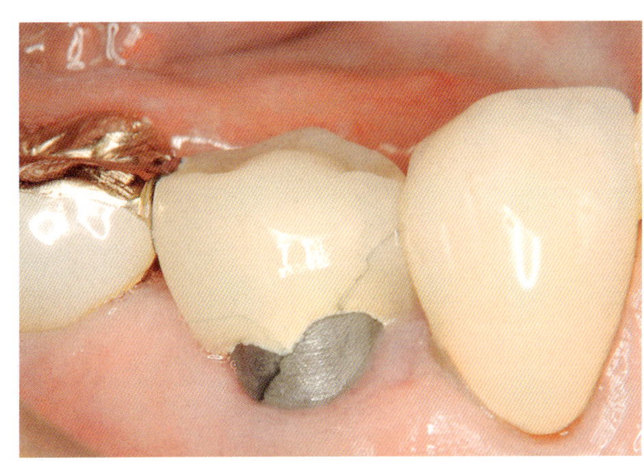

図 1-9-2a, b　a：歯頸部の楔状欠損やエナメル質表面のマイクロクラックを引き起こす応力集中．b：セラミックのみならず，メタルコーピング材にまでクラックが認められる．

a|b

効率的な咬合力の分散 → 加齢とともにバランス良く変化（咬耗）

偏った咬合力の集中 → 歯，顎骨，顎関節へのオーバー・ロードの悪循環・咀嚼サイクルの異常・発音・嚥下・呼吸・審美などの障害を引き起こす

その結果，咬合を支持する歯や顎骨などの硬組織は過剰な負荷に直面することになり，歯の表面を覆うエナメル質に過剰な応力が集中したときには楔状欠損（アブフラクション）やエナメ

●パラファンクションによる咬合崩壊

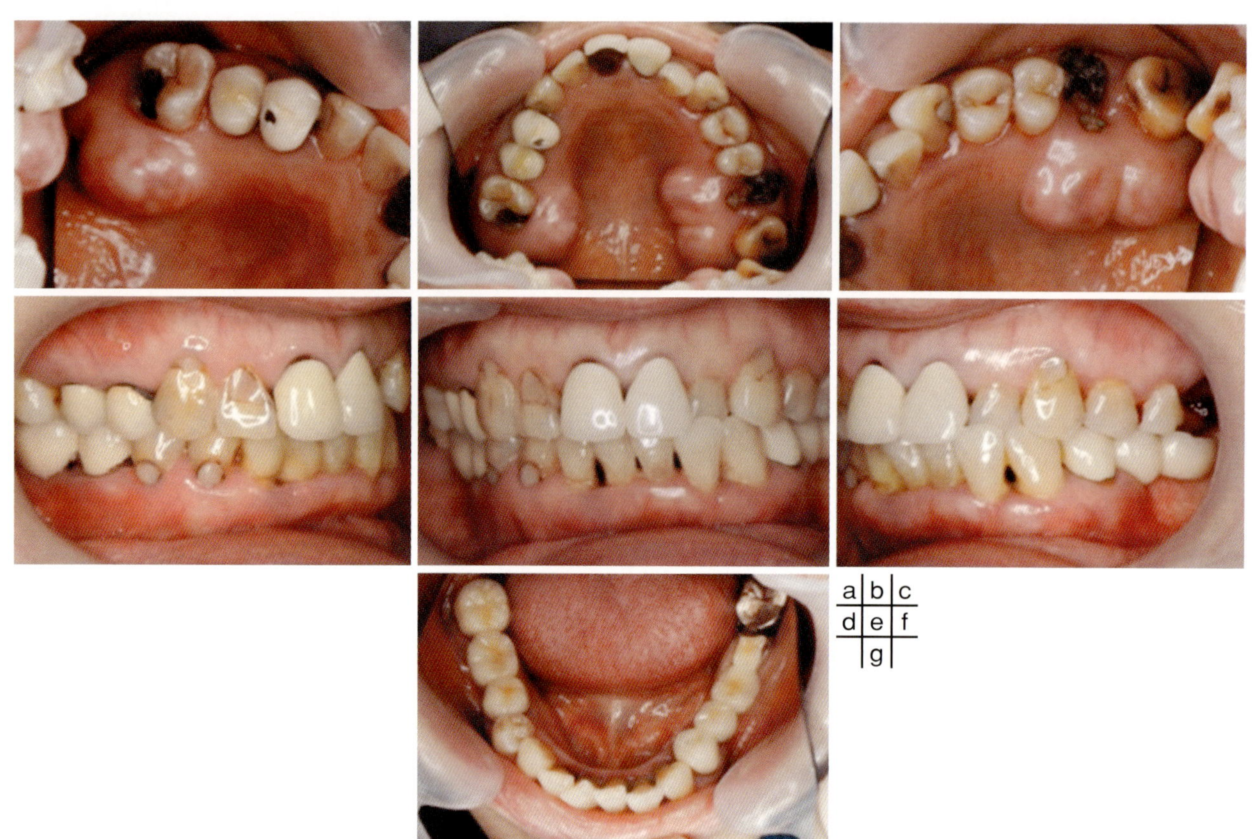

図1-9-3a〜g　大臼歯の喪失，口蓋歯槽骨の膨隆，アブフラクション，下顎補綴物の破折・動揺など，ありとあらゆる問題を内包した口腔内.

ル質表面のマイクロクラックやポーセレンの破折を引き起こします.

こうした現象が進行すると，破損部からう蝕や，歯冠破折，さらには歯根の破折(フラクチャー)にまでいたることがあります(図1-9-2).

II　アブフラクションには要注意

口腔内に歯頸部の楔状欠損(アブフラクション)や限局した歯槽骨の垂直吸収，口蓋隆起や骨隆起があった場合には，咬合のチェックとともに睡眠時ブラキシズムを疑う必要があります(図1-9-3).

初診時における問診はとくに重要で，患者の生活環境，性格，ストレス度，歯科的問題の質，症状に気づいてから来院いたるまでの期間や全身疾患の有無などを含めて，多くの情報を収集する必要があります.

ストレスに関しては性格が大きく影響しますから，ストレスが発散できるタイプなのか，ストレスを内包するタイプなのかを問診中に見極めることが治療方針を決定するうえで重要な要素となります.

日本おいては子どものころからの教育(しつけ)によって，本来はアクティブな性格(激高型)であっても人前ではそれを表さないことが美徳とされる環境で育っていることもあって，無意識にストレスを抑制している患者は多いものです(表1-9-2).

こうしたタイプの患者はストレスによる自律神経系(交感神経が興奮することによる中枢性の問題)に問題を抱えていることがあるので注意

表 1-9-2　ストレスと性格(佐藤貞雄：オーストラリア咬合学セミナー，1994 より抜粋)

タイプⅠ	すぐに怒りを表現する．
タイプⅡ	内的でストレスマネージメントができずにストレスを蓄積する．
タイプⅢ	基本的にはアグレッシブな性格だが，高度な教育のためそれをすぐには表現せず，内部に保留する．

※タイプⅡ，Ⅲのグループは心理的なストレスを生理的な発散としてブラキシング，クレンチングなどを行う．
※これは咀嚼器官が生理的役割として二次的にストレス発散を行っているものと考えられるが，その結果，神経筋機構，咬合，顎関節などに障害を起こすことも少なくない．

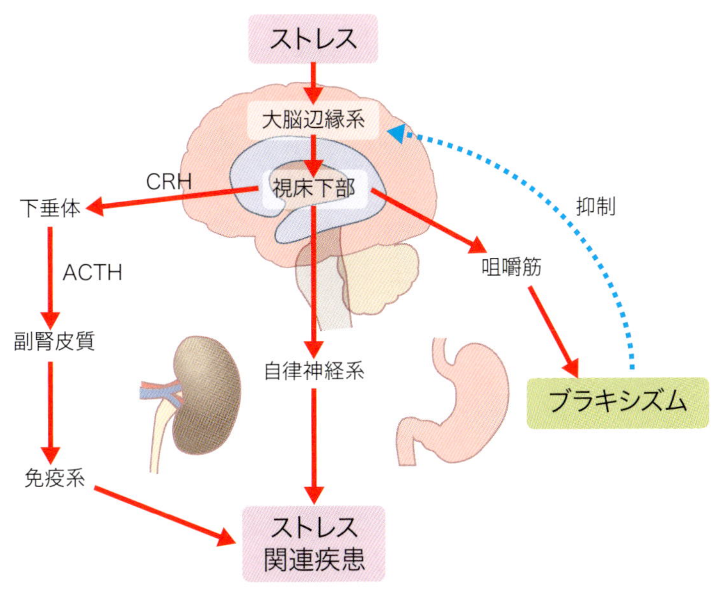

図 1-9-4　生体のストレス反応とブラキシズムの役割．ブラキシズムはストレスの反応に対して抑制的に働き生体を守っていると考えられる(参考文献 11 より引用改変)．

が必要です(図 1-9-4)[11]．

ストレスを発散させる生体のメカニズムの一環として存在する咬合は，近年の脳科学の発展とともに注目されていますが，ストレスに連動したパラファンクションが顎口腔系に及ぼす破壊力(オーバー・ロード)に対する問題は未解決であり，これをいかにコントロールできるかがこれからの歯科医療の課題となっています．

Knowledge Edition 10

下顎機能運動の基本パターンを押さえておこう

Ⅰ　機能運動時の下顎頭の動き

正常な下顎頭の動きは，関節窩内における上関節腔の滑走運動と，下関節腔の回転運動によって営まれています．前方後方運動と左右側方運動は滑走運動ですから上関節腔の動きとして，開閉口運動は下関節腔における回転運動と上関節腔の滑走運動の連係動作によって営まれています．

下顎頭の動きを客観的に評価(正常か異常か)するためには，診断基準となる平面(基準平面)が必要となります．

ここでは，左右の下顎頭の回転中心(トランスバース・ホリゾンタル・アキシス：THA)を後方基準点，眼窩下点(Or)を前方基準点とした

● AOP を基準とした下顎頭の三次元解析

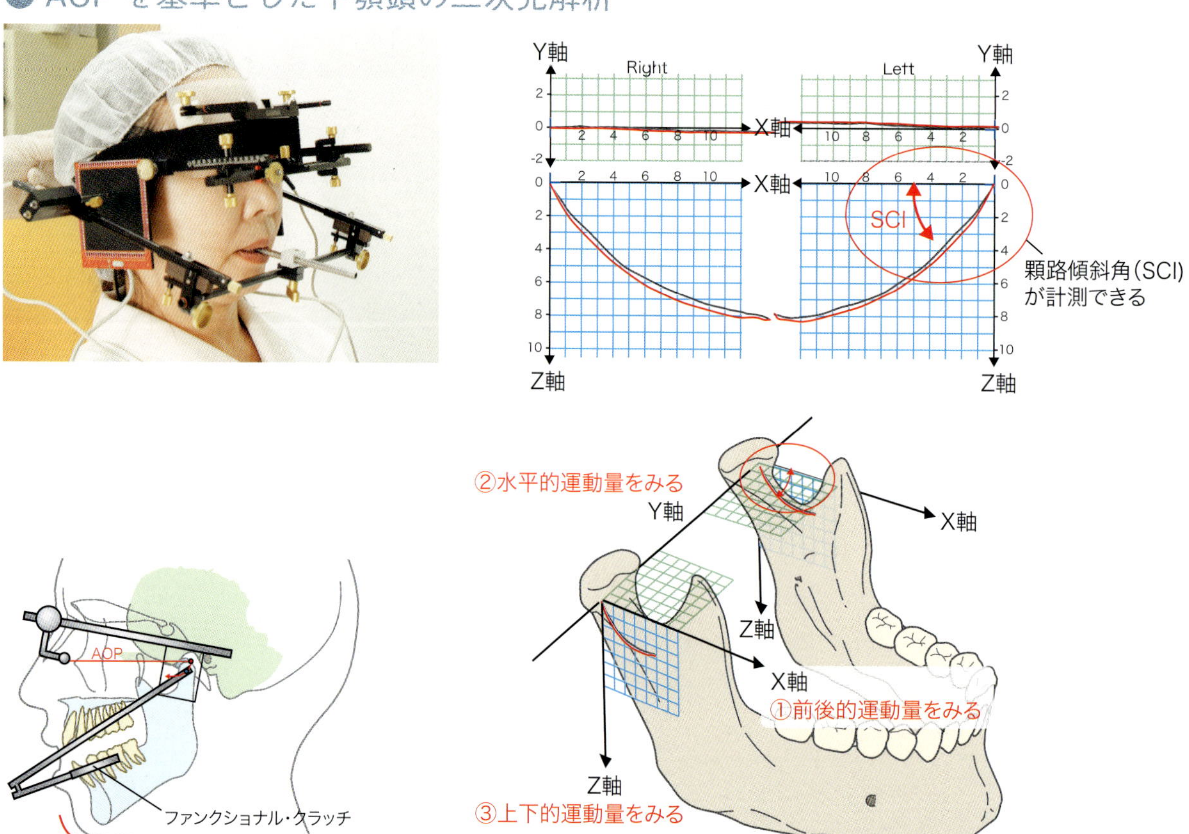

図 1-10-1　下顎および下顎歯列の任意の一点の動きはＸ，Ｙ，Ｚ軸面上で解析することができる．

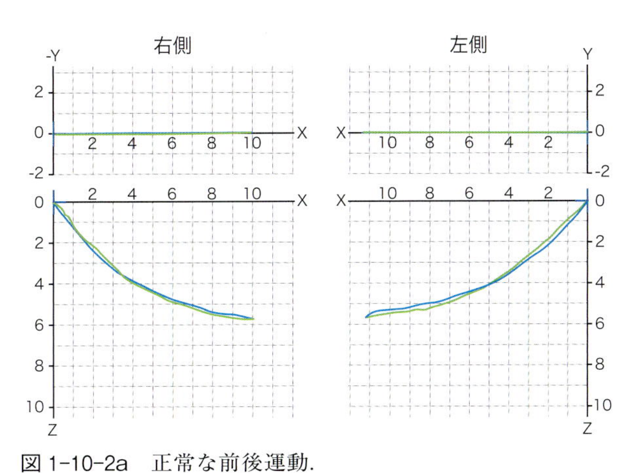

図 1-10-2a　正常な前後運動.

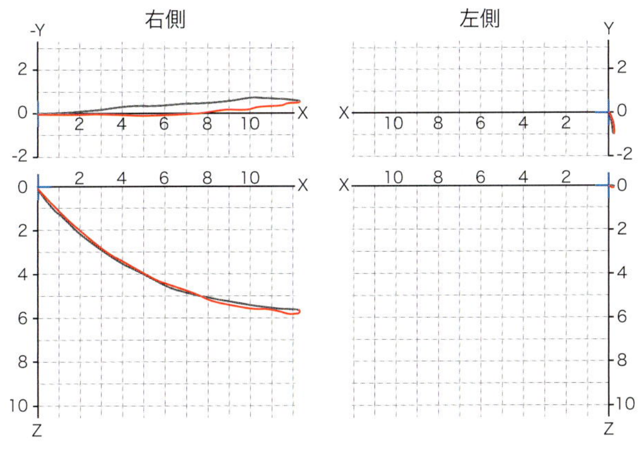

図 1-10-2b　正常な左側方運動.

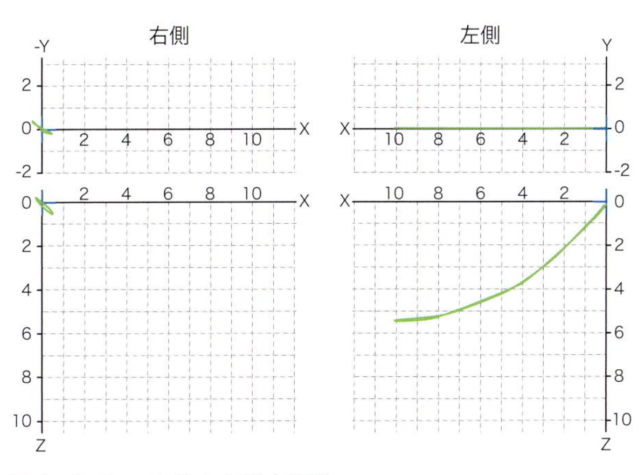

図 1-10-2c　正常な右側方運動.

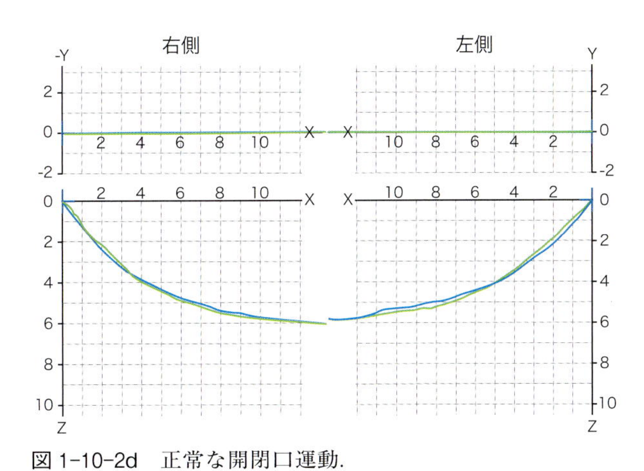

図 1-10-2d　正常な開閉口運動.

眼軸平面（AOP：Axis-Orbital Plane）を基準とする三次元解析により①X軸（前後）方向の動き，②AOP上でTHAと垂直に交わるY軸（前頭面）方面の動き（上下），③水平面および前頭面と直交するZ軸（矢状面）方向の動きから下顎頭の運動経路の評価・分析を解説します（図1-10-1）.

表 1-10-1　下顎運動機能評価表．この表にもっとも信頼性の高いデータを記入することで下顎機能運動の全体像を把握することができる

患者 No.　　患者氏名：

評価項目	前方後方運動	左側方運動	右側方運動	開閉口運動
①最大運動量	□増大 □平均 □減少	□増大 □平均 □減少	□増大 □平均 □減少	□増大 □平均 □減少
②往路と復路の運動路の一致	□一致 □ほぼ一致 □不一致	□一致 □ほぼ一致 □不一致	□一致 □ほぼ一致 □不一致	□一致 □ほぼ一致 □不一致
③矢状面における運動路の形	□上方凹状の円弧 □直線的 □上方凸状の円弧 □変曲点あり（クリックあり）	□上方凹状の円弧 □直線的 □上方凸状の円弧 □変曲点あり（クリックあり）	□上方凹状の円弧 □直線的 □上方凸状の円弧 □変曲点あり（クリックあり）	□上方凹状の円弧 □直線的 □上方凸状の円弧 □変曲点あり（クリックあり）
④対称性	□対象 □非対称			□対象 □非対称
⑤水平面の特徴	サイドシフト mm	平衡側の下顎頭が移動する方向 □内方 □直進 □外方	平衡側の下顎頭が移動する方向 □内方 □直進 □外方	サイドシフト mm
⑥後方安定性	□一致 □不一致	□一致 □不一致	□一致 □不一致	□一致 □不一致
⑦再現性	□一致 □不一致	□一致 □不一致	□一致 □不一致	□一致 □不一致
⑧作業側顆頭の運動方向		□後方 □前方 □上方 □下方	□後方 □前方 □上方 □下方	

なお下顎頭の運動は，つぎの3つの方向を基準として解析します．

① Y 軸（左右方向）：顆頭の回転中心を結ぶ線上で，正中から左右それぞれ 55 mm（顆頭間距離を 110 mm に設定した場合）の点を Y＝0 と

し，右方向を＋Y，左方向を－Yとする．
②X軸（前後方向）：Y＝0の点より眼軸平面上を前方へ向かう方向を＋Xとする．
③Z軸（上下方向）：Y＝0の点よりX軸に直交して下方へ向かう方向を＋Zとする．

II 下顎運動の客観的評価

コンダイログラフなどの顎機能診断装置を用いて前後運動，左右側方運動，開閉口運動の4つの基本運動について診査します．図1-10-2に示したように正常な下顎運動の基本経路は，AOPに対して下方に凸の湾曲を示し，そのとき，関節円板と下顎頭の関係はつねに中心関係（関節円板はつねに下顎頭上にあって生理的位置関係を維持している）にあります．

それぞれの下顎運動路は表1-10-1に示した下顎運動機能評価表を用いることで，客観的に評価することができます．

評価項目は，①最大運動量，②往路と復路の運動路の一致，③矢状面における運動路の形，④対称性，⑤水平面の特徴，⑥後方安定性，⑦再現性，⑧作業側顆頭の運動方向の評価が基本となります．各項目の評価ポイントは以下のとおりです．

①最大運動量：矢状面にて始点と最大運動点の2点間の距離を計測し，下顎運動における制限やゆるみなどの有無を評価します．
②往路と復路の運動路の一致：下顎頭と関節円板の位置がつねに中心関係にある場合は，往路と復路は一致しますが，中心関係にずれが生じる（下関節腔において滑走運動が発生する）とその程度に応じて運動路の不一致が認められるようになります．
③矢状面における運動路の形：正常な場合は，AOPに対して下方に凸の湾曲となります．下顎頭の形態変化や円板との位置関係によって運動路の形は異なります．Concave（上方凹形の円弧），Straight（直線的），Convex（上方凸形の円弧），Changing（変曲点あり：clickの存在など）で評価します．
④対称性：前方後方運動と開閉口運動において，矢状面における左右運動量の差，AOPに対する角度差，あるいは，水平面における側方への偏位の有無で，対称か非対称かを判断します．
⑤水平面の特徴：左右対称性の前進後退・開閉口運動時に側方への偏位（シフト）が認められた場合には，デルタワイ（ΔY）シフト「あり」としてその方向とY軸との距離を記載します．また，左右側方運動時の平衡側顆頭の水平面における移動方向を記載します．正常では，ゆるやかな内方への移動となります．下顎頭と関節円板との関係で，外方への運動要素が加わることもあります．
⑥後方安定性と⑦再現性：調和のとれた下顎運動においては，始点と終点の位置や複数回での運動経路が一致しますが，非生理的な問題が発生している状態では不一致が認められるようになります．
⑧作業側顆頭の運動方向：側方運動時に作業側顆頭はわずかに外側へ移動しますが（側方の下顎運動・ベネット運動），非生理的な状態では外側への移動量が増加し前後・側方の要素も加わることになります．

Knowledge Edition 11

下顎運動と咬合面との関係
〜矢状顆路角（SCI）とベネット運動が咬合面に及ぼす影響〜

I　下顎運動と咬合器

下顎運動は関節窩内における下顎頭の動き，すなわち上関節腔の滑走運動と，下関節腔を使った回転運動の組み合わせによって行われます．この下顎頭の運動経路や歯列上の咬頭頂などの任意の点の動きを三次元空間上の動きとして顎機能診断装置で解析するため頭蓋と下顎の位置関係を評価し，咬合器にトランスファーする平面として，ここではAOP（アキシス・オルビタール・プレーン）を用いています（図1-11-1）．

フェイスボウ・トランスファーを行った咬合器には，下顎頭が移動した位置までの距離と方向から，矢状顆路角や側方顆路角を測定し，咬合器のフォッサボックスをその値に設定（SCIの設定，ベネットの角度設定やインサートの選定・図1-11-2）することで顎運動経路の「特徴」を咬合器上で再現することができます．

II　矢状顆路角（SCI）と咬頭傾斜角の関係

矢状顆路角は下顎運動を制御する主たる要素であり，すべての歯の咬合面形態に大きく関与しています．

咬頭嵌合位（ICP）は上下の歯が緊密に接触した状態，かつ下顎運動の始点であり，終点であって，I級咬合であれば下顎のアクティブ・セントリック（Active Centric）と上顎のパッシブ・セントリック（Passive Centric）が一致するように嵌合しています（図1-11-3）．

この関係は水平面上でみると簡単に理解できますが，三次元視点で評価しなければ，それぞれの対合する咬頭と窩の接触点は頬舌的関係（A-B-Cコンタクト）と近遠心的関係（クロージャー・ストッパー，イコライザー）によって安定しているのだということまでは理解できません（図1-11-4）．

しかもこの状態はあくまでも静止状態における関係であって，下顎が運動している局面においては，下顎運動を制御しているアンテリア・ガイダンスとポステリア・ガイダンスの良否によって，咬頭嵌合を維持している咬頭が干渉として作用する可能性があることから，SCIとベネット運動が咬合面に及ぼす影響を理解しておくことが重要になるのです（図1-11-5, 6）．

顎機能，とくに咀嚼機能は下顎のチューイングパターンと密接に関係していて，横ぶれの少ないチョッパー・タイプが咀嚼効率のうえでは理想とされています[2]が，ブラキシズムなどにより犬歯誘導路や臼歯部の咬頭傾斜角が失われると，このパターンが幅広で不規則となり（図1-11-7），咀嚼効率が悪化します．

さらに失われた咬合誘導路は本来の偏心運動の役割，すなわち咬合面窩に嵌合している機能咬頭を咬合面の主溝に沿って導くことで干渉を回避するという機能を喪失するため，顎関節は神経筋機構（NMS）による筋反射（干渉回避の動

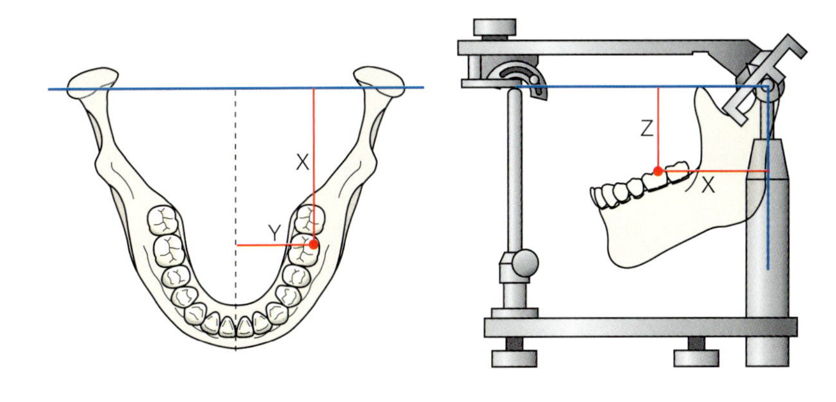

図 1-11-1 下顎機能咬頭の任意の一点の座標が分かれば咬合面状の軌跡を割り出すことができる(X 軸＝前後，Y 軸＝左右，Z 軸＝上下).

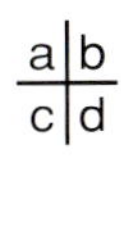

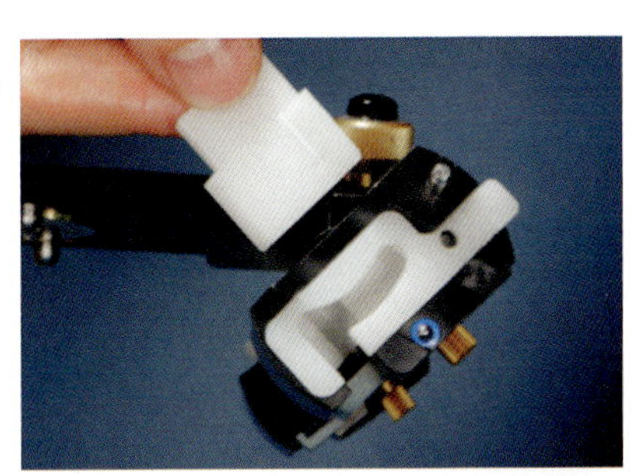

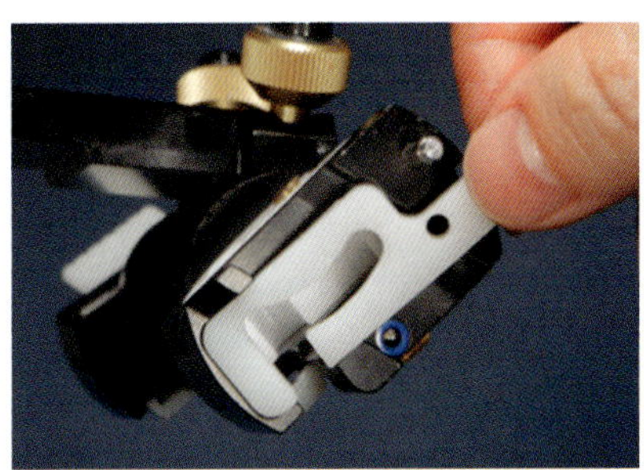

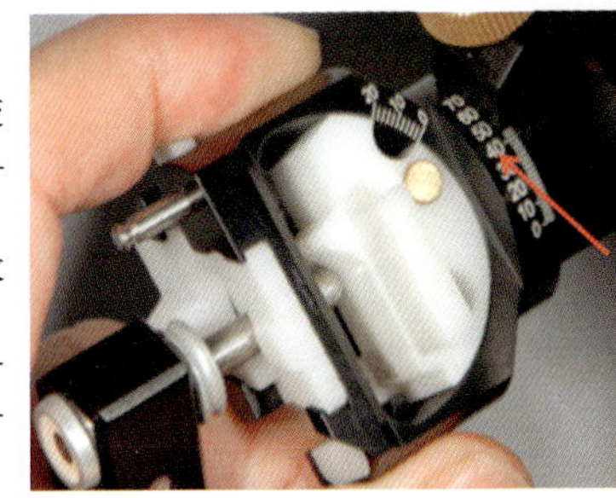

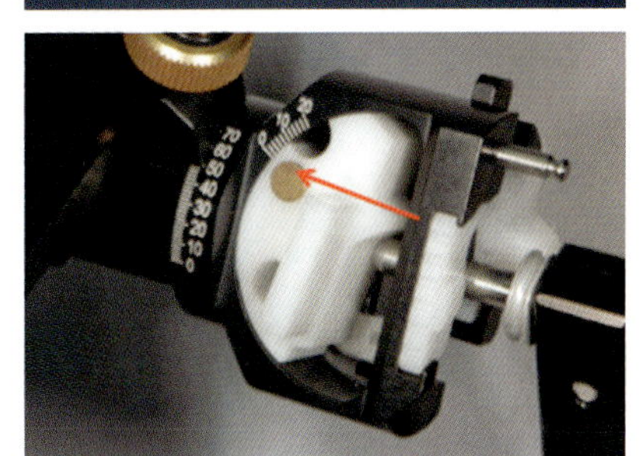

図 1-11-2a ～ d 顎運動経路の特徴を咬合器に再現する(図は GAMMA 社：Reference SL 咬合器). a：ベネットインサートの挿入. b：下顎運動経路の特徴を再現できるものにインサートを交換. c：SCI(矢状顆路角を設定値に合わせる. d：ベネット角を設定値に合わせる.

き)を常態化させ，それがポステリア・ガイダンスの経路に異常をきたすことにつながり，結果としてチューイングパターンに影響(顎機能異常)を与えるというサイクルに陥ることになります.

また臼歯部で食物を噛み切る場合には，咬頭が鋭利なほうが少ないエネルギーですむことから咀嚼効率が良いとされています. 言い換えれば，咬頭が摩滅した咬合面では食物を粉砕するために多量のエネルギーを必要とするため，咀嚼効率が良くないものと判断されます.

つまり効率の良い咀嚼のためにはある程度の歯軸傾斜と咬頭の高さが必要とされますが，たとえ咀嚼効率の良い咬頭形態であっても，チューイングサイクルの途中や偏心運動時に干渉があれば良い咬合とはいえず，「咬頭の異常な摩滅や咬合面のファセットの存在＝下顎運動経路上での干渉」を疑う必要があります.

咬頭の高さと関節窩を構成する関節突起の傾斜角(SCI)は，成長発達段階から密接にかかわっているので，顎頭蓋系が調和した成長をしていれば問題となることは少ないと考えられますが，歯冠補綴により新しい咬合面を付与する場合には SCI と側方顆路に合わせて(あらかじめ干渉の危険のある部位を回避して)製作することが求められます.

●アクティブ・セントリック・ラインとパッシブ・セントリック・ライン

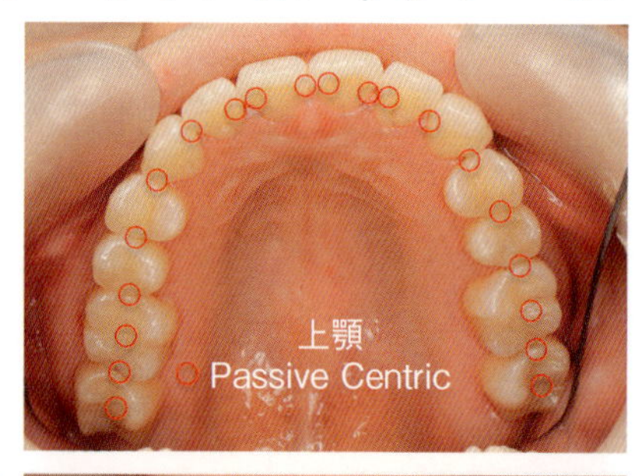

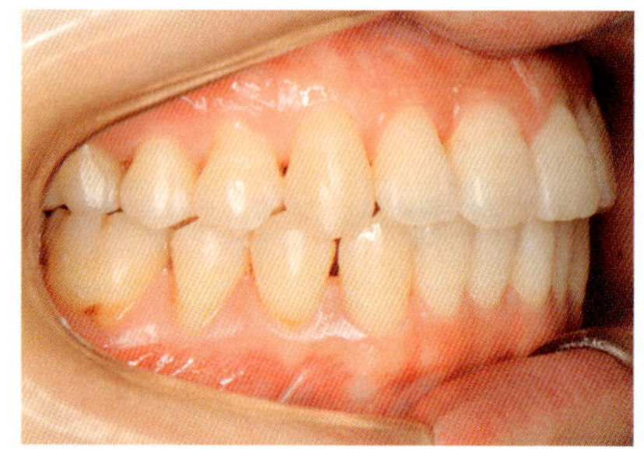

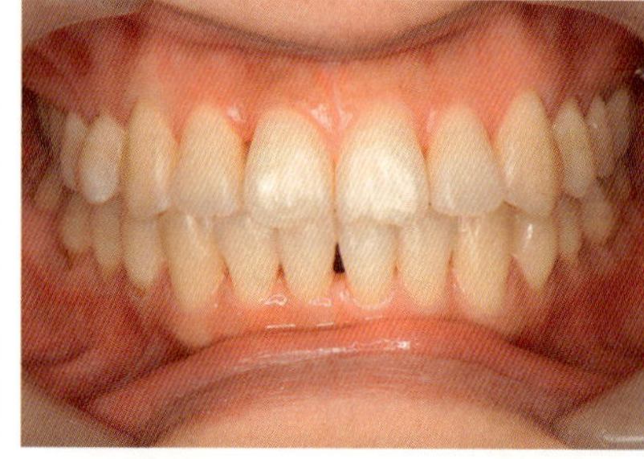

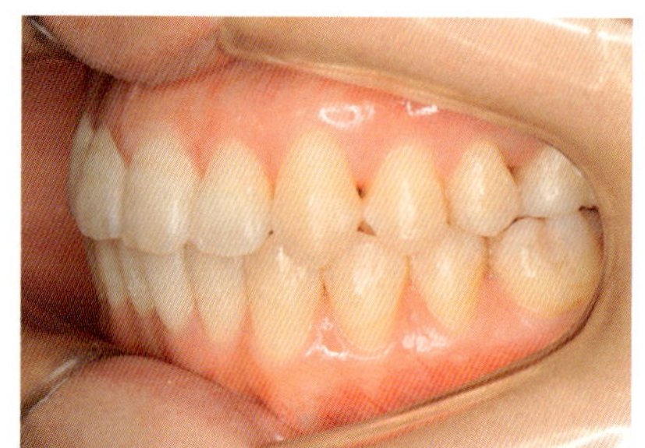

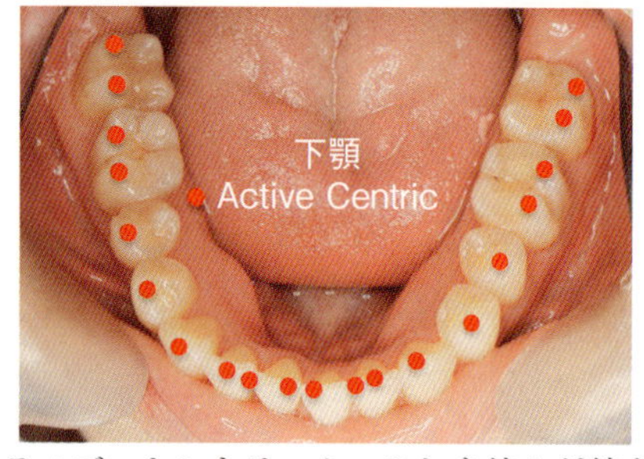

図1-11-3　下顎機能咬頭頂(赤丸)はアクティブ・セントリック，これを結んだ線をアクティブ・セントリック・ラインと呼び，下顎の機能咬頭が上顎歯に嵌合する接触点(窩と辺縁隆線)はパッシブ・セントリック．これを結んだ線をパッシブ・セントリック・ラインと呼ぶ．

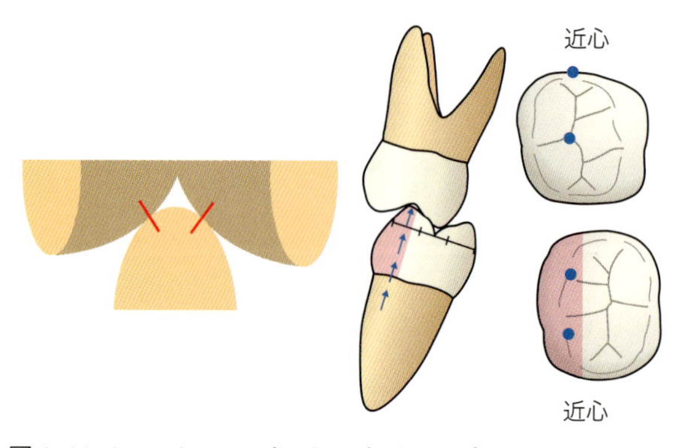

図1-11-4　アクティブ・セントリックとパッシブ・セントリックの窩と咬頭の接触関係．

III　矢状顆路角(SCI)と相対顆路角(RCI)の関係

RCIとは咬合平面に向かってSCIから直線を引いたラインと咬合平面のなす角度です(図1-11-8)．

このRCIは臼歯離開角(AOD：Angle of disocclusion)を設定するときの計算式「AOD＝RCI−CI(咬頭傾斜角)」に用いられ，RCIよりも咬頭傾斜角が大きいときには偏心運動に臼歯部で干渉を引き起こすことになるので，臼歯部の干渉を避けるためにはAODが8〜13°というのが1つの目安とされています．

IV　咬頭傾斜角(CI)と関節窩の関係は成長発達がキーワード

臼歯離開(ディスクルージョン)は前歯部舌面の傾斜(アンテリア・ガイダンス)に影響を受けます．また臼歯部咬頭傾斜角とアンテリア・ガイダンスと関節結節の成り立ちは成長発育期における歯の萌出と密接に関連しているので，こ

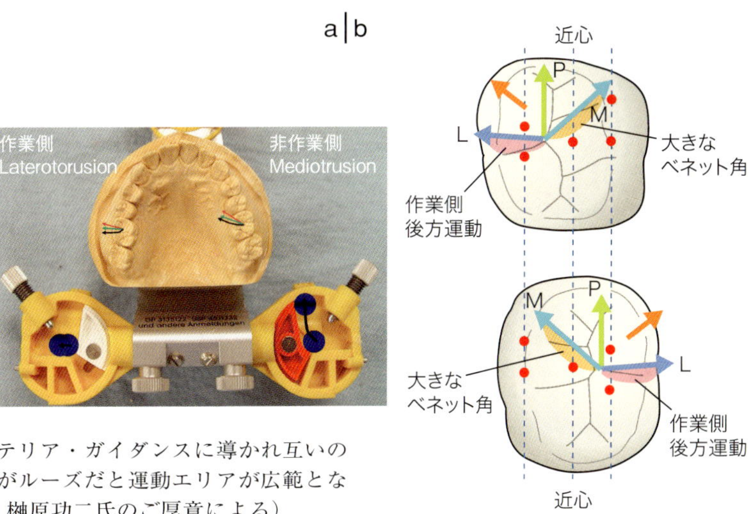

図 1-11-5a, b　顎関節に問題がなければ，アンテリア・ガイダンスに導かれ互いの機能咬頭は図の矢印部分を通過するが，顎関節がルーズだと運動エリアが広範となり干渉の危険が大きくなる(榊原デンタルラボ：榊原功二氏のご厚意による).

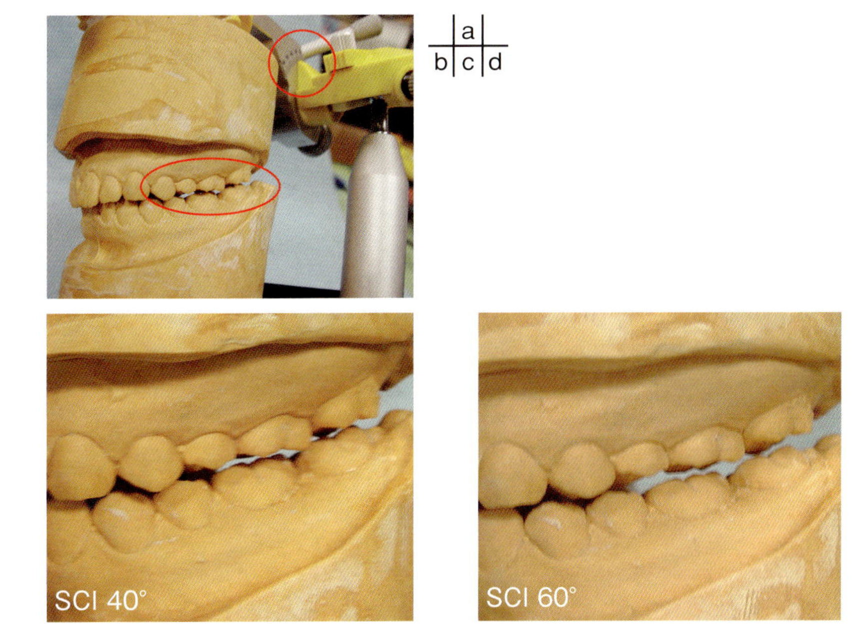

図 1-11-6a～d　SCI が大きくなるほど臼歯離開量は大きくなる．角度が平坦なほど臼歯部での干渉の危険が高くなる(榊原デンタルラボ：榊原功二氏のご厚意による).

こで少し解説しておきます.

関節窩の形態は頭蓋および下顎骨の成長発達とともに変化することが報告されています．出生直後の頭蓋骨格はⅡ級ですが，授乳期から乳歯列期，混合歯列期を経て永久歯列へと成長発達していく過程で頭蓋，下顎骨，顎関節は大きく形態的変貌を遂げます.

この期間に起きる大きな変化のステージは，水平的成長を中心とした乳歯列期と垂直的成長が活発になる永久歯の萌出期に大別することができます[3].

関節隆起の発達は大きな咬頭傾斜角を有し，乳歯列の後方に萌出する第一大臼歯の存在に大きく依存しています．それまで比較的平坦で小さい咬頭しかもたなかった口腔に巨大な咬頭を備えた臼歯が歯列に加わることですべての偏心運動はつぎに萌出してくる(より大きな咬頭傾斜角を備えた)小臼歯の登場まで第一大臼歯が担うことになり，永久歯列完成までの間に咬頭傾斜角と調和した関節窩が形成されます.

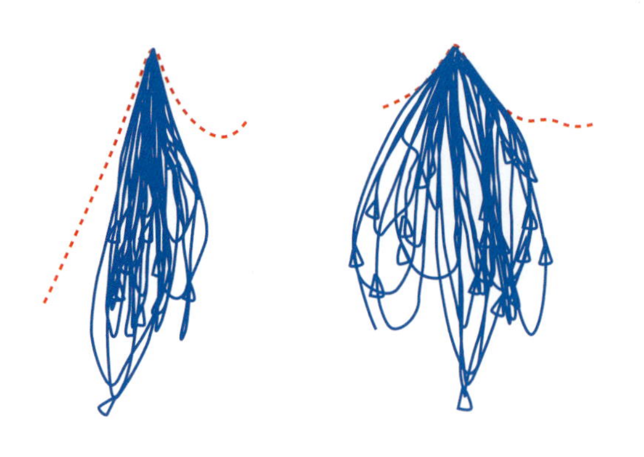

図 1-11-7　咀嚼時のチューニングパターン(Harry Lundeen and Charles Gibbs より引用改変).

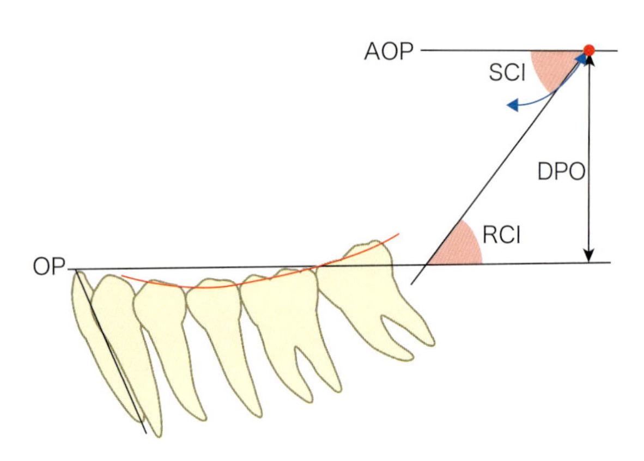

図 1-11-8　相対顆路角(RCI)がわかれば，臼歯離開量を算出することができる．RCI が小さいと干渉の危険が増す．

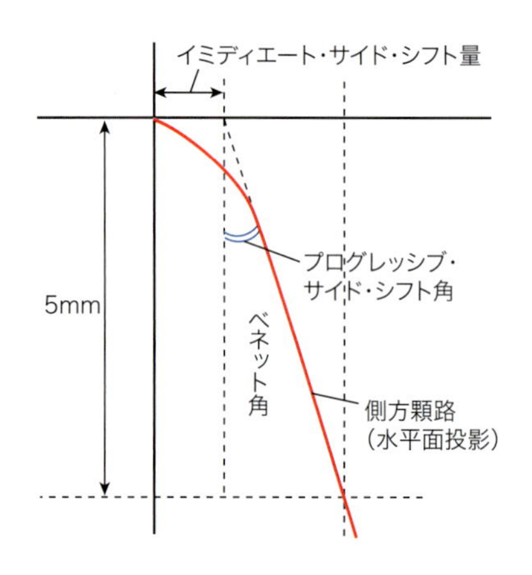

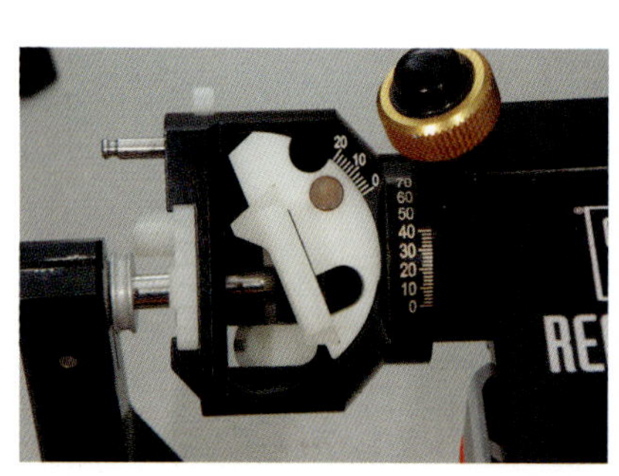

a|b

図 1-11-9a, b　ベネット角は咬合器の非作業側で調整

成長発達のステージを通し，上顎骨，下顎骨および関節の形態が構築されるまでには咬合力とともに生理的な顎運動が大きく関与しているのです．

V　ベネット角と咬合面の関係

ベネット角が大きいと干渉を起こす危険があるため，補綴物を製作する際には咬頭の位置や高さ，あるいは，平衡側の歯のガイダンスの角度を増加させるなど状況に応じた作業が求められます．

下顎が側方運動を行うときの左右の下顎頭の動きは，左右の下顎頭の回転軸を結ぶ軸線の運動ととらえることができ(作業側の動きと非作業側の動きは互いにリンクしている)ます．

たとえば右側で咀嚼運動する場合(右が作業側，左が非作業側)は，左側の下顎頭は前下内方に移動します．この動きを水平面状で観察すると，下顎頭の中点を通る軸線(Y 軸)と直角に交わる線(X 軸)に対し内方(正中側)に動いています．

この運動路と X 軸とのなす角度のことをベネット角(側方顆路傾斜度：GPT8 ではラテラル・コンダイラー・インクリネーションが正式名称)と呼びます(図 1-11-9)．

このとき右側(作業側)の下顎頭は，顎関節が正常であればその回転中心はほとんど静止した状態，すなわち右側下顎頭の中央で水平面と垂直に交わる軸(Z 軸)を中心とした回転運動を主体とし動きますが，下顎頭は楕円形で内極と外極の距離が大きいため Y 軸の延長線の動き(皮膚面の外側で描記される運動路)ではやや大きな

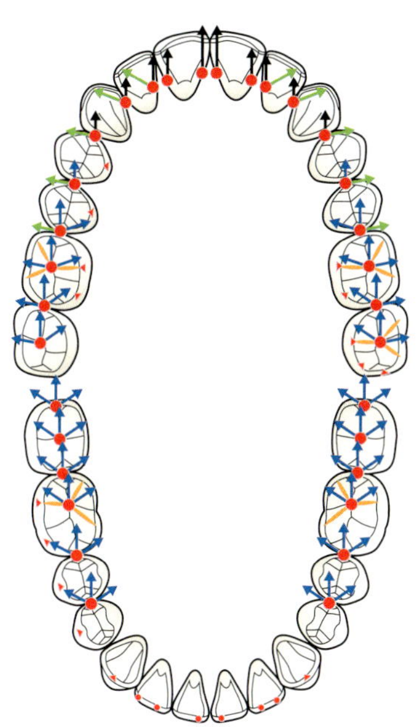

図 1-11-10　俗に「カラスの足跡」と呼ばれる三叉路が，下顎臼歯部から小臼歯部を通り，上顎第一小臼歯から第二大臼歯にまで鳥の足跡が続くようにみえる．

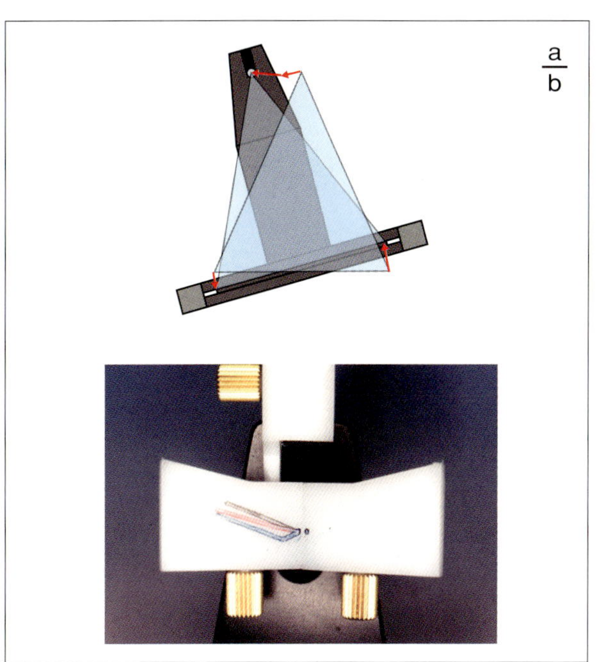

図 1-11-11a, b　下顎頭の後方への動きを含んだルーズニングを再現するのは難しい．作業側が後方へ偏位しながら平衡側が運動すると，インサイザルピンは今までにない動きをみせる(榊原デンタルラボ：榊原功二氏のご厚意による)．

動きとして表示されます．

また正常な顎関節をもつ下顎運動路が咬合面上で描く軌跡(上顎の機能咬頭が下顎の中央小窩に入り，下顎の遠心頬側咬頭が上顎の中央小窩に嵌合した位置からの偏心運動路の軌跡)は，下顎臼歯部から小臼歯部を通り，上顎第一小臼歯から第二大臼歯にまで鳥の足跡が続いているように描かれます(Ⅰ級咬合の場合は，1歯対2歯の咬合関係ですから，小臼歯での側方運動は隣接面間を抜けるので運動路のイメージだけになります・図 1-11-10)．

Ⅵ　ルーズニングがある顎関節の動き

ルーズニングとは，回転関節である下関節腔において滑走運動が起こる状態であり，顆頭の形態変化によって生じると考えられます．顎関節のルーズニングがある場合には作業側の下顎頭の動きが側方，あるいは外方，またはこれらが複雑に組み合わさった動きをするため，非作業側の下顎頭の動きはいったん内方に横ぶれする，いわゆるイミディエート・サイドシフトと呼ばれる動き，あるいはデルタワイ(ΔY)が出現します．

こうなると，下顎は一度横方向にスライドしてから前下内方に動きますので，咬合面に描かれる軌跡も最初に横方向への動きから始まり，咬頭の内斜面同士での干渉が発生するので，そこからの運動路も側方偏位する分だけ機能咬頭が抜けられるようにパスウェイを広めに設定(天然歯では臼歯離開できなければ干渉が起こります)しておかなくてはなりません(図 1-11-11)．

正常な顎関節(ベネット運動)が描く顎軌跡と，ルーズニングがある顎関節の動きの軌跡を比較するとルーズニングがある場合にはA-B-Cコンタクトやイコライザー，クロージャー・ストッパーなどを設定することが困難であることが理解できるはずです．

Knowledge Edition 12

スプリントの目的と種類
～症状別にスプリントを使い分ける～

I　不正咬合の分類

咬合に異常がある場合，なんらかの筋症状を惹起しますが，その原因として骨格的な要因，ディスクレパンシーに起因する叢生やオープン・バイト，成長発達時の障害，これらが単独，あるいは複合して生じるものと考えられています．

佐藤[11]は顎機能障害を誘発する危険のある「不正咬合」を①早期接触（咀嚼や発音など習慣性閉口路での咬頭の干渉であり，筋の回避運動を惹起する），②咬頭干渉（生理的な下顎位での回転運動中の干渉でありディストラクション，すなわち下顎頭を関節窩から引き下ろすような挙動の原因となる），③咬合干渉（偏心運動運動時の咬頭干渉であり，ブラキシズムによって硬組織の破壊を引き起こすだけでなく，早期接触同様筋の回避運動を惹起する），④咬合支持の喪失（咬合高径の不足により顎関節に対するコンプレッションを引き起こすが，片側だけが咬合支持を喪失した場合には下顎頭を低い側に誘導することになり，結果としてディスクの偏位を引き起こす）に分類しています（図1-12-1）．

こうした干渉や咬合支持が喪失した状態が長期化すると筋症状による機能障害症状を呈するため，臨床的には筋の緊張緩和を図る目的でリラクゼーションタイプのスプリントが多く用いられます．

II　咬合高径挙上のリスク

どんなタイプのスプリントでも，装着すれば咬合高径は挙上されます．そして，その状態を長期間続けるとオープン・バイトを引き起こす危険が発生しますから，最大6～8週間を限度に終了するべきでしょう．

しかし，咬合高径支持の不足が原因で機能障害を引き起こしているような場合には，恒久的な方法で治療を行うことがより求められます．

スプリントはただやみくもに使うものでなく術者は問題の本質を見極めたうえで用いることはもちろん，患者にも装置を使う理由と使用方法を十分に理解してもらう必要があります．以下に各スプリントの目的を述べておきます．

III　症状別のスプリントの種類と使い分け

1．リラクゼーション・スプリント（Relaxation Splint）

多くの場合，筋肉の緊張緩和を主目的として用いられるスプリントです（図1-12-2）．スプリントの咬合面部はフラットで，顎位の自由度が高く装置の脱着も容易なので，症状に応じて使用時間帯を指示することや，夜間のブラキシズムに対して処方することも可能です．

●咬合不正の原因

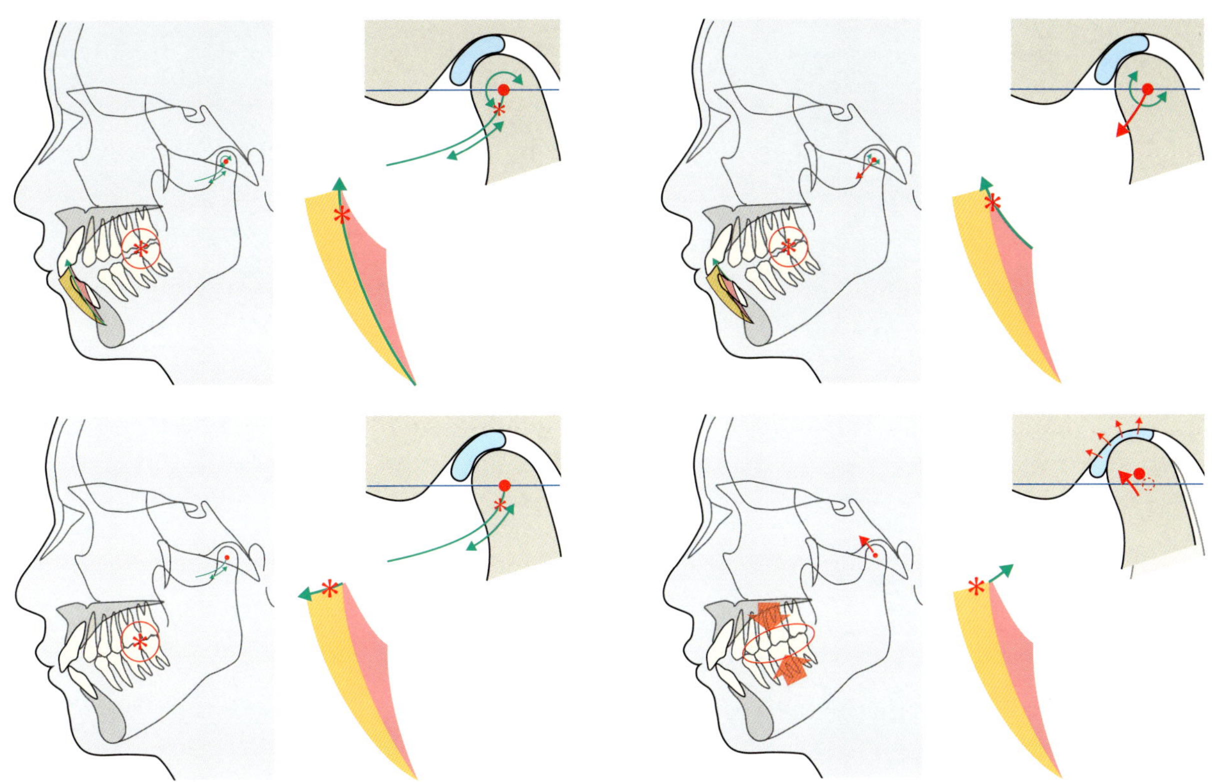

図 1-12-1a〜d a：咬合不正の要因としての早期接触．咀嚼や発音などの慣習性の下顎運動は下顎頭の回転と滑走が複雑に絡んでいる．このような咬合接触を早期接触という．このような接触域があると神経筋機構を介して回転運動が誘発される．b：咬合不正の要因としての咬頭干渉．生理的な下顎位において，下顎が回転して閉口する運動経路上の咬頭接触を咬頭干渉という．このような咬頭の接触は下顎頭の回転運動（蝶番運動）に干渉し，咬頭嵌合することによって下顎頭は関節窩から引き出されるように偏位する．c：咬合不正の要因としての咬合干渉．咬合干渉は下顎の偏位運動における咬合接触位で，とくにブラキシズムなどの強力なグラインディングにおける非作業側の後方臼歯の接触が問題となる．このような接触は下顎頭の滑走運動に対する干渉であり，顎関節に負担をかけるとともに咬頭接触する当該歯に側方圧が加わり，歯周組織の破壊なども誘発される．d：咬合不正の要因としての咬合支持の喪失．クレンチングなどの強力な負荷が加わった場合，咬合支持が喪失していると，当然，顎関節に圧迫が加わり，関節円板の変形や下顎頭の変形，吸収が発現する（参考文献 11 より引用改変）．

a	b
c	d

2. スタビライゼーション・スプリント（Stabilization Splint）

スタビライゼーション・スプリントも前項1のリラクゼーション・スプリントのタイプに属し，暫間的に咬合平面やオクルーザル・ガイダンスを変更した新しい咬合面形態を与えることで症状を改善する，あるいは顎機能に調和した咬合が再構築されているかを確認することができます（図 1-12-3）．

3. オクルーザル・スプリント（Occlusal Splint）

このタイプのスプリントは上顎もしくは下顎の咬合面をプラスティックか金属で覆い，顎機能障害患者の治療において下顎位の修正や安定，咬合高径あるいは咬合誘導路の変更などを行う目的で使用される装置です．

通常の歯冠補綴物と同じように直接咬合面に仮着し，一定期間（数週間）口腔内に装着したままの状態で用います．プロビジョナル・レスト

●リラクゼーション・スプリント

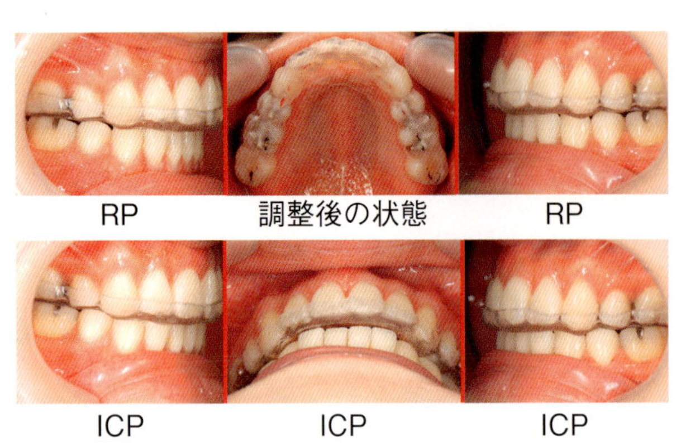

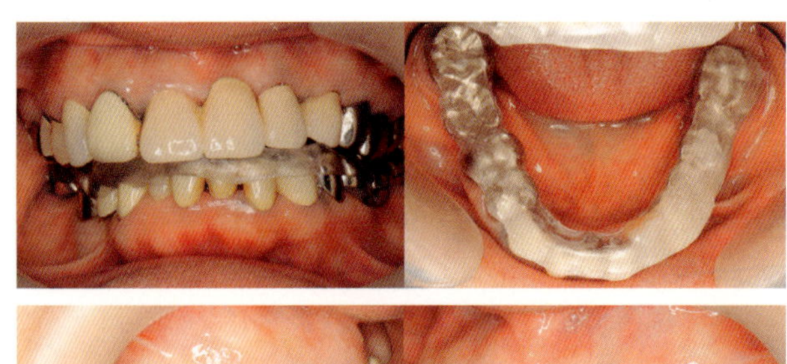

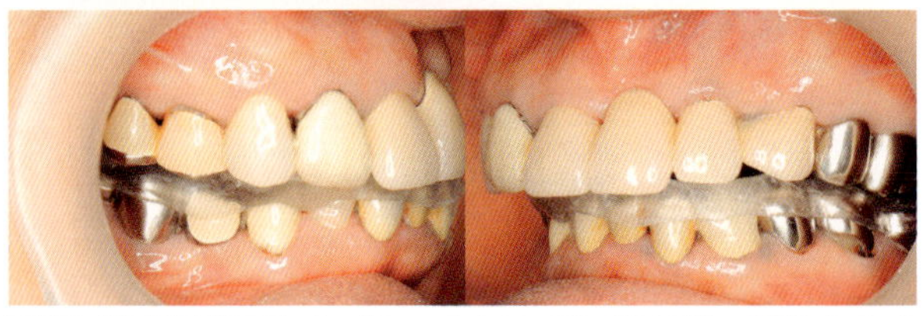

図 1-12-2a, b　筋の緊張緩和を目的としたスプリント製作．歯列模型に吸引圧接下したプレートにレジン添加後，硬化するまでの間に RP-ICP 間で 2，3 回滑走運動を行わせ，運動路を印記したのちに圧痕を残し，咬合面をフラットに仕上げる．a：上顎に装着されたスプリント．b：下顎に用いたスプリント．

a|b

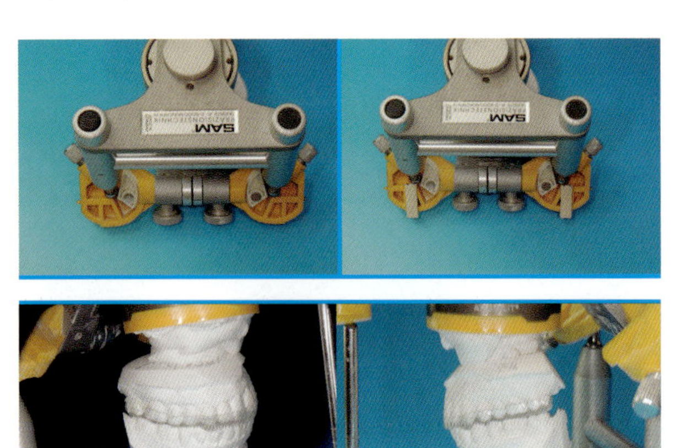

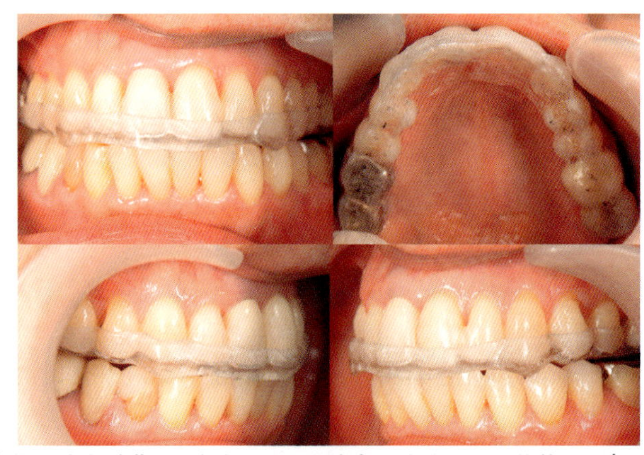

図 1-12-3a，b　a：矯正治療後の咬合不調和を分析し，下顎安定位に咬合誘導路を付与．b：口腔内に装着された状態．

a|b

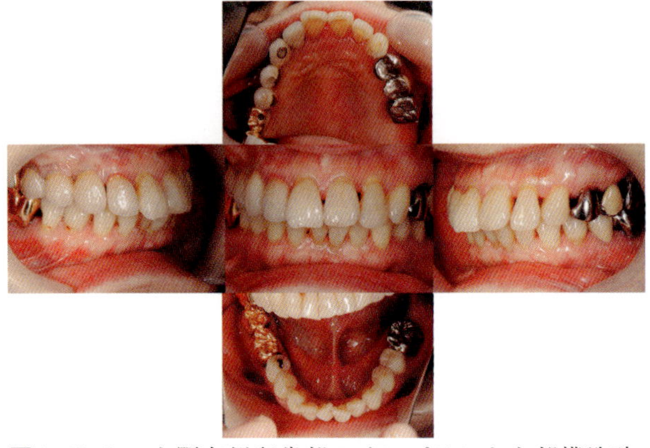

図 1-12-4a　上顎右側臼歯部のインプラント上部構造破折．

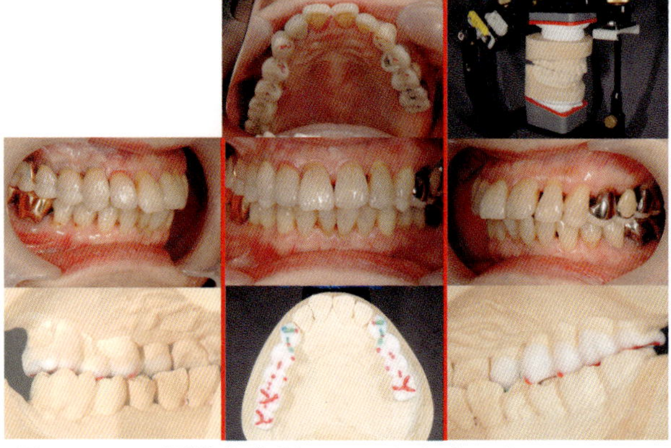

図 1-12-4b　顎機能診断データから求めた TRP でオクルーザル・スプリントを製作．

レーションの目的と重なる部分もありますが，問題の解決とならないときにはスプリントを除去することで，いつでももとの状態に戻すことができる利点があります．

●リポジショニング・スプリント

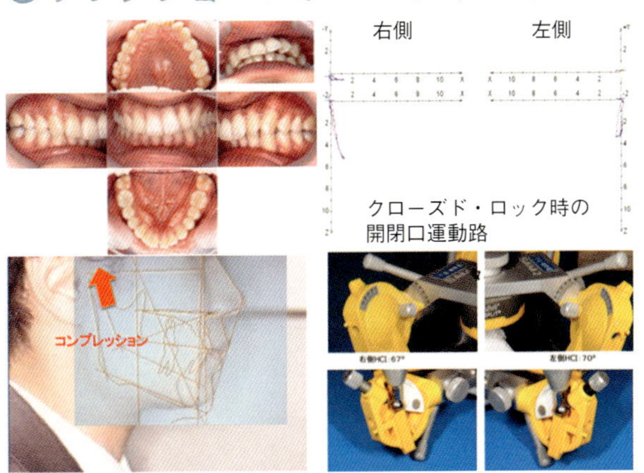

図 1-12-5a　開口障害(クローズド・ロック)への対応.

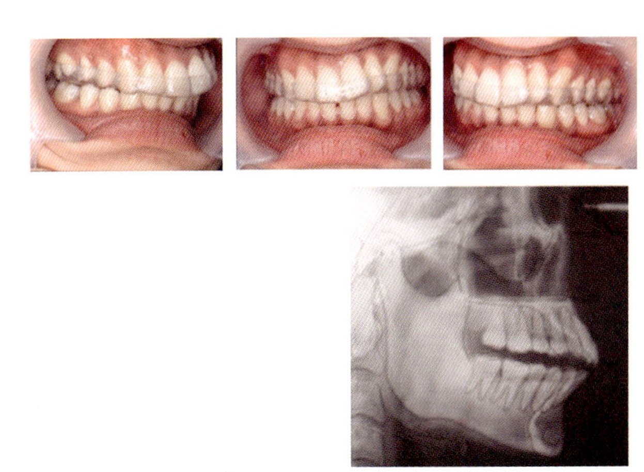

図 1-12-5b　マニピュレーションを行い下顎がロックする直前の位置でスプリントを製作.

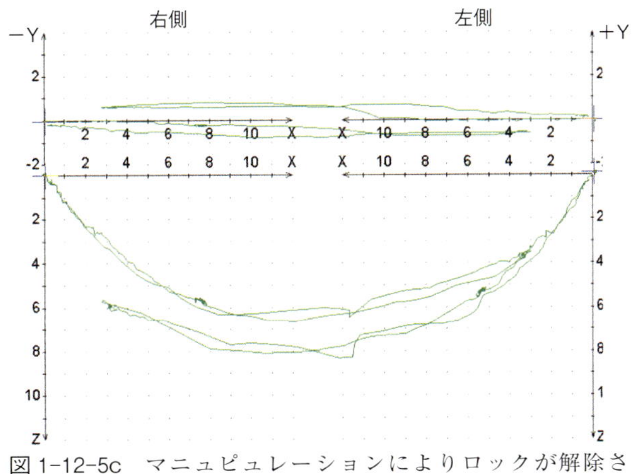

図 1-12-5c　マニュピュレーションによりロックが解除された下顎の開閉運動路.

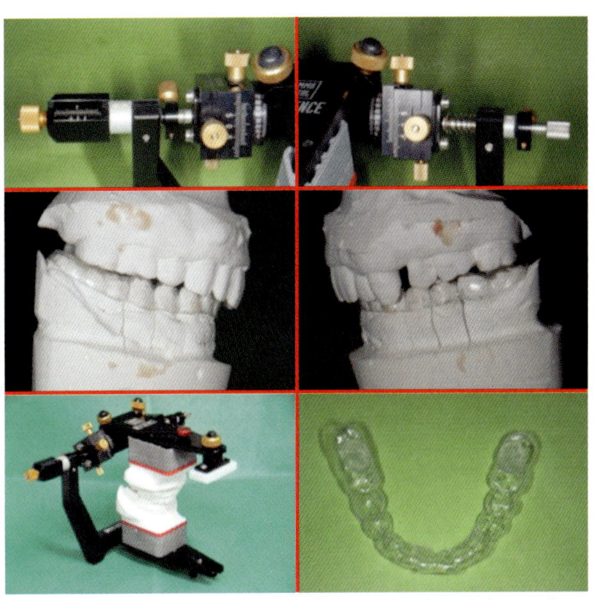

図 1-12-6　コンダイラー・ポジショニング・バリエーター(CPV)咬合器を用いたディコンプレッション・スプリント.

製作は顎機能診断で治療目標下顎位(TRP)を決定したのち，通常の補綴物のワクシングと同様にオクルーザル・コンタクトを求め，レジンを流し込んで製作します．またプロビジョナル・レストレーションを数か月間使用するのと同じ感覚で用いることができます(図 1-12-4)．

4. リポジショニング・スプリント(Repositioning Splint)

クローズド・ロックの症例でマニピュレーションによって復位が可能な場合では，下顎がロックする直前の位置に治療目標下顎位(TRP)を設定し，咬合器上で正確に下顎位を再現することで製作することができます(図 1-12-5)．

5. ディコンプレッション・スプリント(Decompression Splint)

関節円板が下顎から逸脱した状態で，関節窩がオーバー・ロードの危険にさらされているような場合，下顎頭を下方に引き下げ，下顎頭や関節窩に対するコンプレッションを回避する手段のために用いられるスプリントです．

●バーティカライゼーション・スプリント

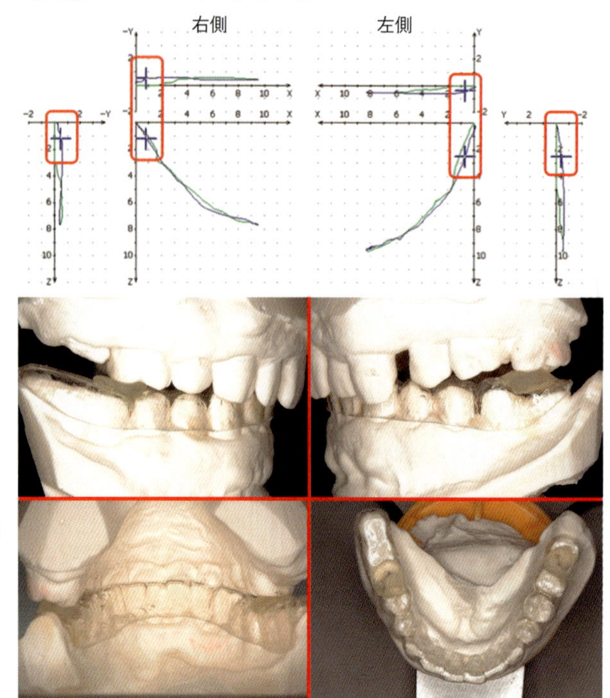

図 1-12-7　バーティカライゼーション・スプリントにより左右の咬合高径の調和を図る.

製作は基準位(RP)でマウントされた咬合器上で行い，咬合器のフォッサボックス下面に必要な厚さのプラスティックや，金属板のスペーサーを貼り付けて製作します.

図 1-12-6 は下顎位を変えるための CPV（コンダイラー・ポジショニング・バリエーター）と呼ばれる咬合器です．三次元的に自由にコンダイルの位置を変更することができます.

6.　バーティカライゼーション・スプリント（Verticalization Splint）

臼歯部欠損などによって咬合高径が低下した症例で咬合高径を挙上することで症状の改善を図る目的やⅢ級 Low angle の症例のように骨格が咬合に及ぼす影響を回避する目的で使用されるスプリントです（図 1-12-7）.

第2部

咬合診断編

(Occlusal Diagnosis Edition)

診断は咬合治療の要です．第1部「咬合知識編」では咬合の概念や用語といった基礎知識の解説を中心に構成されていましたが，本編では治療目標を定め，治療を確実に実践していくための工程表ともいえる「治療計画立案に必要な診査項目」と，その内容について解説しています．診査項目には一般開業医には馴染みの少ないセファロ分析の一部が含まれていますが，これは咬合異常の多くに顔面骨格の不調和が関与しており，骨格様式と咬合様式の診査，咬合高径の評価に欠かせない下顔面高の診査，さらにセファロ上の診断基準平面のひとつであるAOPと咬合器の上弓を一致させることで，骨格的問題が咬合に及ぼす影響を三次元で評価できることから診査項目に含めました．

咬合治療で一般的な診査は咬合診査ですが，残念ながらつねにフェイスボウ・トランスファーが行われた咬合器上でなされているとは言い難いのが現実でしょう．咬合異常の原因を診査するのに咬頭嵌合位で装着された模型を調べても，せいぜい咬合崩壊の状況把握ができる程度であり，根本的な原因を把握することはできません．咬合異常は叢生だけでなく咬合支持の喪失や，臼歯の干渉回避の役目を担う咬合誘導路(アンテリア・ガイダンス)の欠如，急峻すぎる咬合平面，成長発達期に正常な咬合が獲得できなかった場合など多くの原因が存在します．これらの問題を調べるためには下顎模型をRPバイトで咬合器に装着する必要があります．顎関節はそもそも大きな加重に耐えられる構造にはなってはいないので，顎機能障害を誘発するブラキシズムやオーバー・ロードの問題は干渉とともに無視できない診査項目ですが，睡眠時のブラキシズムは歯列模型や口腔内診査をもってしてもその動態はつかめないのでブラックスチェッカーを用いた診断法が有効となります．

顎機能診断装置には接触型や非接触型のものが数社から発売されていますが，描記される下顎頭の運動経路の評価法に大差はないので，本編では主にGAMMA社のコンダイログラフを用いて下顎頭が生理的な位置にある動きと，非生理的な位置にある場合の運動経路の違いを比較，評価したうえでレシプロカル・クリック症例における治療目標下顎位の求め方を示しました．また下顎位を補綴的に再構築する場合には，咬合誘導路と咬合接触の与え方が重要となるので，Edition 6「咬合紙からの情報とその解釈」のなかでとくに咬合紙を用いた咬合診断の詳細を解説しています．

Occlusal Diagnosis Edition 1

咬合器にマウントされた模型だからこそ得られる情報

I　情報量の違い

咬合器にマウントされていない模型，いわゆる(模)から得られる情報と，フェイスボウ・トランスファーを行って咬合器に装着された模型からの情報とでは，その内容（情報の量と質）には大きな差があります．

咬合器にマウントされていない石膏模型は手にもって観察しても，机において眺めても，せいぜい歯列の状態（アーチの形態），歯の欠損状況，上下の歯の嵌合関係，骨隆起の有無，咬耗の状態が判断できる程度です．しかもこれらの情報は必要最低限のものであって，歯列と頭蓋の三次元的関係や，咬合平面，咬頭傾斜角，咬合誘導路角といった咬合再構成に欠かせない重要な情報は，フェイスボウ・トランスファーを行い，咬合器に装着された模型を用いないと得ることができません．

フェイスボウは左右の後方基準点（多くの場合，平均的顆頭点：耳珠の上縁から外眼角に向かって前方 13 mm，下方 5 mm の点）と前方基準点（AOP を基準平面とする場合は眼窩下点）を用いると，咬合器の上弓が AOP と一致することになり，すべての計測値を AOP に対する角度と距離で評価できるようになります（図 2-1-1）．

前方基準点は咬合器の開発者のコンセプトによって異なりますが（ホビー咬合器やディナー咬合器は上顎中切歯切縁より上方 43 mm，スチュアート咬合器は同様に 58 mm の位置に前方基準点

●診断の基準平面を統一する

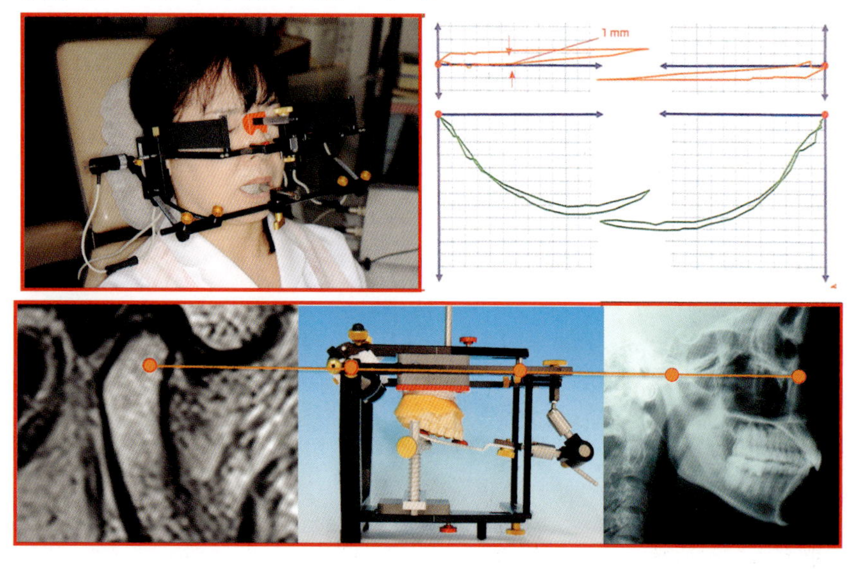

図 2-1-1　咬合器の上弓とセファロ上の AOP．顎機能診断の基準平面を一致させることで複合的な診断が可能になる．

a|b

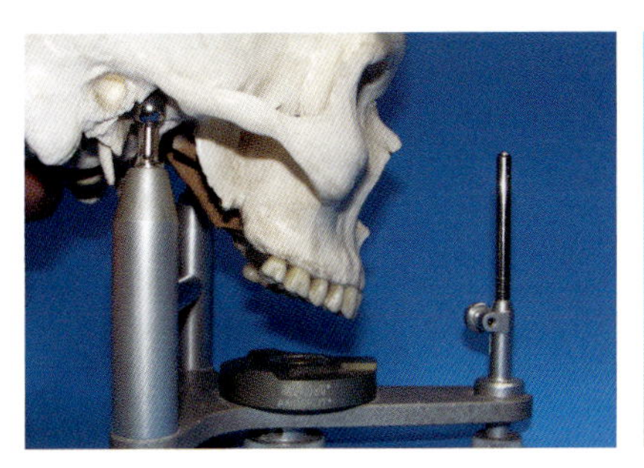

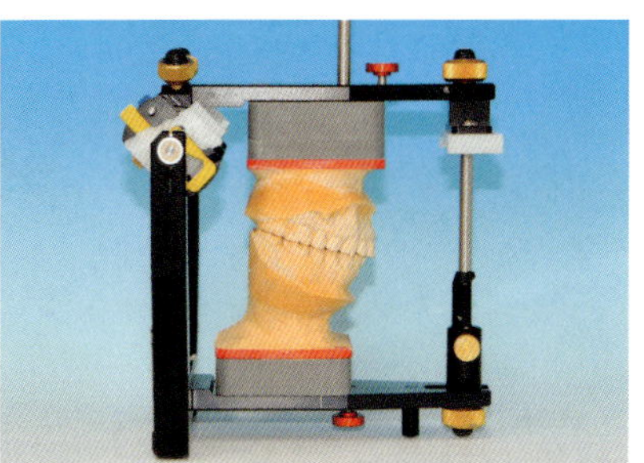

図2-1-2a, b　a：ヒトの頭蓋と下顎の関係．b：同じ構造を模したアルコン型の咬合器．

a|b

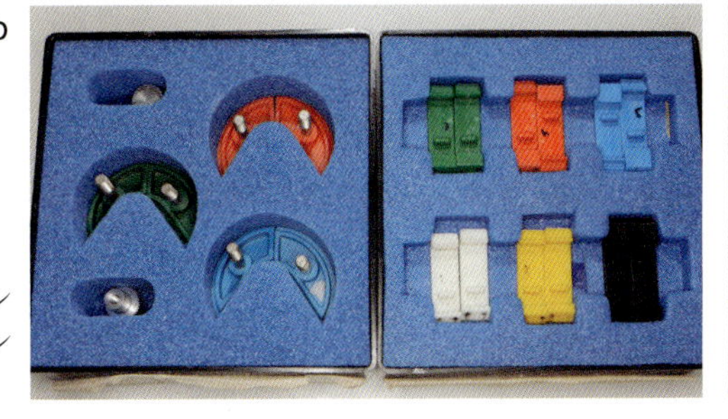

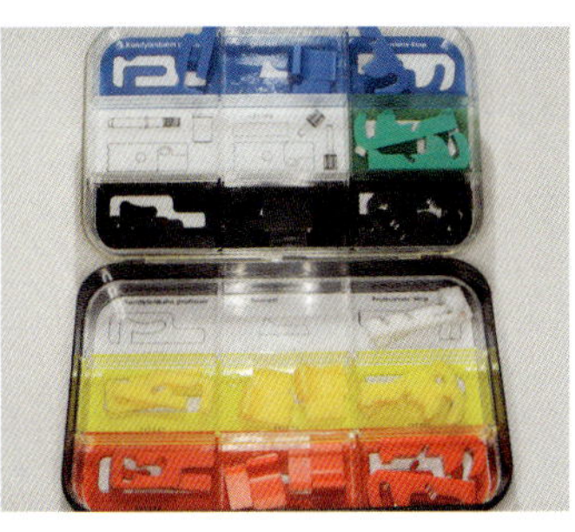

図2-1-3a, b　a：SAM咬合器のインサート．b：Reference SL咬合器のインサート．

を設定している)，咬合診断に重点をおく場合には「セファログラムと同一平面で評価できる」という意味において眼窩下点を用いた咬合器が推奨されます(図2-1-1参照)．

II　咬合器を選択する基準

咬合治療を行っていくうえで，診断，補綴物製作，治療後の評価にいたるまで，フェイスボウと咬合器は必須のツールです．咬合器は簡便性，操作性，精度，機能などを治療目的によって選択することができますが，使用する咬合器の特徴やコンセプトをあらかじめ把握しておく必要があります．

たとえば，単冠や少数歯のブリッジであれば顎位の変更は考えられないので平均値咬合器でも良いでしょうが，治療範囲が歯列全体に及ぶ補綴処置や咬合再構成のために顎位を変更する必要がある場合には半調節性咬合器以上のものが必要になります．

咬合器の種類にはアルコン型とコンダイラー型に大別することができます．

総義歯や多数歯欠損の義歯を製作する場合には，作業時に上下弓が浮き上がることのないコンダイラー型を選択することが多いようですが，院内ラボをもたず，診断から補綴物までオールマイティーに用いたいというのであればフェイスボウとセットになったアルコン型の半調節性咬合器がお勧めです(下顎限界運動による咬合器の分類は第1部Edition 7を参照)．

1．アルコン型

アルコン型の咬合器はヒトの顎関節の構造を模してつくられているため下顎運動を理解しやすいだけでなく(図2-1-2)，補綴物に個別に咬合誘導路を設定する際の調節の容易さ，上下弓を簡単に分離できる操作性の良さ，矢状顆路やベネットガイドの形状が変更可能といった多機能性を有する点でコンダイラー型に勝っています(図2-1-3)．

初期のタイプでは上弓と下弓が外れやすいという短所があったのですが，現在の咬合器にはワンタッチで上下弓を強固に連結できるクラッチが装備され，この問題は解消されています．

2．コンダイラー型

コンダイラー型の咬合器は顎関節の解剖学的

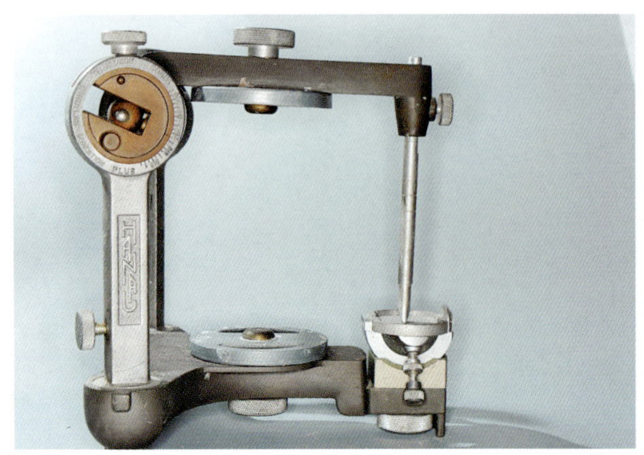

図 2-1-4　コンダイラー型の咬合器は下弓のリングに設けられたスロットを逸脱することはない(運動域が限定される).

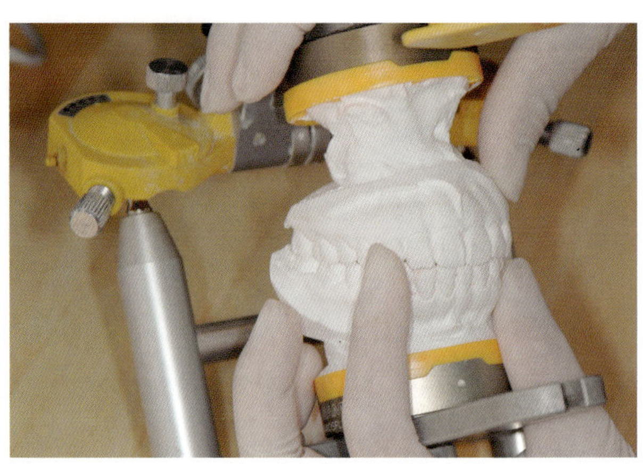

図 2-1-5　アルコン型．咬合器の顆頭が上弓のハウジングから浮き上がらないように，かつ模型を破損しないよう慎重な操作が求められる．

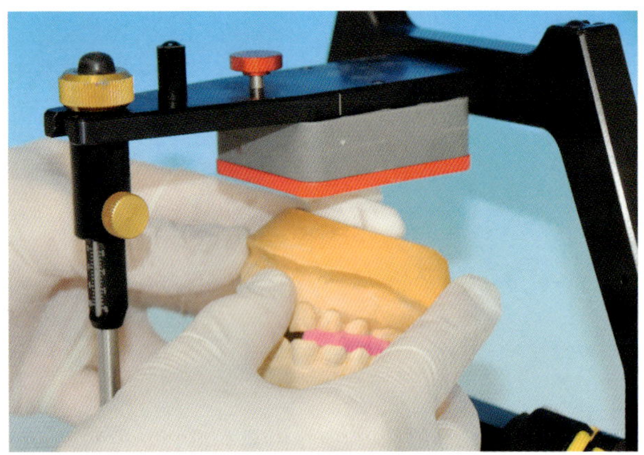

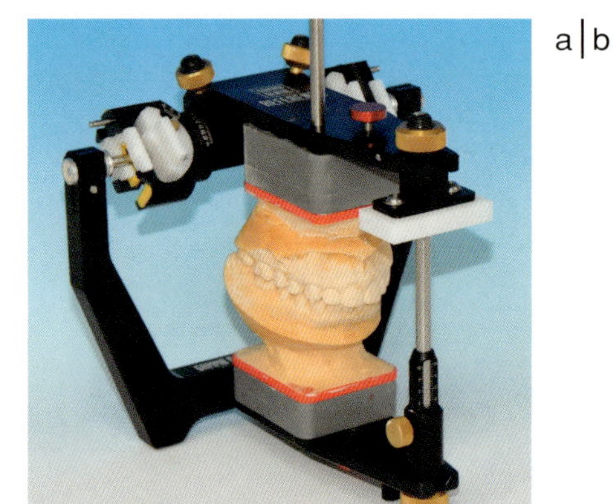

a|b

図 2-1-6a, b　a：模型が浮き上がらないようにバイトのトリミングを行い，しっかり固定した状態を保ち，最小限の石膏で下顎模型を装着する．b：石膏が硬化したのち，周囲の補強を兼ねて化粧直しをしておくと安心である．

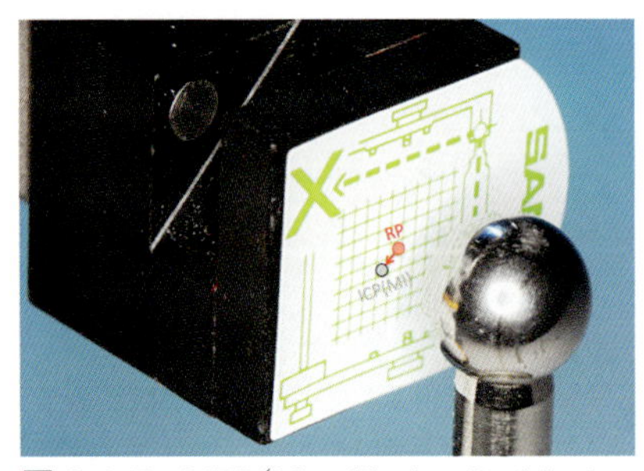

図 2-1-7　MPI(Mandibular Positioning Indictor)を使ったRPとICPのズレの計測．RPとICPまでの距離(ズレ)が大きいときは要注意である．

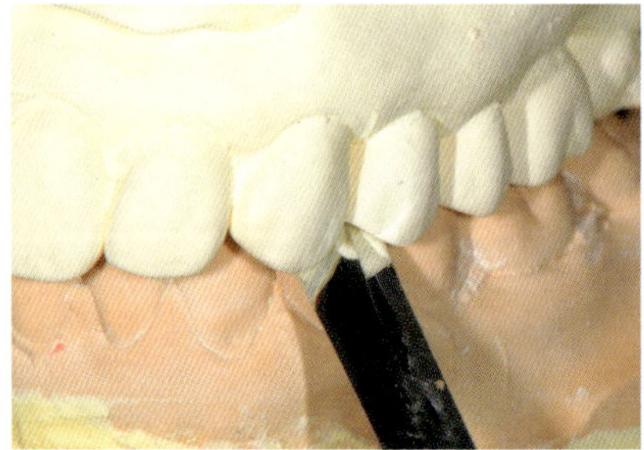

図 2-1-8a, b　模型上と口腔内で同じ部位が咬合しているか，レジストレーション・ストリップスを用いて確認する．

a|b

位置関係が上下逆の構造，すなわち上弓にコンダイル(下顎頭に相当する部分)，下弓にリング状の可変顆路(関節窩に相当する機構)が付いているのが特徴です(図 2-1-4)．

このリングのなかに上弓のコンダイルが収まり，リング内はコンダイルが外れないように凹状の溝があり，コンダイルは溝のなかを前後運動する構造となっています．こうした構造は側方への偏位(イミディエート・サイドシフト)や微妙な湾曲を再現できない短所はありますが，上弓と下弓が外れることがないので，作業中の浮き上がりを嫌う総義歯製作には適しています．

表 2-1-1　模型分析から得られる情報

①歯の個性(形態的特徴)
②補綴物や修復物の有無とその状況
③歯列の状態(アーチフォーム，左右の対称性など)
④上下歯列のカップリング状態
⑤正中のずれの有無(ずれがある場合は方向と距離)
⑥ディスクレパンシーの有無と程度(mm 単位)
⑦欠損部位や歯数，叢生があれば，程度と部位
⑧楔状欠損や骨隆起の有無と部位
⑨ファセットや咬耗の状況
⑩咬頭嵌合位における歯の接触状況
⑪オーバージェットとオーバーバイトの量

III　診断や補綴物の精度は咬合器の扱い方で決まる

どんなに精度の高い咬合器であっても正しく扱えなければ模型を飾る道具にすぎません．咬合器に模型を正確に装着できること，咬合器を正しく扱えることが咬合診断では求められます(図 2-1-5)．

「模型を正確に咬合器にマウントする」とは，患者の頭蓋に対する上顎歯列の位置を咬合器に正しく再現し，かつ下顎歯列模型を RP バイトを介して正確に位置づけるということです．フェイスボウ・トランスファーを行っても，適当に上下の模型を嵌合させた状態では精密な咬合診断はできません．

下顎模型を正しく位置づけるためには，模型の浮き上がりを防ぐために行うマテリアルのトリミングや上下の模型を固定するテクニック，模型を咬合器に固着する(マウンティングプレートに膨張係数の少ない石膏を最小限の量に抑えるなど)際のノウハウをマスターしておく必要があります(図 2-1-6)．

また，「咬合器のハンドリング」も大切です．

ハンドリングのポイントは，下顎の偏心運動を咬合器で再現する際に，咬合器のコンダイルがつねに相対するフォッサボックスと接触させ

表 2-1-2　咬合器に装着された模型からわかること

①咬合平面の問題の有無(基準平面に対する角度や左右差)
② RP における干渉部位
③ RP から咬頭嵌合位の下顎の偏位の方向と距離
④咬合様式，咬合誘導路と誘導路角
⑤頭蓋に対する歯列弓の三次元的位置関係

た状態で動かす技術であり，模型を損傷させない繊細さです．これができないと，咬合誘導路の確認や，偏心運動時の干渉の部位を察知することはできません．これらをマスターして得られる咬合分析結果がなければ，治療目標や治療計画を策定することはできないのです．

臨床では咬頭嵌合位と RP が一致していることはまれであり，この 2 点間の距離が大きいほど咬合治療の難易度が高くなる(図 2-1-7)のですが，咬合器の操作(コンダイルがフォッサボックスのバックウォールとトップウォールに接触した状態で咬合器を静かに閉じることで，上下歯列が接触する際のファーストコンタクト部位と下顎の偏位する方向と距離を知ることができる)が上手くできなければ正しい診断はできません．

また偏心運動の再現，とくに左右方向へ動かしたときの咬合誘導路や偏心運動中の干渉を調べる場合には，咬合器の作業側のコンダイルはフォッサボックスのバックウォールとトップウォール，さらに内壁のベネット板に接触した状態を維持した状態でのハンドリングが重要になります．

石膏模型を損傷させることなく，咬合器を正確に操る技術と 12μ厚のオクルーザル・レジストレーション・ストリップスやカーボンホイル(紙)を用いて咬合接触を確認することによって，精度の高い咬合分析が可能となるのです(図 2-1-8)．

患者の主訴に対し，咬合がどのような形で関与しているかを把握するために必要な情報を表 2-1-1, 2 に挙げておきます．

Occlusal Diagnosis Edition 2

セファロ分析が咬合診断に果たす役割

I　セファロから得られる情報

頭部X線規格写真（セファログラム）といえば矯正歯科特有の診査診断ツールと思われがちですが，セファロから得られる情報は咬合診断においても非常に有益なものです．

1．骨格様式と咬合の関係を調べることができる

セファロから得られる重要な情報のひとつは「患者の顔面骨格を評価できる」ことです．側貌セファロでは顔面骨格形態をI，II，III級の3パターンに分類することができるほか，正面セファロからは左右の対称性を評価することができます．

顔面骨格と咬合は成長発達段階から互いに密接に関係しているため，それぞれの骨格パターンに適応した咬合の特徴が現れます．すなわち，顔にさまざまな個性があるように，咬合においても個性が存在するということであり，正常咬合といっても画一的なものが存在しているわけではありません（図2-2-1）．

したがって咬合治療を行う場合には，側貌セファロから骨格のパターンを読み取り，その咬合の特徴が骨格に適応したものであるか否かの診断をすることがセファロを用いる理由の1つです．

●骨格様式と咬合様式の関係

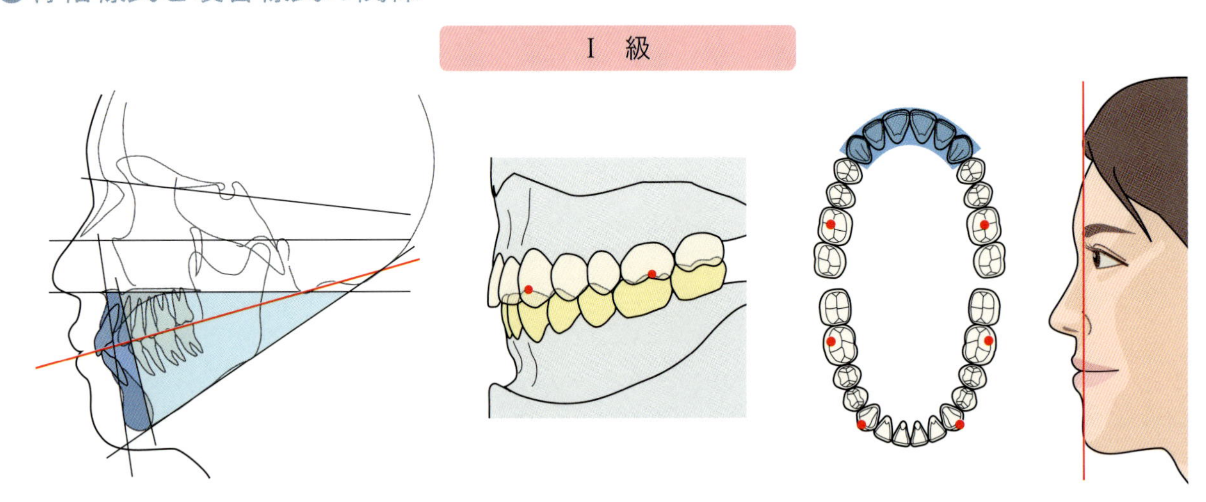

図2-2-1　正常な成長発達を遂げたI級骨格とI級咬合様式．

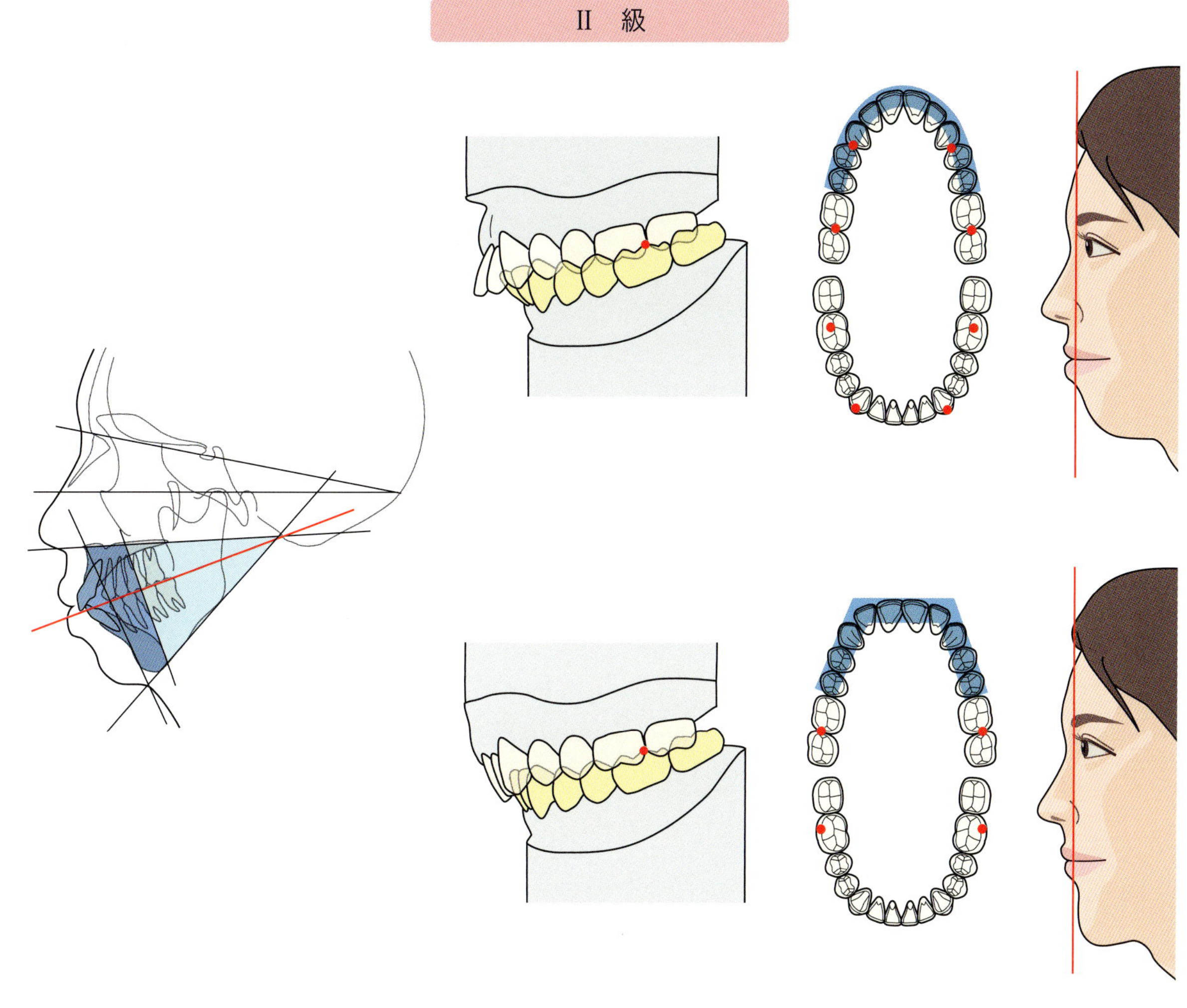

図 2-2-2　Ⅱ級骨格とⅡ級咬合様式（上図：1 類，下図：2 類）

2. Ⅱ級骨格とⅢ級骨格の咬合の特徴を比較する

a. Ⅱ級骨格（下顎遠心咬合）の咬合がもつ特徴

●下顎骨の特徴

上顎骨の過成長，あるいは上顎に対する下顎骨の劣成長により，下顎が後方に位置づけられた状態です（図 2-2-2）．

また下顎骨の垂直的成長が小さい（劣成長）ために咬合高径は低くなる傾向があります．このような理由からⅡ級骨格症例において咬合高径だけを挙上しようとすると，下顎をさらに後方に押し込む（偏位させる）危険性があるため，咬合挙上を試みる場合には慎重な検討が求められます．

●咬合平面

Ⅱ級骨格に適応した咬合平面はⅠ級骨格の歯列に比べ，強い二面性（スピー湾曲が強い）を有する傾向があります．そのためポステリア・オクルーザル・プレーン（臼歯部咬合平面）がアンテリア・オクルーザル・プレーン（前歯部咬合平面）よりも急峻となる傾向があります（図 2-2-2）．

急峻な咬合平面は臼歯離開量が少なく臼歯部の干渉を生じやすい環境にあることを意味し，歯や歯周組織，筋，顎関節に過剰な負荷を加える可能性が大きいと言えます．

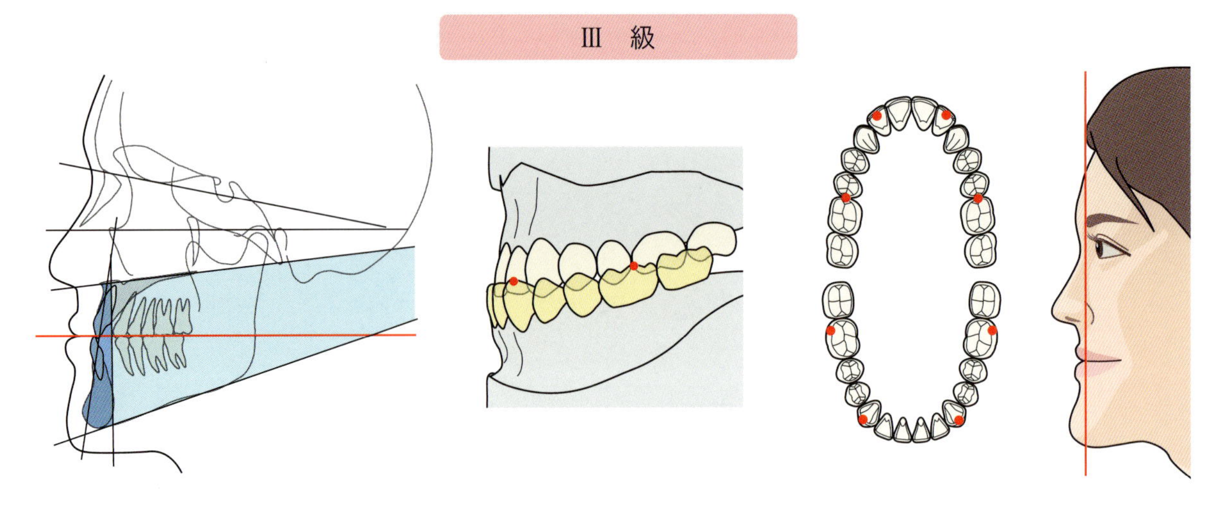

図 2-2-3　Ⅲ級骨格とⅢ級咬合様式.

表 2-2-1　Ⅱ級骨格とⅢ級骨格の特徴

骨格様式	Ⅱ級	Ⅲ級
咬合平面	急峻，二面性を有する	平坦傾向
下顎前歯傾斜	唇側傾斜	舌側傾斜
咬合様式	グループ・ファンクション	犬歯あるいは前歯による誘導
上下歯の対合関係	１歯対１歯の傾向	

また，成長発達期におけるコンペンゼーション（代償）として，下顎前歯部は上下顎の咬合接触を得ようと，唇側に傾斜する傾向があります[3]．上下の咬合接触関係は，下顎が後方位をとるため，下顎犬歯と第一大臼歯はⅠ級咬合時よりも後方に位置する結果，咬合様式はグループ・ファンクションとなります．

b. Ⅲ級骨格（下顎近心咬合）の咬合がもつ特徴

●下顎骨の特徴

Ⅱ級骨格とは反対に上顎骨の前方方向への発達不足（劣成長），さらに下顎骨の前方方向への成長過多や垂直方向への過成長により，下顎が本来（Ⅰ級）の咬合関係に比べ近心に位置するように成長した骨格です．

上顎骨の垂直方向への旺盛な成長により咬合高径は高い傾向がありますが，臼歯部を喪失するなど何らかの原因で咬合高径が下がると下顎の近心への偏位が助長される危険があります．

●咬合平面

下顎骨臼歯部の下方への旺盛な成長（図 2-2-3）により，咬合平面はⅠ級骨格に比較して平坦で臼歯離開が得られやすい特徴があります．

Ⅲ級骨格の成長発達期におけるコンペンゼーション（代償）は，下顎前歯が舌側傾斜することで下顎が近心位をとることを補っていると考えられています．

下顎が近心にあるため対合関係は１歯対１歯傾向となり，咬合様式は犬歯および前歯誘導タイプとなります．

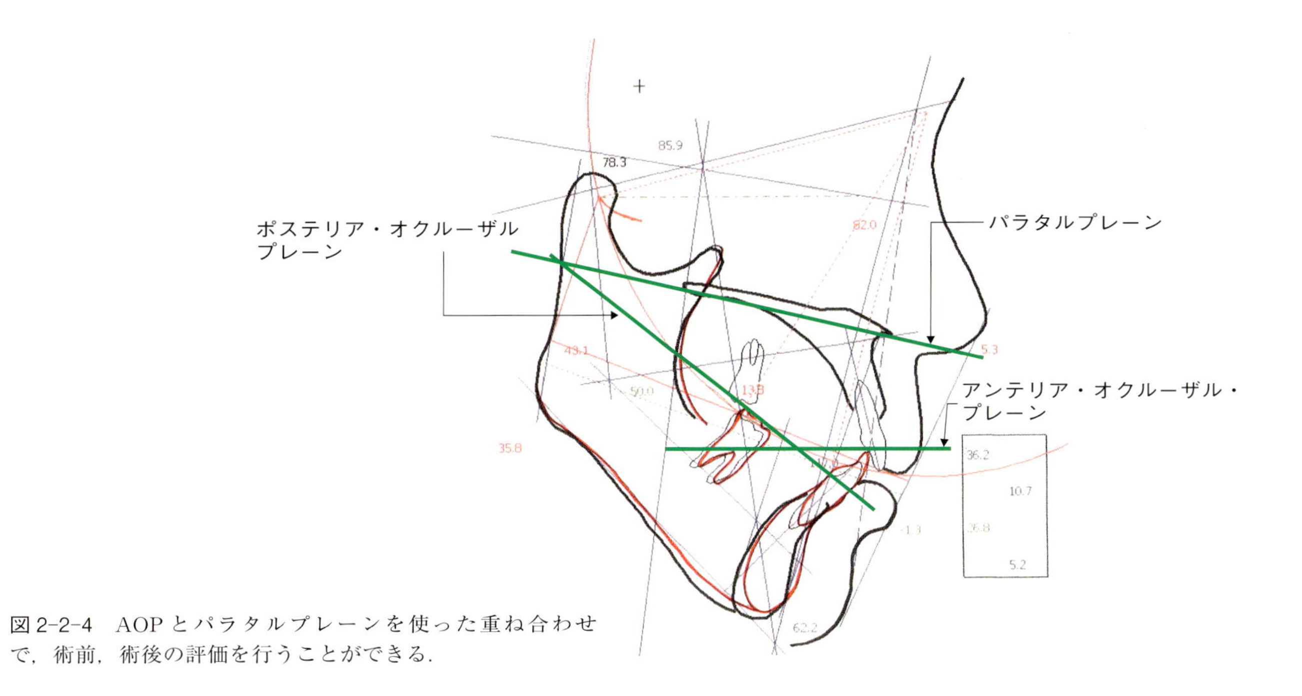

図 2-2-4　AOP とパラタルプレーンを使った重ね合わせで，術前，術後の評価を行うことができる．

表 2-2-1 にⅡ級骨格（下顎遠心咬合）とⅢ級骨格（下顎近心咬合）の特徴をまとめてみました．

II　咬合診断と評価

1. 咬合高径の評価

咬合高径は，LFH（Lower Facial Height）49°（± 5°）を目安に評価します．ただし前述したように咬合高径を評価するうえで，Ⅱ級骨格では低めに，Ⅲ級骨格では高めにと骨格による垂直的代償を考慮する必要がありますから，ほかの情報と合わせて総合的に判断されるべき項目です．

2. 咬合平面の評価

咬合平面という用語からは補綴学的咬合平面に代表されるように単純に平面でとらえられることが多いのですが，実際の歯列は曲面（スピー湾曲）を描いています．スピー湾曲は，その半径が小さいほど顕著となり，湾曲の最下点から後方にいくほど後上方に向うことから後方歯は偏心運動時に干渉の危険が高くなります．

このようにリスクを評価するためには湾曲の最下点となる下顎第二小臼歯から下顎中切歯切縁を結ぶアンテリア・オクルーザル・プレーンと最後臼歯の近心頬側咬頭を結ぶポステリア・オクルーザル・プレーンに分けて診断することが有効です．

3. 術前術後の重ね合わせによる評価

咬合挙上や下顎を前方適応させるなど下顎位を変更した症例では，術前術後でセファロを重ね合わせて変化を評価できることはセファロの大きなメリットなのです（図 2-2-4）．

Occlusal Diagnosis Edition 3

パノラマX線写真から読める咬合の問題と限界

I　解剖学的知識が読影の鍵

パノラマX線写真は弓状の歯列の周りを回転しながら撮影したもの，すなわち三次元の立体像を二次元でみるという，いわば影絵からスクリーンの向こう側にある立体をイメージするようなものです．そのため，私たちは診断を行うとき，無意識に解剖学的知識を被写体の撮影画像に重ね合わせて読影しているわけです．

このことは言い換えれば，術者の知識レベルによって同じ写真をみてもその読影には個人差が生じることを意味します．しかも，撮影時の頭部と下顎の位置づけに大きく影響を受けるため，違う患者の写真ではないかと疑うほどの画像になることさえあります．

パノラマX線写真はおおむね1.1倍に拡大投射されているので，画像の歪みを織り込んでおく必要があります．このように考えると画像の正確性という点ではバイトウイング法や二等分法を用いたデンタルX線写真に軍配は上がりますが，パノラマX線写真は上下の歯の特徴(歯数や歯冠/歯根比など)，顎骨の状態や下顎頭の形態的特徴，下顎枝の左右の長さの違いや洞底の特徴など，全体像を把握するためには必要不可欠なものです．

ではこのようなパノラマX線写真の特徴を考慮したうえで，咬合に関する何を読み取ることができるのでしょうか．

1. 下顎頭形態の左右差，異常な吸収像の有無をみる

パノラマX線写真は立体的な下顎頭の形態を診断することには適していません．しかし解剖学的な知識が頭に入っていれば，パノラマX線写真からでも左右の下顎頭の大きさに極端な違いがある場合や，変形(異常な吸収)があれば，何らかの器質的な変化が下顎頭に起こっているのではないかと疑いをもつことはできます．

下顎頭の形態変化が疑われる場合には，CT撮影やMRIによる画像診断のほかに，顎機能に異常がないか顎機能診断をすることが望まれます．

2. 下顎枝の左右差を比較する

下顎枝や下顎骨体は基本的に左右対称な形態をしています．しかし，成長発達時期において，左右の第一大臼歯がI級咬合を獲得できなかった場合には，成長後(永久歯列完成後)も咬合が偏位したままの可能性が高くなります[3]．

このような咬合関係は顎偏位を誘発し，その程度が大きいほど，さらに食生活をはじめとする偏った習癖や体癖が加わると，顎偏位が助長されるだけでなく，下顎枝長にまで左右差を生じさせることがあります．極端な下顎枝長の左右差がある場合は外傷や全身的疾病に起因していることもありますから初診時の問診にも気を配る必要があります．

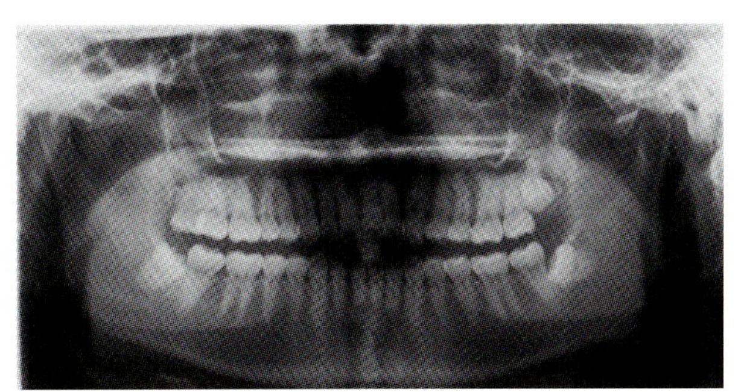

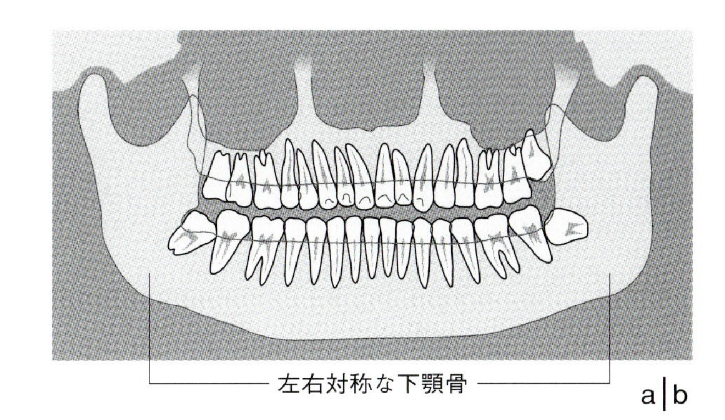

図 2-3-1a, b　正常と思われる画像.

3. 咬筋切痕(ゴニアルノッチ)の程度をみる

咬筋は頬骨弓から起始して下顎角部に停止します. 発達した咬筋では停止部の咬筋切痕が強くなる傾向があることから, 著明な咬筋切痕が存在するときにはクレンチングなどを疑い, 口腔内にも骨隆起(外骨瘤)やエナメル質の損傷がないかなど確認する必要があります.

4. 歯軸の傾きをみる

歯軸傾斜の原因には歯の喪失や歯周病のほか, 萌出余地の不足している下顎智歯の近心方向への萌出力が引き起こしたもの, 乳歯交換時期に永久歯が本来の位置に萌出できなかったことに起因する歯列不正(叢生)などがあります.

とくに臼歯の近心傾斜は上下の咬頭嵌合が不安定につながるだけでなく, 咬合高径の低下を引き起こし, それが前歯部の前突(臼歯離開に重要なアンテリア・ガイダンスの喪失)や, 神経筋機構(舌や口腔周囲筋との不調和)にまで問題を生じ, 下顎の保持や顎関節にまで悪影響を及ぼすことがあります.

5. 歯槽骨の限局的な吸収像の有無を確認する

慢性的な臼歯干渉が存在する場合には, 歯頸部のアブフラクションのほか, X線画像では干渉部に垂直的な歯槽骨の吸収像, あるいは根分岐部の骨吸収像を認めることがあります.

こうした限局した歯槽骨の吸収がみられる場合は, 過剰な負荷による咬合性外傷に起因する歯周疾患を疑う必要があります.

6. 埋伏智歯の有無が咬合に影響を及ぼしていることも

大臼歯に十分な萌出スペースがない状態をポステリアディスクレパンシーが存在すると表現しますが, 第二および第三大臼歯の萌出時期にスペースが不足している場合は, その萌出力(臼歯部の押し出し)によって臼歯部高径が挙上され, 開咬や顎偏位, それにともなう顎関節症状などを誘発することがあります.

このような場合には萌出スペースを確保するために, 智歯の早期抜歯を治療の選択肢として考える必要があります.

7. 咬合平面の特徴

パノラマX線写真でもおおよそのスピー湾曲の程度や, 咬合平面の特徴は把握することはできます. ただし, 撮影時の頭部前後的, 上下的な位置づけに強く影響されるので十分な注意が必要です.

歯列の後方臼歯部が上方に向かってもち上がっている場合は, 咬合平面が急峻であることを示唆しています. 口腔内診査や咬合診断時に干渉の有無を確認する必要性があることをあらかじめ画像で把握しておくことができます.

また欠損歯が長期間放置され対合歯が挺出し

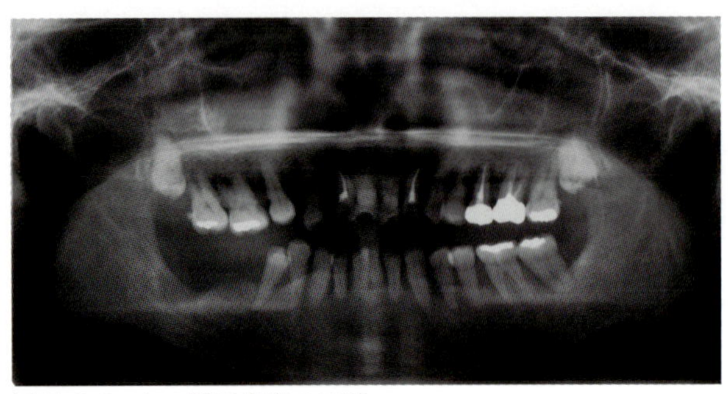

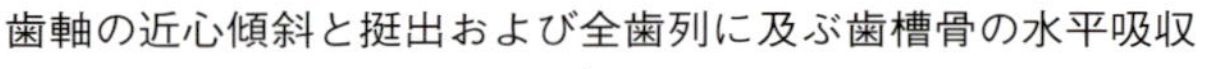

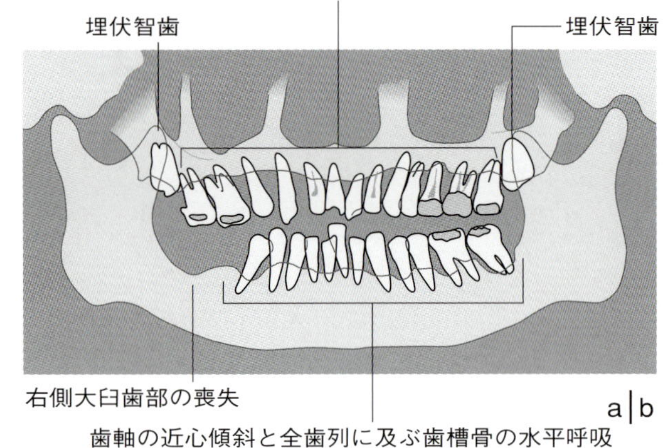

図 2-3-2a, b　歯周疾患の画像.

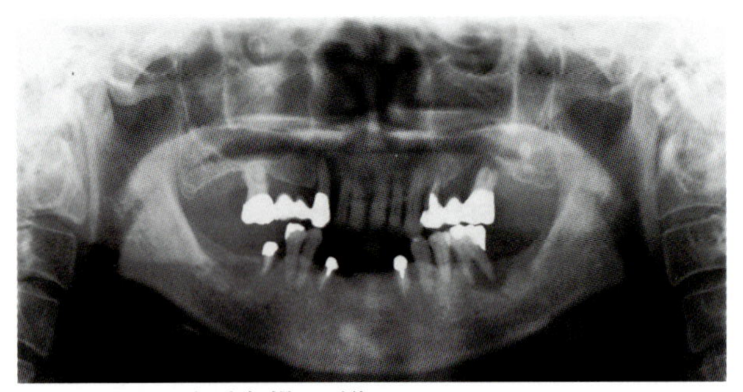

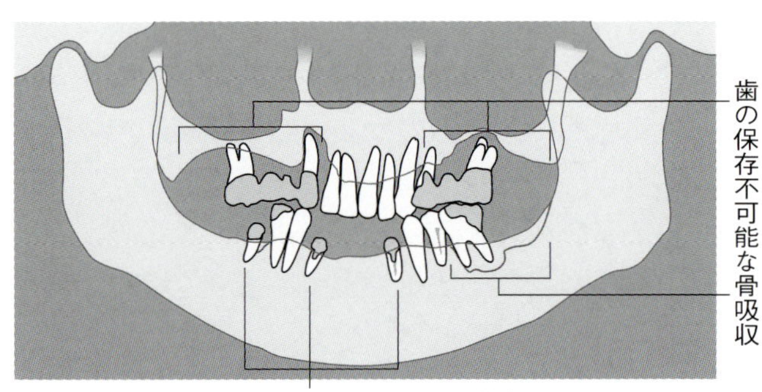

図 2-3-3a, b　部分欠損の画像.

ている場合も，パノラマX線写真でその程度を把握することができますが，画像の精度は頭部の位置づけに強く影響されますから撮影時には十分な注意が必要です.

II　パノラマX線写真における診断

1. 正常と思われる画像

図 2-3-1 は正常と思われる画像です．まず，断層面の位置づけや撮影範囲が適正か，歪みがないか，現像の濃度が診断に適しているかを確認します．その後，全体から個々の歯への読影と進んでいきます.

この画像からは左右の顎関節の形態には大きな異常は認められません．左右の下顎角や下顎枝，下顎骨体の大きさは左右対称です．上顎骨やその周囲では，鼻腔や上顎洞との関係や上顎洞内部の透過性の左右差も確認できます.

歯数や萌出方向，歯根の長さをみてみると．3本の埋伏智歯が認められますが，歯根周囲の歯槽硬線は明瞭で歯槽骨のレベルの問題は認められません．またう蝕も認められません.

2. 歯周疾患症例の画像

図 2-3-2 は歯周疾患症例の画像です．患者は 40 歳の男性です．歯周疾患の進行ならびに左右上顎に埋伏智歯を認めます．とくに下顎大臼歯部では歯根分岐部まで歯周疾患の進行が認められ，右側の咬合支持を喪失しています.

3. 部分欠損症例の画像

図 2-3-3 は部分欠損症例の画像です．顎関節や下顎歯，顎骨の左右対称性には問題は認め

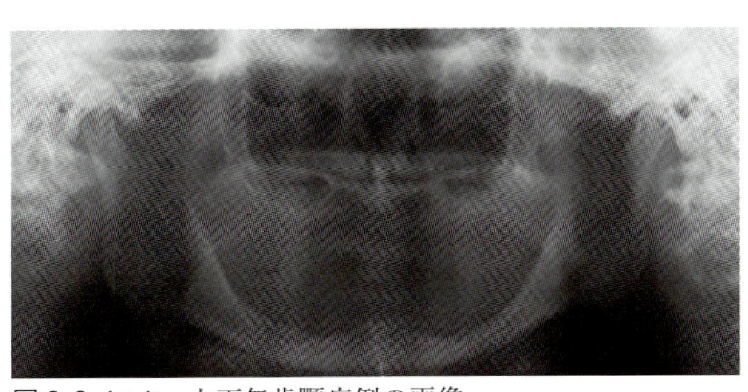

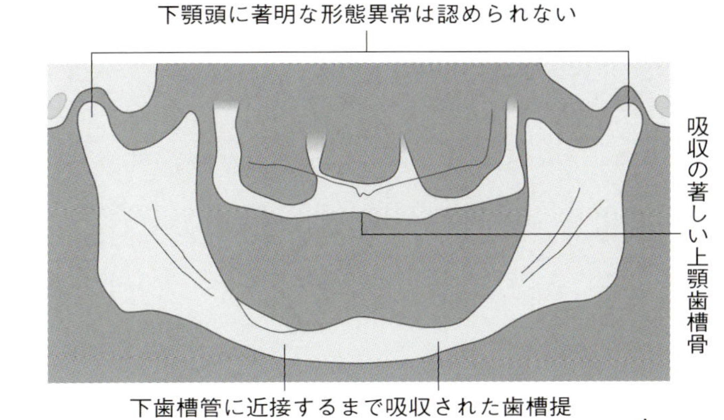

図 2-3-4a, b　上下無歯顎症例の画像.

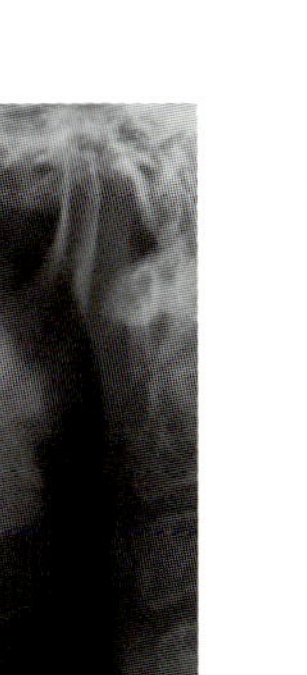

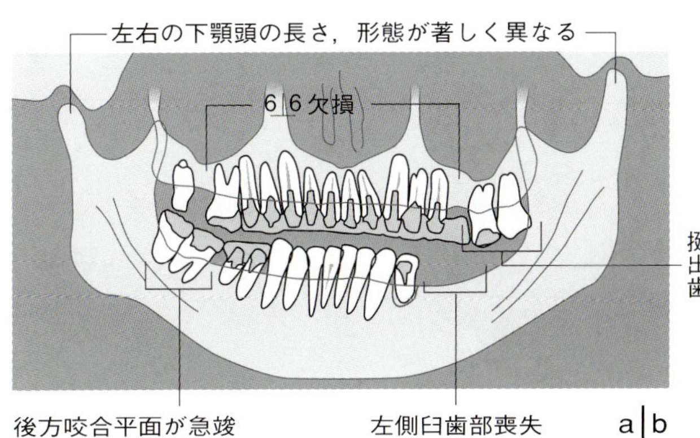

図 2-3-5a, b　顎変形症の画像.

られませんが，咬合崩壊が著しい症例であることがわかります.

上顎右側第一大臼歯と犬歯，上顎左側第一大臼歯，下顎左側第一大臼歯には著しい骨吸収が認められます．上顎前歯部と下顎左右小臼歯部を除き保存は難しく，すれ違い咬合に移行しつつあります.

4.　上下無歯顎症例の画像

図 2-3-4 は上下無歯顎症例の画像です．ほぼ左右対称性の顎骨ですが，上下顎ともに歯槽突起，歯槽骨は著しい骨吸収像を示しています.

5.　顎変形症の画像

図 2-3-5 は顎変形症の画像です．鼻腔底，上顎洞底の位置や環椎前面結合部の写り込み状況をみるかぎり撮影時の左右の位置づけは問題なさそうです.

この症例では，左右顎関節顆頭から下顎角部までの下顎枝の長さが大きく異なります．そのため，下顎は右側へ偏位するとともに，咬合平面も左下がりになっているようです．上顎正中に対して下顎歯の正中は 1 歯以上右側へ偏位しているのが認められます.

Occlusal Diagnosis Edition 4

口唇と咬合平面の関係
～リップシールの意味とその役割～

I　上下口唇が接する位置

リップシール(lip seal)とは言葉が意味するとおり，閉鎖した口唇の生理的役割を表す用語です[3].

唇を閉じると上下の口唇内面は歯に密着し，嚥下時には口腔内を陰圧にすることを補助し，嚥下を容易にします．さらに，口唇を閉じたときの内面粘膜は上顎前歯の歯頸部から唇面2/3の部分に，下顎前歯おいては歯頸部から1/2の部分に密着することで，舌圧に対する拮抗力や，下顎前歯が上顎前歯舌面に接触したときに唇側方向に加わる力に抵抗する役目を担っています.

●リップシール

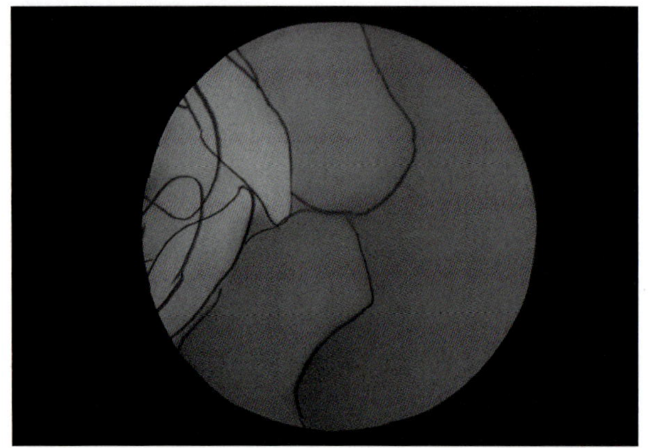

図2-4-1　下口唇のドライ・ウエットラインの境界部に上顎前歯切縁が接することで，上顎前歯がスマイルライン上に止まる役目を果たす.

また，下口唇のドライ・ウエットラインの境界部には，閉口時に上顎前歯の切縁が接触することで，上顎の前歯をスマイルライン上に止める役目を担っています(図2-4-1).

このような役目を担っているリップシールですが，下顔面の側貌と咬合の調和をみるための指標としても役立っています(図2-4-2).

II　リップシールの役割

1. 咬合平面の延長線の前縁は上下口唇の接点(リップシール)を通る

セファロ上で骨格分析を行うときの下顎骨の重要な診断ポイントにXiポイントがありま

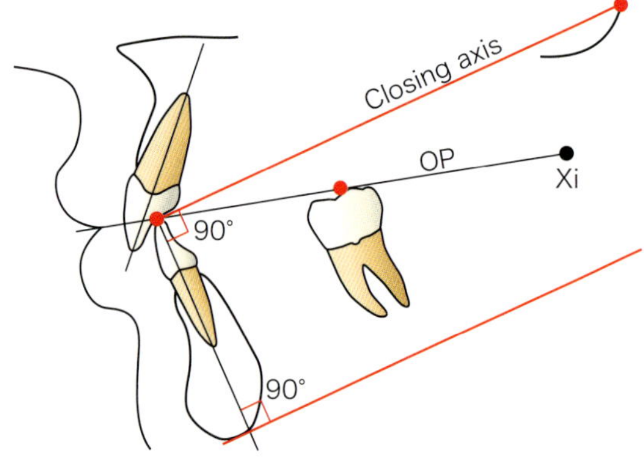

図2-4-2　下顔面の側貌と咬合の調和をみるための指標としても役立つ．咬合平面を延長した前縁は上下口唇の接点(リップシール)を通る．また，I級正常咬合者の場合，下顎中切歯切縁と左右の顆頭の回転中心を結ぶライン(クロージング・アキシス)と下顎中切歯の歯軸のなす角，さらにこの下顎中切歯の歯軸と下顎下縁平面のなす角もほぼ90°になっている.

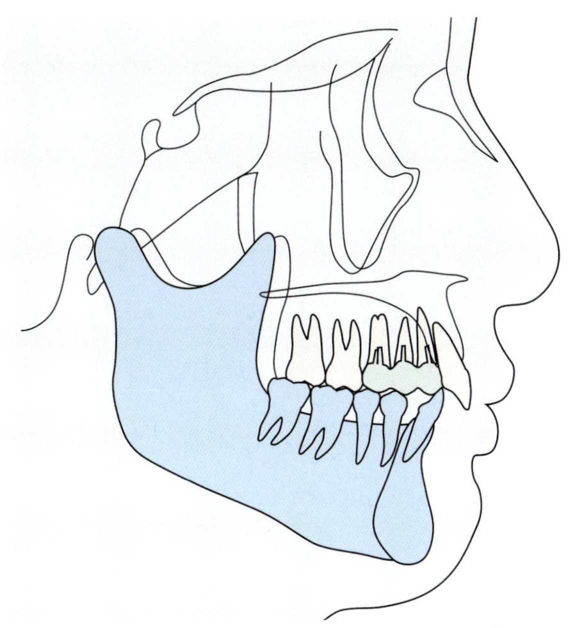

図 2-4-3　Class Ⅱの術前．顎位が低いため，下唇にたるみがみられる．

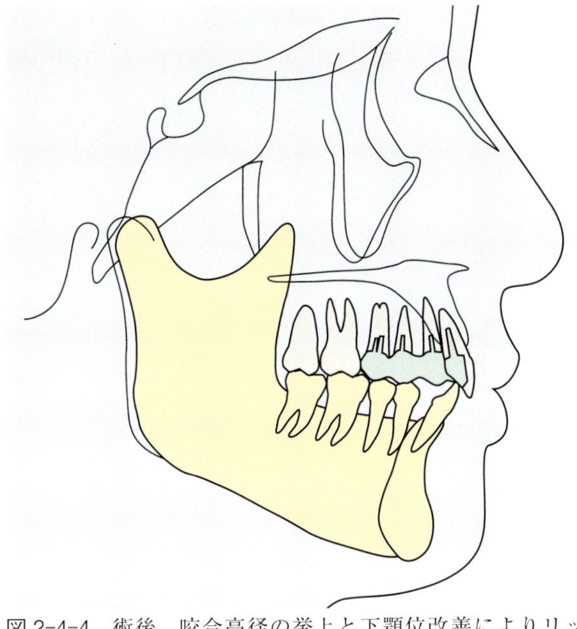

図 2-4-4　術後．咬合高径の挙上と下顎位改善によりリップシールの機能が回復した．

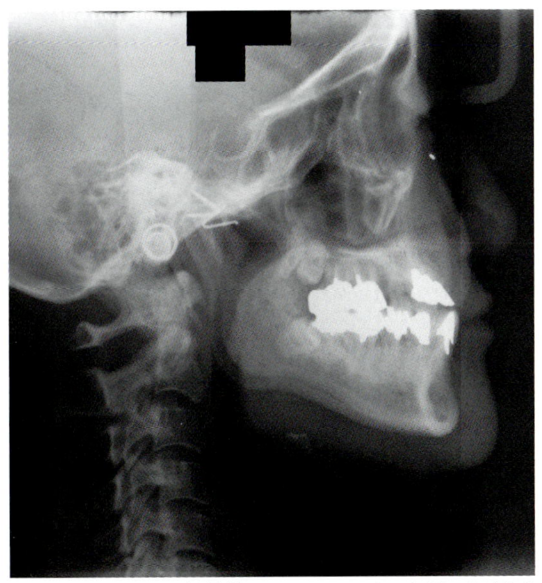

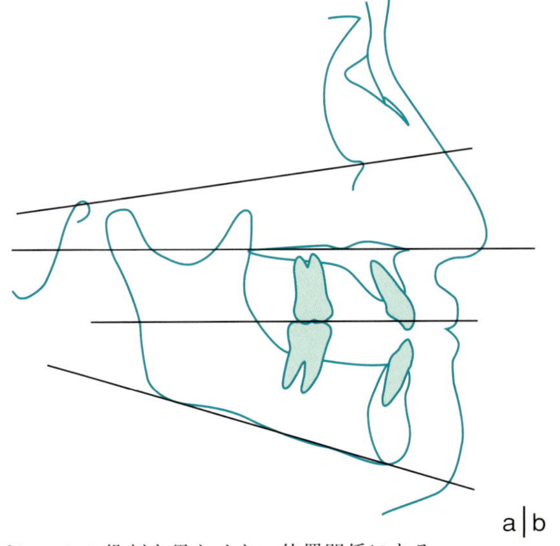

a｜b

図 2-4-5a，b　Ⅲ級骨格・ローアングル症例．口唇リップシールの役割を果たせない位置関係にある．

す．Ⅰ級骨格をもつ正常咬合の咬合平面（下顎中切歯と下顎第一大臼歯の遠心咬頭を結ぶ線）では，その延長線上の後方はXiポイントを，前方は上下口唇の接点（リップシール）を通ります（図 2-4-3）．

2．咬合平面と下顎前歯の歯軸との関係，下顎下縁平面の関係

Ⅰ級正常咬合者でリップシールが機能している場合，下顎中切歯切縁と左右の顆頭の回転中心を結ぶライン（クロージング・アキシス）と下顎中切歯の歯軸のなす角，さらにこの下顎中切

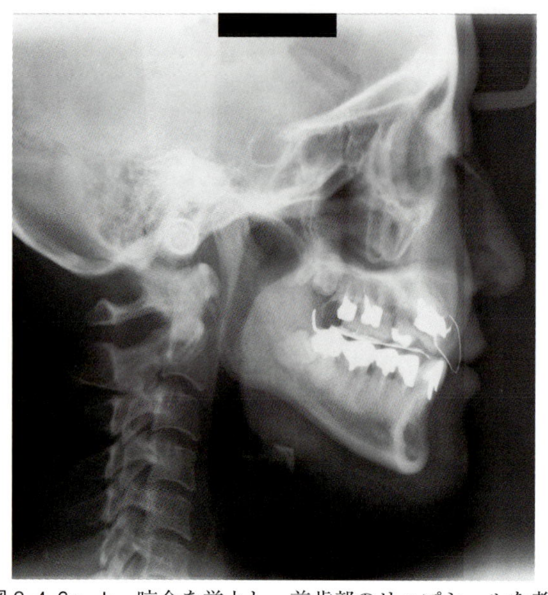

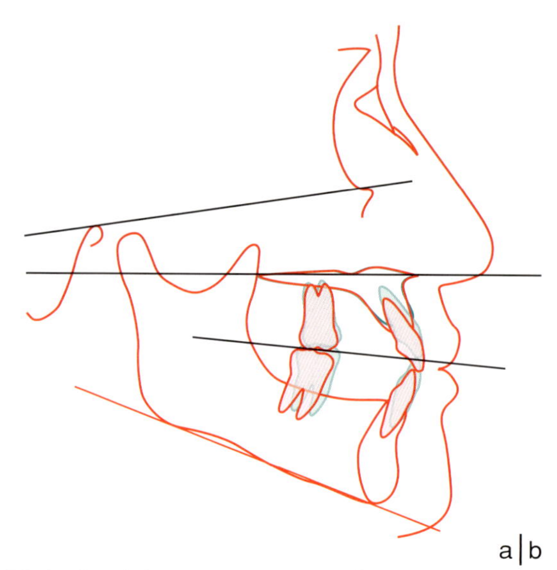

図 2-4-6a，b　咬合を挙上し，前歯部のリップシールを考慮したプロビジョナル・クラウン装着時のセファログラム．

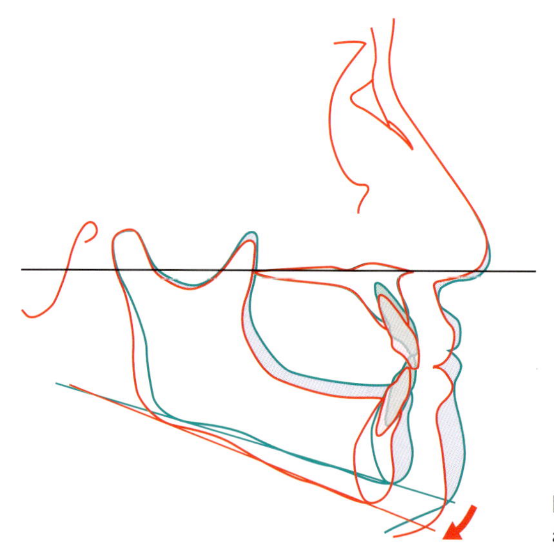

図 2-4-7　術前後の側貌セファロトレースを口蓋平面（Palatal Plane）で重ね合わせ．口唇の位置の変化に注目．

歯の歯軸と下顎下縁平面のなす角がほぼ 90° になっています．こうした関係は，骨格と咬合が生理的に調和しているか否かを評価するうえにおいて興味深い数値といえます（図 2-4-4）．

このように，リップシールの役割と軟組織を含めた解剖学的位置関係を理解しておくと，骨格の評価をはじめ，叢生，開咬といった歯列不正と機能的不調和がどのように影響しているかを知る手がかりとなります．

以下に実際のⅢ級骨格・ローアングル症例を用いたリップシールの評価例を示します．

Ⅲ　Ⅲ級骨格・ローアングル症例におけるリップシール

初診時，この患者の上顎前歯切縁はリップシールに対し，明らかに低い（短い）位置になっています（図 2-4-5）．

顔面骨格はⅢ級・ローアングルと診断されたため，咬合高径を挙上し，上顎前歯の位置をリップシールに調和した位置に変更する治療方針を法案しました．

図 2-4-6 は咬合を挙上し，前歯部のリップ

シールを考慮したプロビジョナル・クラウン装着時のセファログラムです．前歯とリップシールの関係にも改善が認められます．

術前と術後の側貌セファロトレースを口蓋平面（Palatal Plane）で重ね合わせ（図 2-4-7）ると，下顎骨が大きく後方回転しているのがわかります．リップシールの評価はセファロ分析に比べると補助的な指標に過ぎませんが，補綴治療においても治療方針の立案時に，歯と軟組織の関係や咬合平面の良否を判断する指標の１つになるのです．

Occlusal Diagnosis Edition 5

基準位(RP)への下顎誘導法と咬合採得

Ⅰ　基準位(RP：Reference Position)

1．基準位(RP)の概念

基準位(RP)は下顎頭が強制されることなく位置づけられる最後退位，かつ再現性のある下顎位で，顎機能運動を調べる際の基準点となります．R. Slavicek は「①基準位は TMJ の機能障害の有無などにかかわらず，診断的な出発点(ゼロ)を意味している．②この診断的ゼロを使ってほかの位置を設定することができる．③関節医学領域では，ゼロを使ってはじめて運動の量や質を表現することができる」と基準位の概念を述べています[12]．

2．下顎の誘導テクニック

下顎を基準位(RP)に導く誘導法は下顎に少なからず圧を加えることになりますが，強すぎる力は下顎頭を生理的な位置から逸脱させてしまう危険があるため，ここでは下顎に負荷をかけるリスクが少ないオトガイ点誘導法を用いた下顎の誘導テクニックを解説します(図 2-5-1)．

①できるだけ患者をリラックスさせるように努めましょう．

②術者は親指と人差し指をオトガイに軽く触れます．

③患者自身に下顎を小さく前後運動をさせ，歯が接触しない状態を維持しつつ，最後退位を覚えさせます．

④このとき，術者はオトガイ部を支えつつも決して強制することのないように下顎の後方への移動をサポートします．また術者の前腕は患者の矢状方向と一致させ，かつ顎関節方向に向かうように意識する必要があります．術者の前腕が側方にずれてしまうと下顎頭が側方に偏位する危険が生じます．

⑤この位置で小さく開閉口運動(蝶番運動)を行

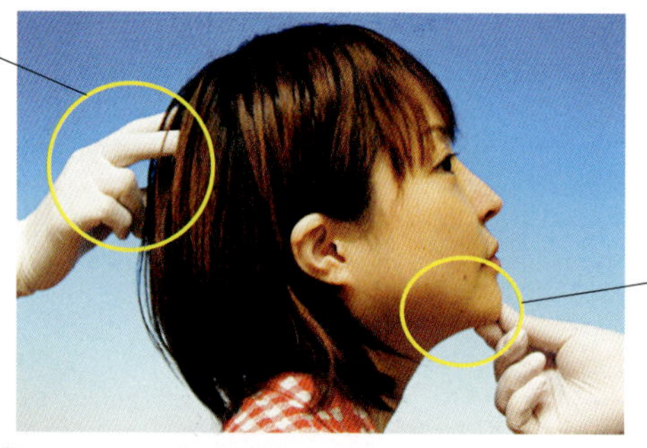

後頭部はアシスタントが 3 本の指で安定するように支えることで患者を緊張させることなく下顎を RP に誘導しやすい
チンポイントテクニックでは，親指と人差し指でオトガイを軽く添える程度に支え，指の方向は左右の下顎頭を結ぶ軸線に合わせる

図 2-5-1　下顎の誘導に際しては，術者はオトガイ部を支えつつも決して強い力で押さないことがポイント．患者自身が行う後方への運動をサポートする気持ちで下顎誘導する．このとき術者の前腕を患者の矢状方向に一致させ．腕の方向が顎関節のラインに向かうようにする．

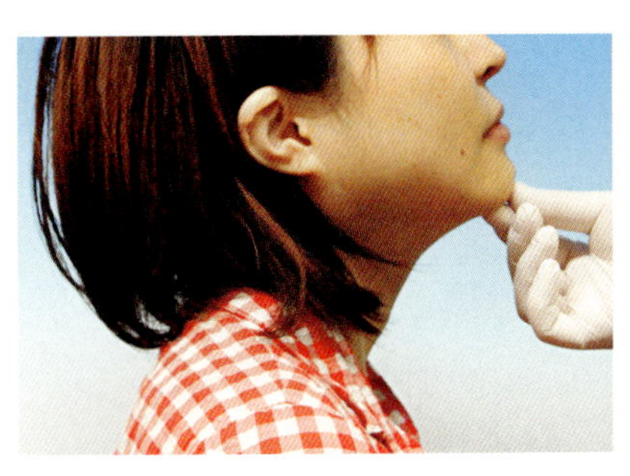
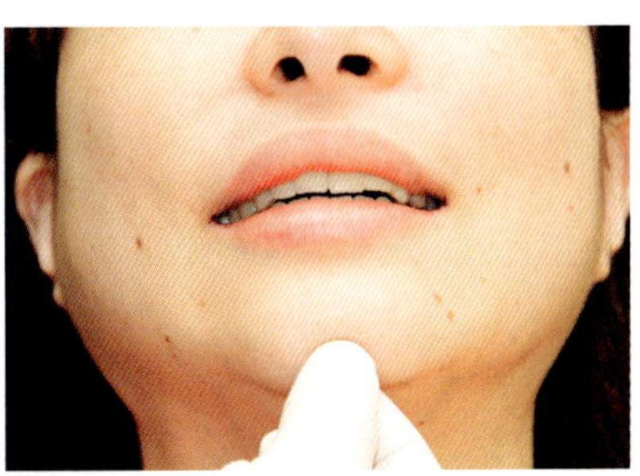

a|b

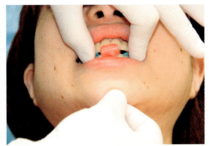

図 2-5-2a, b　リラックスした状態で下顎をRPに誘導しバイトワックスやシリコンバイトを用いて咬合採得する．ワックスの場合は少し軟化した歯列サイズのものをあらかじめ用意しておく．

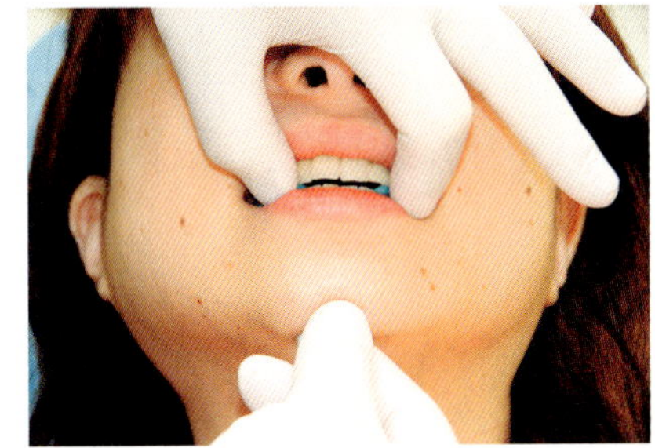
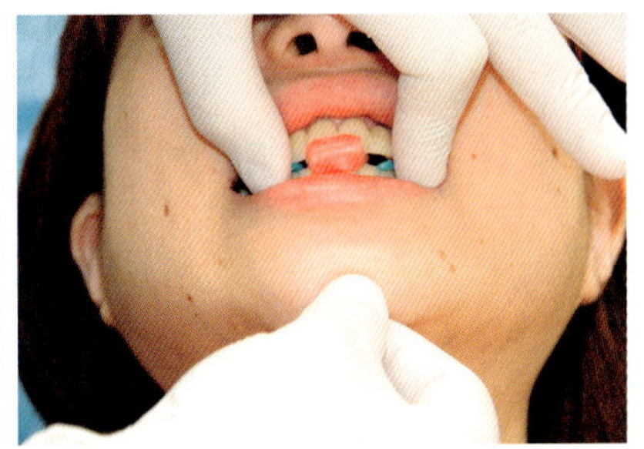

a|b

図 2-5-3a, b　アンテリア・ジグを製作する際には，最後の予行練習(図 2-5-1参照)で求めたRPの下顎位(患者が習得した位置)を記録するため，中切歯にワックスあるいはレジンをかぶせ，軽くその圧痕を残す．レジンを用いた場合は圧痕に向かって下顎がスムーズに動けるように誘導面を形成し，滑らかな表面にしておく．

わせて咬合採得の予行演習は終了です．

II　基準位(RP)における咬合採得

最初に最後方接触位(Retruded Contact Position：RCP)を確認します．誘導した基準位(RP)で10°前後の範囲で蝶番運動をさせ，上下の歯が最初に接触する部位(RCP)を患者に確認し，診査表に記録しておきます．咬合器に装着した歯列模型上でも口腔内と同じ位置にRCPが確認できればフェイスボウ・トランスファー，咬合採得，下顎模型の付着が正確に行われたという証になります．

基準位(RP)での咬合採得のポイントは歯を接触させることなく，できるだけ少ない顎間距離で治療目標下顎位(TRP)を記録することです．採得に用いる素材は極力抵抗が少なく変形しないもの(付加重合シリコンなど)が適しています．

咬合採得専用の付加重合シリコンタイプのものは操作性が良いだけでなく，「好みの硬化時間で選ぶことができる」「透明色のほか黄色や青色など色のバリエーションが豊富」「トリミング時の変形や破折の心配がない」など多くの利点があります．

咬合採得素材にワックスを用いる場合には，ワックスを歯列上においた状態で基準位(RP)に誘導し，軽く閉口させてワックス上に圧痕を記録する方法が一般的ですが，パラフィンワックスを用いる場合には咬合採得後に変形する危険があるので，硬化後の変形の少ないタイプ(モイコ社のビューティーピンクなど)やバイト専用ワックスを用いることをお勧めします．

患者が緊張している場合は，下顎を上手く誘導できないことがあるので，術前の予備練習を繰り返し行い，患者をリラックスさせた状態で採得します(図 2-5-2)．

それでも上手く下顎を前後に動かせない場合には，術者の左手の指を左右の上顎犬歯部に添え(誘導を補助するため)，その状態でオトガイにあてがった右手の指で下顎を後方に誘導する，あるいはアンテリア・ジグ(パラフィンワックスやコンパウンド，レジンなどで製作したもの)を用いた下顎誘導法などを試すと良いでしょう(図 2-5-3)．

Occlusal Diagnosis Edition 6

咬合紙からの情報とその解釈

I　咬合紙を用いた咬合診断

模型上で咬合診断を行う際には歯の干渉部位を確認する場合，レジストレーション・ストリップスを用いると，模型を汚すことなく，咬合状態を精査することができます．

口腔内でカーボン紙を使って行う咬合診査や補綴物の調整では，口のなかのいたるところにカーボンが付着するため咬合状態を正確に診査するのは容易ではありません．そのため正確な診断が求められる場合には咬合器上での診査と同様にレジストレーション・ストリップスやオクルーザル・インディケーター・ワックス(歯面に圧接して咬合させると接触点がわかる：Kerr 社・図 2-6-1)を併用し，咬合紙はできるだけ薄いもの(8～25 μ 前後の厚さのカーボンホイル・図 2-6-2)を用いるのです．

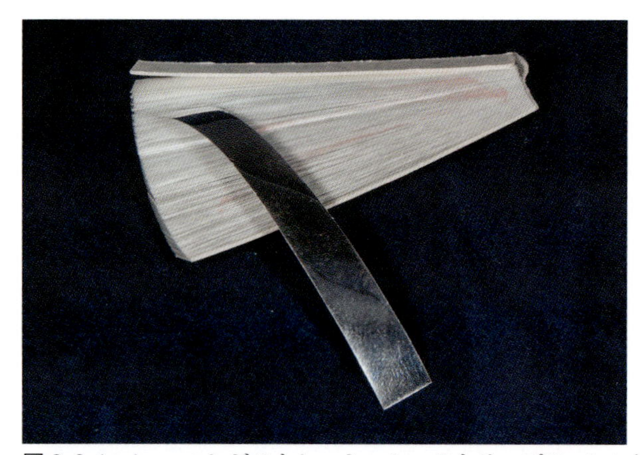

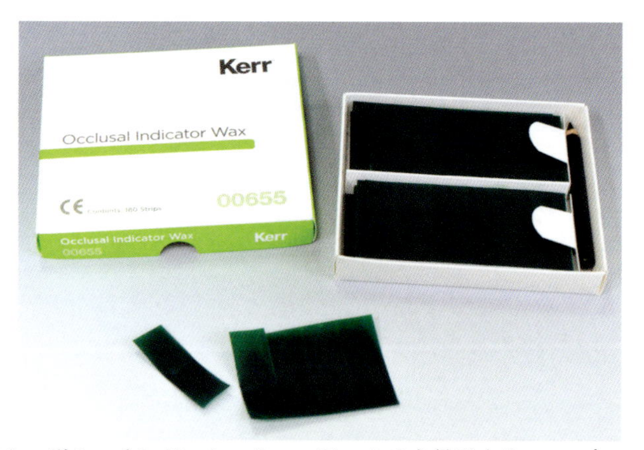

図 2-6-1a, b　a：レジストレーション・ストリップス．b：オクルーザル・インディケーター・ワックスを併用する．　a|b

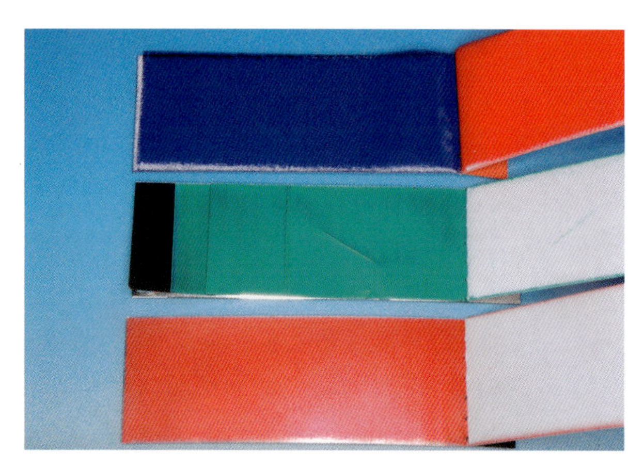

図 2-6-2　咬合診査や補綴物の最終調整にはできるだけ薄い咬合紙を用いる(バウシュ咬合紙ジャパン株式会社)．

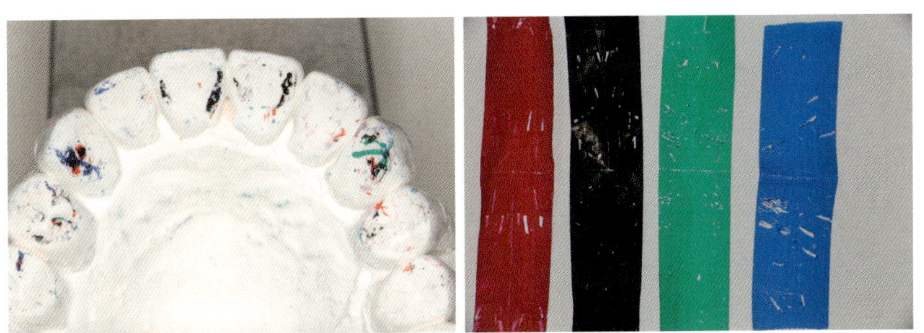

図 2-6-3a, b　a：4 色の咬合紙を使った診査．b：咬合確認を行った咬合紙．

a|b

図 2-6-4　オクルーザル・コンタクトの確認．咬合接触したところだけ咬合紙に穴があく．

●基準位(RP)における診査

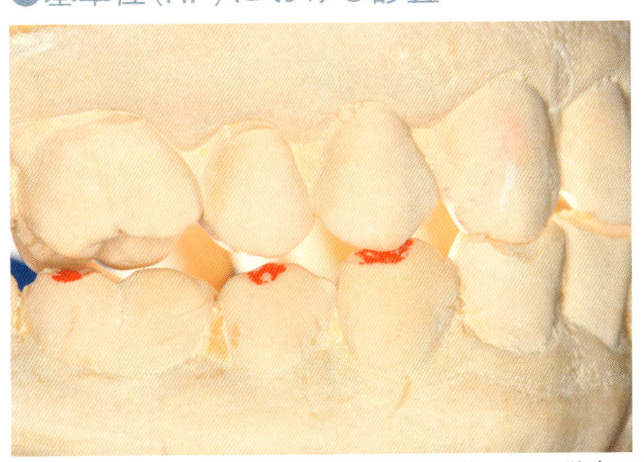

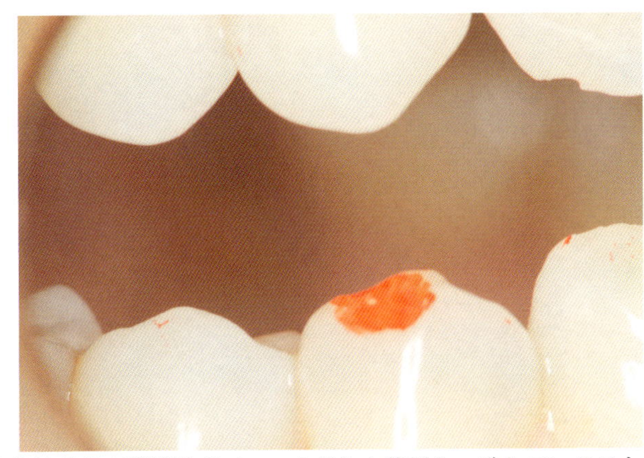

図 2-6-5a, b　a：模型診査時の咬合接触部位．b：口腔内の咬合接触部位が模型診査でマークされた位置と一致していることを確認．

a|b

咬合紙のカーボンマークは上下の歯が接触している以外のところにも付着しますから，そのなかから正確に咬合接触部位(オクルーザル・コンタクト)を読み解く必要があります．

咬合紙を用いた咬合診断では，基準位(いわゆるセントリック)における閉口時の干渉(咬頭嵌合位にいたる前に生じる咬頭の接触)，咬頭嵌合位における歯の接触状態の確認，咬頭嵌合位から前方運動，左右側方運動(偏心運動)をさせたときの咬合誘導路の状態と干渉の有無などを確認します．これらの診査よって早期接触，咬頭干渉，咬合干渉の有無や部位を診断することができるのです．

咬合診査は通常 4 色の咬合紙(カーボンホイル)を使い分けて行います．たとえば咬頭嵌合位は赤，前方運動は黒，左側運動は緑，右側運動は青というように使用する色を決めておくと咬合評価が毎回正確に行えるだけでなく，診断時の運動と干渉部位の関係を色で判断できるため，咬合のクオリティを判断するうえで重要な役割を果たしてくれます(図 2-6-3)．

II　咬合紙の意味するもの

咬合面には接触部位以外にも多くのカーボンマークが付着していますが，8～25 μ 程度の薄い咬合紙を使うと，咬合接触したところだけ咬合紙に穴があきますから，歯の表面に付いたカーボンマークのなかで白く抜けているところが咬合接触点(オクルーザル・コンタクト・図 2-6-4)であることがわかります．

●咬合接触の確認

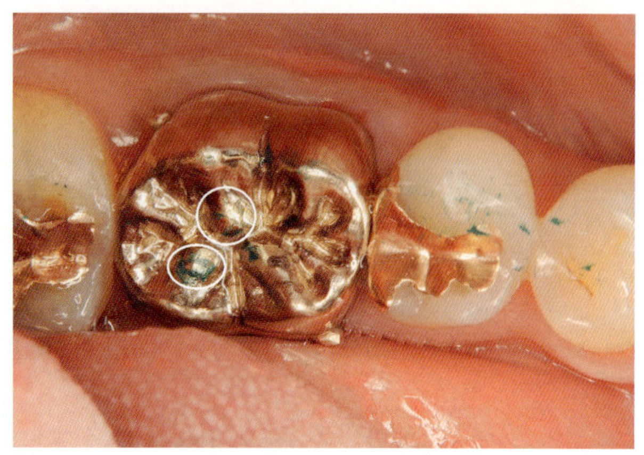

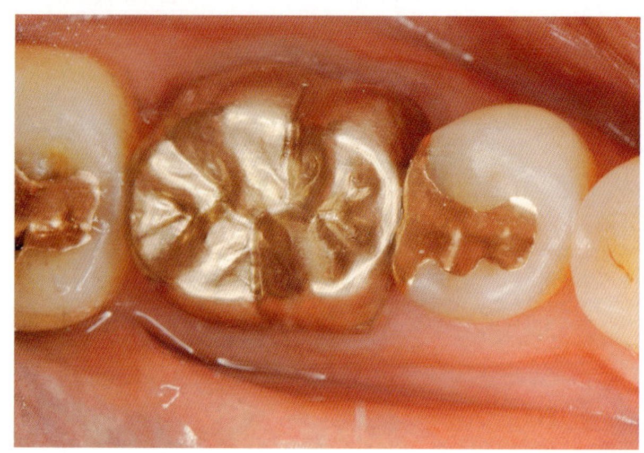

図 2-6-6a, b　a：カーボンマークの中央が抜けているポイントが咬合接触の当たりが強すぎる箇所．b：調整後に装着された補綴物．

a｜b

●顎関節への影響の評価

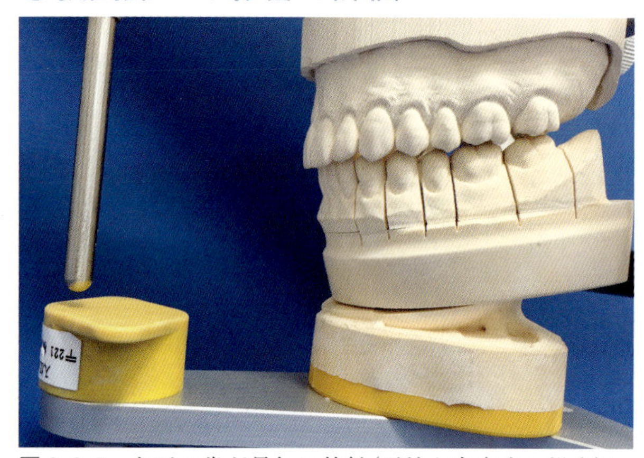

図 2-6-7　上下の歯が最初に接触（干渉が存在する場合）した段階ではインサイザルピンはインサイザルテーブルから離れた位置にある．

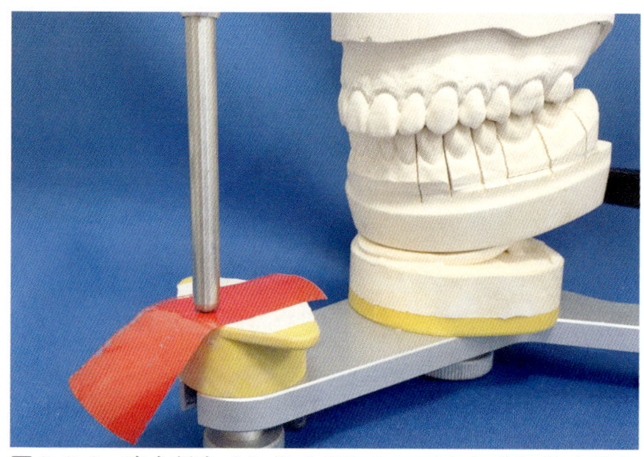

図 2-6-8　咬合紙をインサイザルテーブルとインサイザルピンの間に挟み，この状態で，インサイザルピンのネジをゆるめると，ピン先は方眼紙上に落ちて RP ポジションにおける干渉時の位置が記録される．

同様に口腔内で咬合診査に使用した咬合紙も，光にかざすと接触点を示す小さな穴があいているはずです．咬合器上であらかじめ確認した接触部位に穴があいていないときや，異なる場所に穴があいているときは下顎誘導が誤っていることがあるので再度確認する必要があります．

紙製の咬合紙ではミクロン単位での診査が難しいだけでなく，唾液ですぐに破れ，また不必要なところまで着色するので，有歯顎の精密な咬合診査にはあまり適しているとは言えません．

III　咬合診査の基本

1. 基準位（RP）における干渉部位を診査する

最初は咬合紙を用いずに，患者の顎を RP に誘導します．下顎を RP に誘導できたら静かに下顎を閉口させていき，患者が最初に歯が接触したと感じたところで接触した側の手を挙げてもらいます．RP における最初の接触（ファーストコンタクト）が左右どちらにあるかわかったところでレジストレーション・ストリップス，あるいは小臼歯幅に折った咬合紙を上下の歯に

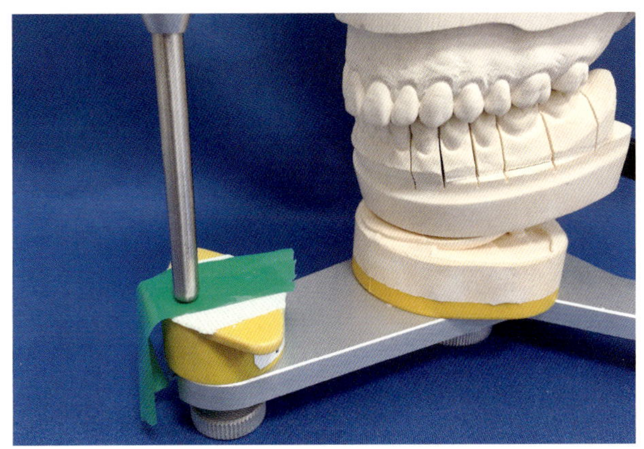
図 2-6-9　咬頭嵌合位でカーボン紙の色を変えておけば，方眼紙に 2 色の点が記録される．

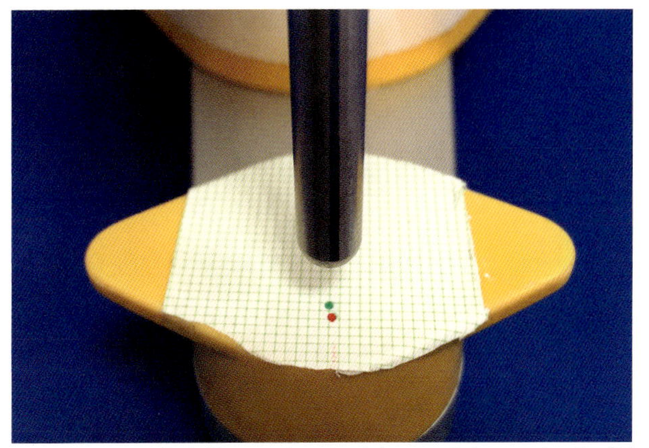
図 2-6-10　2 点を結ぶラインが正中に一致していれば，顎の側方偏位はないが，正中方向から左右どちらかに偏っている場合には側方偏位が存在し，その角度と距離が大きいほど顎関節への負荷は大きくなる．

● I 級と II 級の咬合接触点と最小の咬合接触

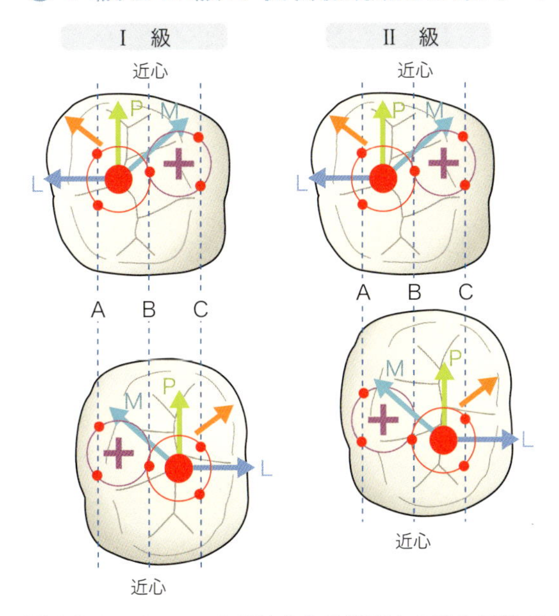

図 2-6-11a, b　a：Ⅰ級咬合とⅡ級咬合の咬合接触点の違い，b：Ⅰ級咬合のクラウンに与えた最小の咬合接触．

a|b

介在させ，再度，同じ作業を行います(図 2-6-5)．

咬合紙がしっかりと挟まれている(少し引いても抜けない程度)ことを確認したところで開口させ，ミラーを使って接触部位を確認し，咬合診査表に記入していきますが，咬頭のどの斜面が接触しているかが重要となりますので，正確な接触位置の記入が求められます．

2. 咬頭嵌合位(ICP)の確認

つぎに，咬頭嵌合位の診査を行いますが，この場合も 1 歯ごとにレジストレーション・ストリップス(薄手の咬合ホイルでも可)で上下歯の接触状態を確認していきます．咬頭嵌合位だからといってすべての歯が同じ強さで嵌合しているとはかぎりませんから，強く接触している歯と，そうでない歯を事前に把握し，記録しておきましょう．

咬合器に装着した模型上であらかじめ咬合接触を確認しておくと，それぞれの歯の「接触状態の感触」とともに，「どの斜面で強く接触しているのか」を白く抜けているポイントが教えてくれます(図2-6-6).

この咬合器付着模型の情報と実際の咬合接触関係が同じであるか否かの確認を口腔内で行いますが，もし両者の咬合接触の位置が異なっている場合には，咬合採得時に下顎の誘導を誤ったか，咬合器への石膏模型装着時のテクニカルエラーの可能性がありますので，再度RPにおける咬合採得を行う必要があります.

咬合診断において咬合接触の状態をここまで重視する理由は咬頭嵌合位における下顎頭位が生理的許容範囲にあるか否か，顎偏位を引き起こすような咬合接触や干渉が存在していないかなどの問題を把握しておくことで，咬合が生体に与えるダメージの予測や現症の診断，さらには治療方針を決める重要な判断基準となるためなのです.

3. 干渉が顎関節に及ぼす影響を評価

下顎頭がPRPにあるとき，干渉なく咬頭嵌合している場合は理想的な咬合であると考えられています．しかし多くの場合，RPで下顎を閉じていくと咬頭嵌合位に落ち着く前にどこかの歯で接触し，滑走したのちに咬頭嵌合位にいたります．この口腔内でわずかに生じる歯面滑走から下顎の偏位方向を正確に判断することは難しいため正確な診断は咬合器上で行われます.

咬合器の下顎模型はRPで付着されていますから，咬頭嵌合する前に干渉が存在すれば容易に察知することができます．通常，インサイザルピンは咬頭嵌合した状態でインサイザルテーブルに接触させていますので，上下の歯が最初に接触(干渉が存在する場合)した段階ではインサイザルピンはインサイザルテーブルから離れた位置にあるはずです(図2-6-7).

干渉の存在を確認できたところでいったん咬合器の上弓を下弓を分離し，インサイザルテーブル上に方眼紙片を貼り付け，再度咬合器をもとの状態に戻してから咬合紙をインサイザルテーブルとインサイザルピンの間に挟みます．この状態でインサイザルピンをゆるめると，ピン先は方眼紙上に落ちてRPポジションにおける干渉時の位置が記録されます(図2-6-8).

同様の操作を咬頭嵌合位でカーボン紙の色を変えて行えば，方眼紙上に2色の点が記録され，この距離と方向を計測すれば，下顎偏位の詳細が明らかになります(図2-6-9).

この2点を結ぶラインが正中に一致していれば顎の側方偏位はないので，この干渉が顎関節に及ぼす影響は小さいと考えられますが，正中方向から左右どちらかに偏っている場合には側方偏位が存在し，その角度と距離が大きいほど顎関節への負荷が大きく無視できないものと評価します(図2-6-10).

ICPにおける評価では偏心運動時の咬合干渉にとくに注意を払う必要があります．咬合干渉は歯列後方の咬合平面が急峻となっている場合や，アンテリア・ガイダンスが十分に機能していないときに多くみられますが，干渉を回避するための神経筋機構による筋反射の常態化(筋機能が亢進)による咬合疾患が少なくないことを考えると，RPだけでなくICPにおいても咬合チェックが重要となります.

Ⅳ　咬合紙が教えてくれること

咬頭嵌合位における咬合チェックでは下顎の機能咬頭と，それを受ける上顎の咬合面に記録された咬合接触点の位置，接触面の大きさを咬合紙のマークから読み取っていきます.

Ⅰ級正常咬合であれば下顎の第一大臼歯の遠心頬側咬頭は上顎の中央窩に咬み込んでいて，この下顎の遠心頬側咬頭の咬頭頂に近い遠心斜面と，上顎の斜走隆線の近心斜面で下顎が後方に下がるのを防止する役目を担うバリヤー（イコライザー）として機能しているか，咬合の安定に欠かせないBコンタクトを中心にAコンタクト，Cコンタクトが適度に機能しているかなど，咬合接触に関する多くの情報を咬合紙のマークから読み取ることができます（図2-6-11）．

臨床の現場では理想的なⅠ級咬合の患者よりもⅡ級咬合や叢生が咬合疾患の原因となっていることのほうが多く，そうしたケースではA-B-Cコンタクトや3点接触（イコライザーやクロージャー・ストッパーなど）が失われていて，接触すべきでない部位が接触（干渉）している場合も少なくありません．このような咬合異常の確認のためには咬合紙を使った咬合診査が欠かせないのです．

Occlusal Diagnosis Edition 7

バイトの取り扱いは要注意

I　咬頭嵌合位で咬んでいるのに模型が浮き上がる原因

患者の咬頭嵌合位が安定しているにもかかわらず,「咬合器にマウント後，バイトを外すと臼歯部が浮き上がっていた」「印象には何の問題もないのに，口腔内に試適すると補綴物が高すぎる」などの原因は咬合採得時の技術的な問題，あるいは下顎模型を咬合器にマウントするときの不注意によることがもっとも多いのです．

咬頭嵌合位が安定している歯列で，なぜそのようなエラーが生じるのでしょうか．

上下の最後臼歯がしっかりと嵌合しているケースにおける補綴の場合で考えてみましょう．少数歯のクラウンや中間歯欠損ブリッジの補綴ならば，バイト材がしっかりと咬頭嵌合位に咬み込まれていることを事前に確認していれば，正確な補綴物の製作は難しいことではなく，口腔内で調整に手間取ることはありません．

一方，咬合調整に時間を要する場合は，補綴物の高さが咬頭嵌合位と一致していない(高すぎる補綴物)ことが考えられますが，そのようなエラーは技工士が咬合器に下顎模型を付着するときに正しく模型を位置づけられていない(模型の浮き上がりが生じた)場合と，歯科医師側の問題，すなわち咬合採得の確認を怠った場合に起こりがちなエラーです(図2-7-1).

技工士側の解決方法としては，バイト材のトリミングや模型の固定の仕方を見直す，歯科医師の解決方法としては，咬合採得したバイト材

●バイトの調整

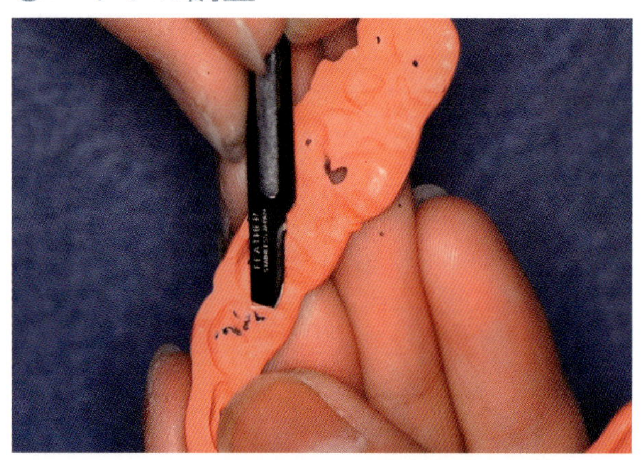

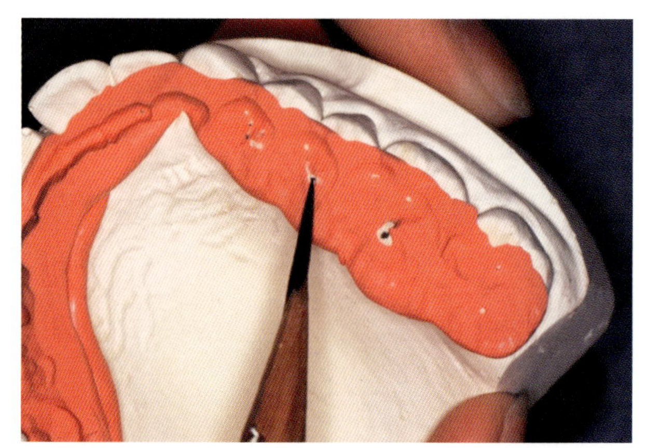

図2-7-1a, b　a：咬頭嵌合位で下顎模型付着する前に，正確にバイトが歯列模型に収まるように余分なところをトリミングしておく．b：咬合嵌合位で採得したバイトには歯の接触部位に穴があいているはずなので，咬頭接触部位を確認できる．トリミングが適当だと模型が浮き上がり，正しい診断や正確な補綴物の製作はできない(榊原デンタルラボ：榊原功二氏のご厚意による).

a|b

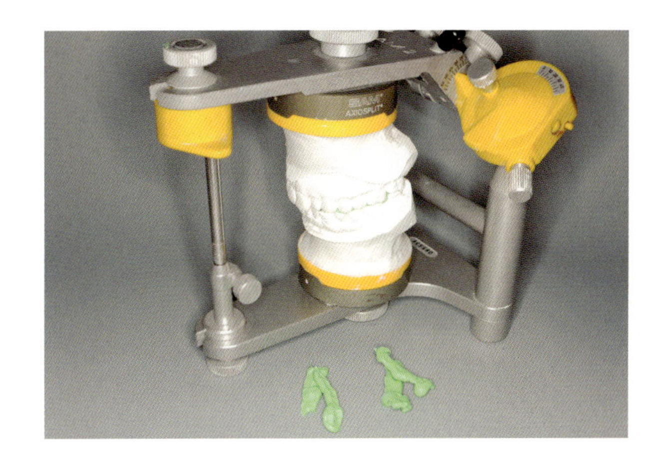

図 2-7-2a　RP バイトを 3 対採得し，そのなかの 1 対を用いて下顎模型を装着する．

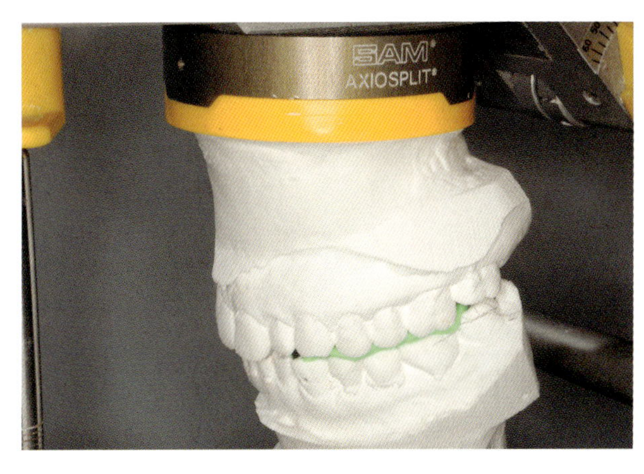

図 2-7-2b　マグネットが装着されたマウンティングリングタイプ．

を光にかざして，事前に嵌合をチェックした部位に穴があいているかどうかの確認することで防げる問題ですが，「患者が咬頭嵌合位で咬んでくれない」ことがあるというところに咬合採得の難しさがあります．

その理由はバイト材の硬さを感知した感覚受容器からの情報が脳に伝わり，そこから筋に対して咀嚼位をとらせる（顎偏位させる）ように信号が出力される，つまり食物が左右側どちらかの咬合面にのせられ，それを歯根膜感覚受容器が感知した瞬間に，その側が作業側運動を開始するのと同じ反応をするのではないかということです．

この現象を回避するには，できるだけ軟らかく（フローが良く），短時間（1 分前後）で硬化するバイト材を左右両側に均等におき，患者に下顎での作業側運動をさせないように両側臼歯でしっかりと咬ませることです．

患者によっては術者に咬合するように指示されたとき，咬頭嵌合位を理解できないか，あるいは緊張することで顎を前方に出して咬合をしてしまうことがあります．したがって咬合採得する前に咬頭嵌合位で咬む練習を何度かさせる必要があります．

多数歯の補綴であっても基本は同じです．基準となる歯（咬合採得の目安とする歯）が存在しない場合には，当然のことながら難易度は高くなります．しかし，全歯列に及ぶプレパレーションを必要とするようなケースでは，多くの場合，術前の下顎位を確保するために前歯，あるいは臼歯の数本を残した状態でいったんテンポラリー・クラウンを完成させ，その後に残った歯のプレパレーションを行うという手順で治療を進めていくのが一般的です．

こうすることで術前の下顎位をそのまま維持した状態でプロビジョナル・レストレーショ

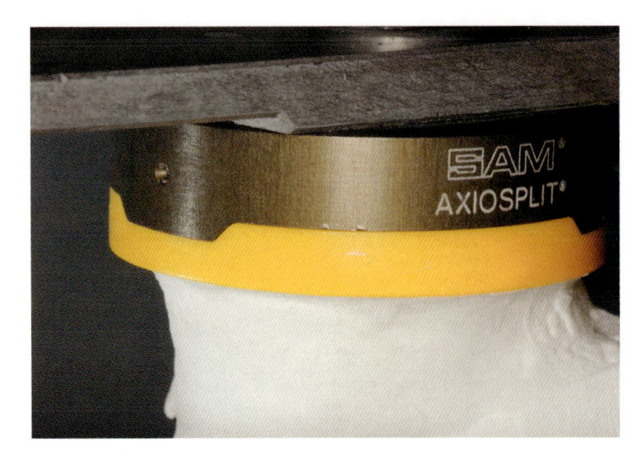

図2-7-3a　残りのRPバイトが一致している場合のスプリットキャストの適合状態.

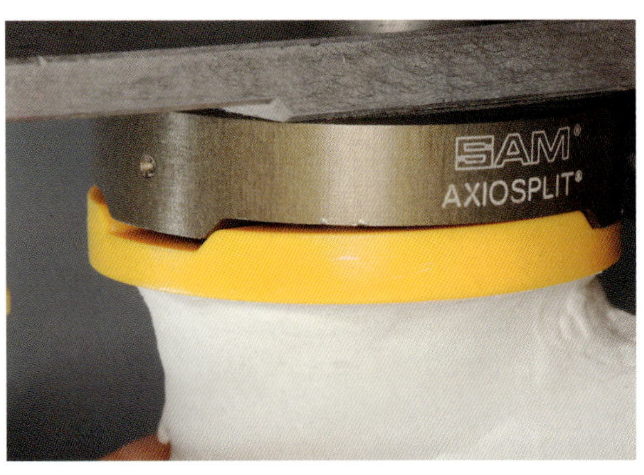

図2-7-3b　少しでもRPバイトの位置が違っているとスプリットキャストは一致しない.

ン，あるいはファイナルにまで治療を進めることができるからです.

以上のような治療の流れであれば，すべての歯を形成したとしても．暫間補綴物を咬合の基準として利用できるので，少数歯補綴の場合と同様に咬合採得を行うことができます.

II　下顎位がDRPにあるときはRPバイトを3回採得

難症例とされるのは，臼歯部欠損の状態で長期間放置された結果，咬合高径が低くなっている，あるいは顎機能障害があり，現状の下顎位を使って治療することができないケースです.

このような患者の下顎位は非常に不安定で，咬合採得を行っても毎回下顎位が異なるという臨床家泣かせの治療です.

対策としては，プロビジョナル・レストレーションの期間を3か月以上おき，咬合が安定するまで筋のリラクゼーションや夜間のブラキシズムの状態を観察する必要があります．その後にプロビジョナル・レストレーションで咬合高径や顎機能に問題がなくなったことを確認したうえで咬合採得を行いますが，前述した多数歯のプレパレーション・ケースと同様の手順で最低でも3つのRPバイト(図2-7-2)を採得する必要があります.

下顎位が安定したとはいえ，このようなケースではわずかな力加減で下顎位は偏位を起こしてしまうため，3つのRPバイトのなかの1つでスプリットキャストテクニックを使って咬合器に下顎模型を付着し，あとの2つのRPバイトが一致しているかどうかを確認します.

3つのRPバイトが一致していれば，十分に信頼できる下顎位として安心して治療を進めることができます．もしもどれか1つのバイトが違っていても，2つのRPバイトが一致していれば，確率論で「良し」とする方法です．3つのRPバイトがすべて一致しないときには咬合採得は最初からやり直しとなります(図2-7-3)．

咬合高径を変更しなくてはならないケースや顎偏位，顎機能障害のあるケースなどの難易度の高いケースは顎機能診査を行わなくては正確な診断ができません．根拠に乏しい勘に頼った治療は行うべきではありません．

Occlusal Diagnosis Edition 8

顎関節の問題は下顎頭の運動経路に現れる
〜ルーズニング，クリック，ロック〜

Ⅰ　下顎頭の運動軌跡の診断ポイント

下顎頭の運動経路から下顎頭，関節円板，および関節窩の関係を推し測ることができますが，そのためには生理的な顎関節の構造と，正常な顎機能運動経路の特徴を把握しておく必要があります．

顎関節は関節円板を介して上関節腔と下関節腔とに分かれていて，上関節腔は滑走運動，下関節腔は下顎頭の回転運動を担当しています．下顎運動は左右の下顎頭がそれぞれの運動を組み合わせることで咀嚼，嚥下，発音などの機能運動を可能にしています．

通常，下関節腕を構成する下顎頭は関節円板に内側極と外側極で強固に連結されているため，構造的に滑走できませんが，何らかの理由によって下関節腔において滑走動作が生じる場合には機能運動時の様相が複雑化し，運動軌跡の再現性が低下します．

顎機能診査はこのような病態を早期に察知し，咬合治療を進めるために欠かすことのできないステップです．

顎関節の病態はその特徴が下顎の運動経路に現れるので，運動軌跡を読解する基本を身につけておきましょう．

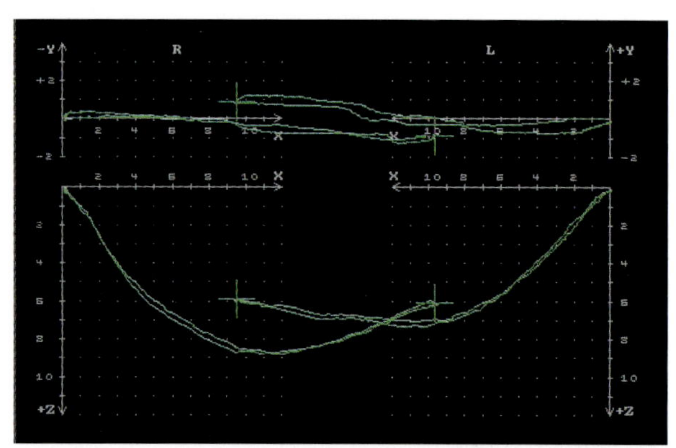

図 2-8-1　ルーズニング（過剰運動）のアキシオグラフ．開閉口運動時に左右ともに約 21 mm と過剰な運動所見が認められる．

1．関節の弛緩（Joint Loosening）

下顎頭と関節円板との関係が偏位する現象のことで，下関節腔において滑走（すべり）が起こることを意味しています．本来，回転運動を担う下関節腔で滑走が起きると，関節全体の可動性が増加し，正常な顎運動路にはみられない運動パターンを示すようになります．これを顎関節の弛緩（ルーズニング）と表現しています[12]．

ルーズニングの原因のひとつは，臼歯部の干渉によって長期にわたり顎関節に過剰な負荷が加わった場合などで，下顎頭の一部が吸収されることによって形態が変化し，下関節腔内にスペースが生じることが考えられます．また，外傷による靱帯の損傷によっても起こる可能性があります．

ルーズニングは触診や視診で診断することは困難であり，顎機能診査による下顎頭の運動経路を観察してはじめてその実態を把握することができます（図 2-8-1, 2）．

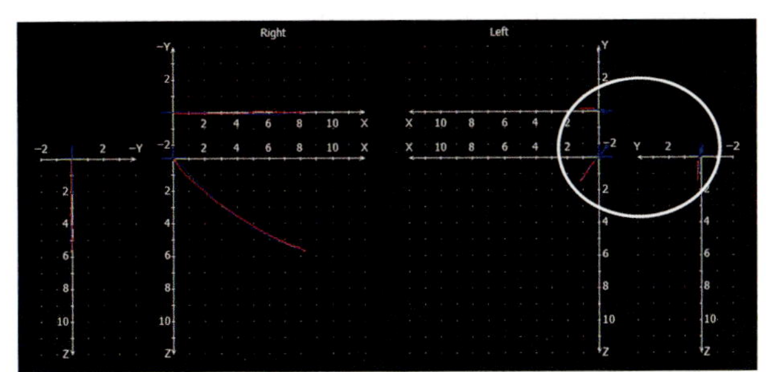

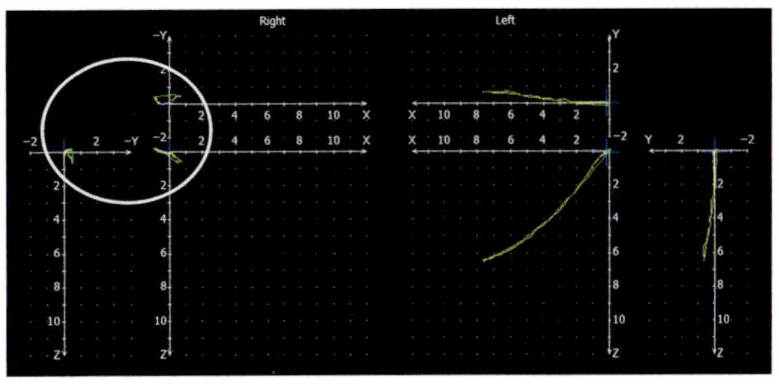

図 2-8-2a, b　ルーズニング（作業側後方移動）のアキシオグラフ．

a｜b

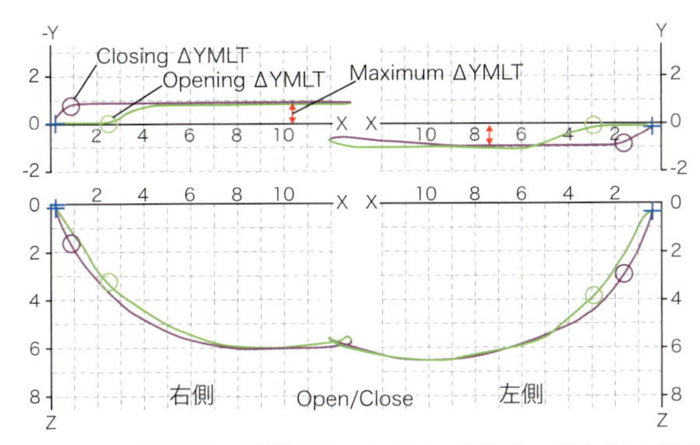

図 2-8-3a　対称性下顎運動における下顎頭の側方滑走運動（Tomofumi Mito, Kyoko Ishizaki, Koichi Suzuki, Sadao Sato Department of Craniofacial Growth and Development Dentistry, Division of Orthodontics, Kanagawa Dental College より引用改変）．

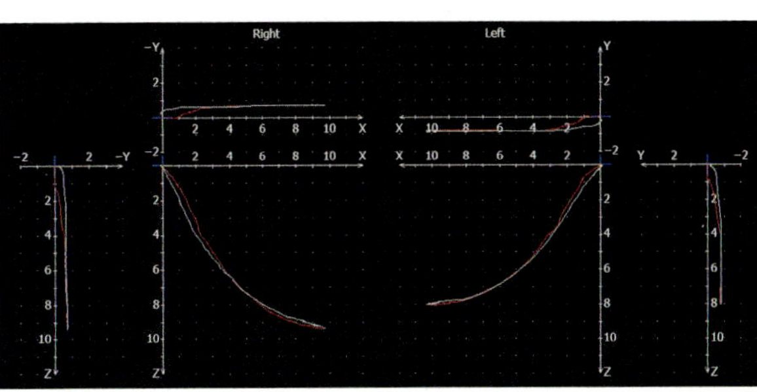

図 2-8-3b　左右対称性運動時にみられた下顎頭の側方移動（図は前進後退がみられたサイドシフト）．このグラフからは右側が内側，左側が外側方向に約１ミリ偏位していることがわかる．

2.　チェンジングキャラクター（Changing Character）

始点から終点にいたる往路と復路上での運動経路の異変のことです．異常とは運動路，すなわちレシプロカル・クリックやデルタワイ（ΔY）などが認められる場合にあたります．

3.　靭帯性ロック（Partial Lock）

下顎位が大きく偏位した場合，通常後方に偏位しますが，同時に側方的にも偏位することがあります．下顎頭が側方的に偏位した場合，その結果として，関節円板は前内方に偏位するとともに下顎頭の外側極は外側靭帯によって運動制限が生じます．

このように下顎頭が偏位した関節円板と外側靭帯に挟まれ，自由に動けない状態を靭帯性ロックと言います．

4.　滑走性のクリック（Translation Click）

復位性円板転位がある場合，通常顆頭の滑走運動中に関節円板が復位し，滑走性のクリックが生じます．レシプロカル・クリックはその典型的な例と考えられますが，滑走運動経路のどの位置でクリックを生ずるかは，顎関節内障の進行状態により異なります．

クリックの生ずる位置は咬合治療などで顎位を誘導していく場合の目標を設定するうえで重要な指針となります．

5.　デルタワイ（ΔY）シフト（Delta Y shift）

下顎頭と関節円板との関係に側方的なずれが生じている場合，本来対称的である下顎頭運動が，関節円板の復位にともなって下顎頭の側方シフトとして表れる（図 2-8-3）場合があります．

この現象は，Y 軸方向へのシフトであるた

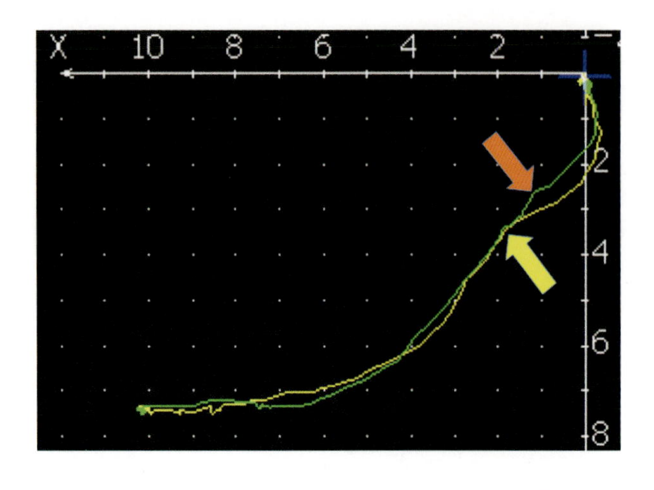

図 2-8-4　典型的な復位性円板転位(レシプロカル・クリック)所見．黄色矢印は往路での，赤矢印は復路でのクリックポイントを示す．

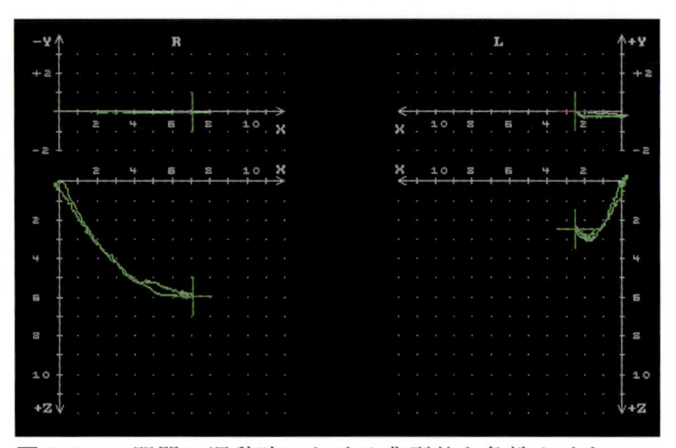

図 2-8-5　開閉口運動時における典型的な急性タイトロック所見(左側)．

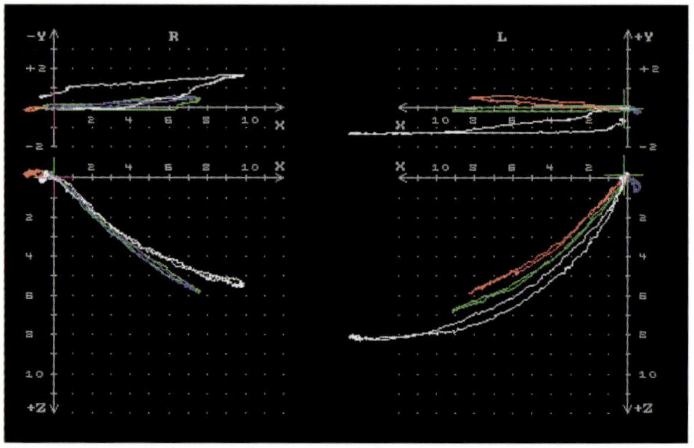

図 2-8-6　慢性ルーズロック所見．右側の開閉口運動(白いライン)が左側に比べ明らかに短く，Y 軸上の運動路も異常が認められる．

めデルタワイ(ΔY)シフトと呼ばれています．これに類似するシフトはクローズドロックやオーバーローテーションによっても起こることもあるので，鑑別が必要です．

II　復位性円板転位か非復位性円板転位かの判別

1．復位性円板転位(レシプロカル・クリックまたは相反性クリック)

開閉口時において往路で下顎頭が円板に復位したときのクリック，そして復路で円板から脱落するときのクリックが発生します．臨床的には復位時のクリックは明瞭ですが，脱落時のクリックは不明瞭なことが一般的です．

触診や聴診では下顎頭運動経路上のどの位置でクリックが起きているのかを特定するのは困難ですが，コンダイログラフではクリックの位置を三次元的座標として割り出すことができます(図 2-8-4)．

2．非復位性円板転位

a．急性タイトロック

円板が下顎頭の前下方に転位し障害物となって下顎頭の運動を妨げている状態です．開口量はわずかで，開口時に痛みをともないます．

このときコンダイログラフでは下顎頭の運動量がきわめて少ないことが明瞭で，とくに下顎頭が滑走運動を制限され，かろうじて下顎頭の回転運動でのみ開口をしていることがわかります(図 2-8-5).

b. 慢性ルーズロック

円板が転位したままの状態が長期間続くことで下顎頭の運動制限が慢性化した病態で，急性タイトロックが著明な運動制限を呈するのに対し，慢性ルーズロックでは，ある程度の開口や側方運動が可能になるため，顎機能診査やMRIを用いないと異常を見落としてしまう場合もあります.

顎機能診断装置の画面では，下顎頭の運動経路上に変曲点はみられず，一見するとスムーズな経路にみえますが，正常値に比較するとすべての限界運動において運動量が少ない傾向が認められます(とくに開閉口運動において).

また慢性ルーズロックが片側性に起きている場合は，開口時に下顎が患側に偏向する特徴があるため，診断画面上で下顎頭の運動量の左右差を定量的にとらえることができます(図 2-8-6).

III 下顎頭運動のまとめ

通常，下顎頭は開閉口運動において，その滑走運動は最大約 15 mm 程度(回転運動が約 30° 程度)ですが，ルーズニングすなわち下関節腔に滑走運動が生じることで下顎頭は通常よりも移動距離が増加します(下顎頭の過剰運動).

下顎頭の過剰運動は開口運動時に下顎頭が関節結節の前方まで移動して戻れなくなる顎関節脱臼の原因となることがあります.

下顎が側方運動を行う際には，作業側下顎頭はわずかに外側に移動しつつ回転し，非作業側下顎頭は関節窩に沿って前下方へ移動します.

この作業側下顎頭の外側への動態はさまざまですが，作業側顆頭の後方への移動は咬合干渉(とくに臼歯部において)を生じさせる危険性が高いので注意が必要です

Occlusal Diagnosis Edition 9

治療計画立案に必要な診断のポイント

Ⅰ RP で治療が必要か，ICP で治療して問題がないか

咬み合せの異常を主訴に来院する患者の問題には，歯そのもの（疼痛，動揺，欠損など）に起因している場合と，顎関節の異常（筋症状を含む顎機能障害：口の開閉ができない，開閉口時に異音がする，あるいは痛みがあるなど）に大別することができます．

1．限局した歯，あるいは歯周組織に起因する主訴への対応

顎機能に問題がない，もしくは問題があっても自覚するにいたっていないケースであり，診査結果において顎機能障害が認められなければ咬頭嵌合位（ICP）での治療を選択します．

2．筋症状を含む顎機能障害に起因する主訴への対応

咬合の問題が顎機能障害との間に因果関係があるのであれば，現状の咬合関係を改善する必

●咬合の構成要素

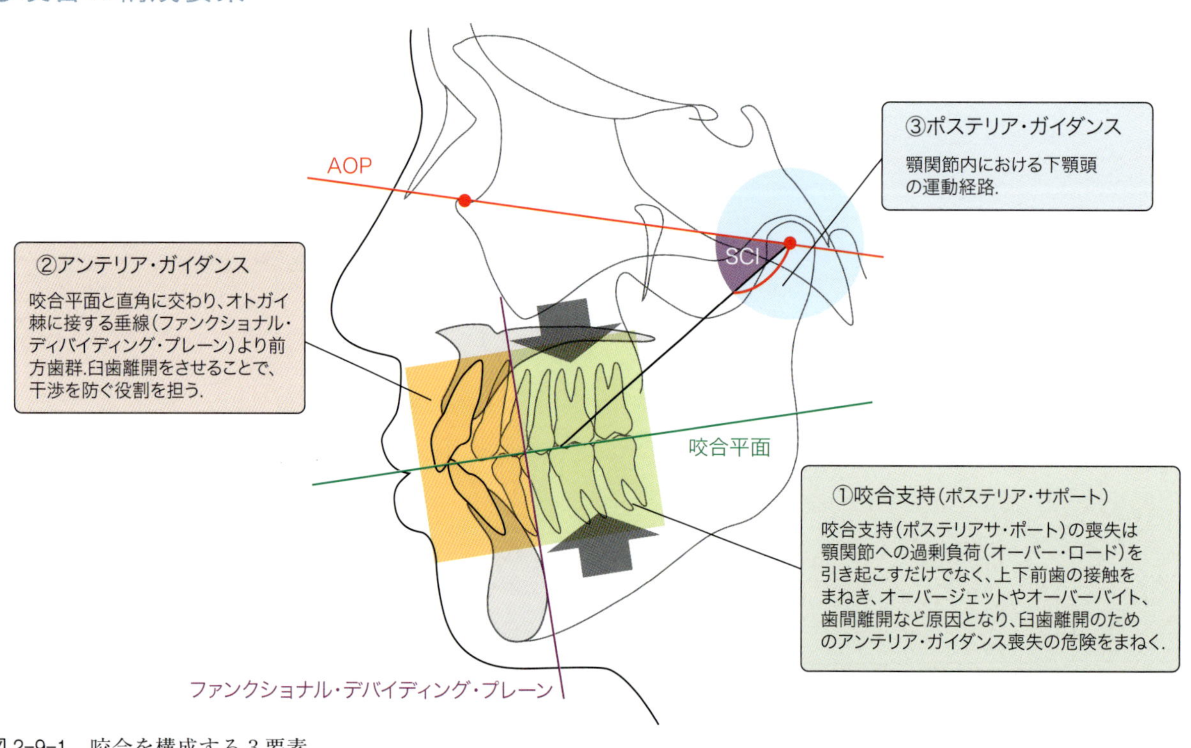

図 2-9-1　咬合を構成する3要素.

要があります．

咬合の異常が顎関節に問題を引き起こしている可能性が高い場合には，治療に先立ち咬合診査と顎機能診査を行い，顎関節に起こっている問題を把握し，原因を究明する必要があります．

そのうえで問題解決の道筋を考えますが，顎機能障害があるときは機能回復のための治療目標下顎位（TRP）を定め，最終的な処置である補綴や歯列矯正などに移行します．

II　欠損の程度と機能障害の有無で治療方針は異なる

1．少数歯欠損か多数歯欠損か

小数歯欠損の場合，顎機能に問題がなければICPで補綴治療を行っても問題はありませんが，歯を失った原因が過剰負荷や偏心運動時の干渉によるものであれば，補綴物にその対策がなされていなければ問題が解決したことになりません．

多数歯欠損の場合は，残された歯に過剰な負荷が加わるために歯軸傾斜や圧下が生じ，結果として咬合崩壊にともなう顎機能障害（TMD）を発症することになります．このようなケースでは咬合再構成が必要となるため，術前に顎機能診査を行い，RPを定めてから治療する必要があります．

2．欠損領域は前歯か臼歯か

主たる欠損領域が前歯部の場合には，アンテリア・ガイダンスを回復する必要があります．この誘導路角（アンテリア・ガイダンス）はポステリア・ガイダンスと調和している必要があるため，SCIを計測する必要があります．

SCIが小さい場合は臼歯が干渉する危険がありますが，大きすぎると咀嚼の弊害や偏心運動時の滑走機能が障害されることもあります．またブラキシズム時のコントロールは小臼歯を含む咬合誘導路が担いますから，上顎では犬歯と第一小臼歯，下顎では第二小臼歯を含む前歯部欠損歯の治療では顎機能診断が重要な役割を果たします．

主たる欠損領域が臼歯部の場合，咬合支持の回復が主目的となりますが，下顎位がDRPにあるときは先に治療目標となるTRPを決定し，咬合器上でワクシングによる咬合接触関係のシミュレーションをすることで，補綴物の設計や必要な処置を確認することができます．

顎偏位の改善が必要な症例における補綴では沈下をまねく有床義歯よりも，ブリッジやインプラント補綴のほうが咬合支持を確立するためには有利です．また，補綴物の長期安定のためには干渉を排除し，臼歯離開が行われることが求められます．

III　咬合治療で重要な3つの咬合構成要素

咬合の構成要素の障害や喪失には，それぞれ単独の問題として存在している間は個別に対処することはできますが，早期に改善できないとこれらの要素（図2-9-1）が互いに影響を及ぼしあって，顎咬合機能を崩壊するサイクルに陥ってしまい治療を困難なものにしてしまうことから早期に咬合診断を行うことが重要になります．

1．咬合支持（ポステリア・サポート）

咬合支持（ポステリア・サポート）の喪失は顎関節への過剰負荷（オーバー・ロード）を引き起こします．片側だけの喪失は顎の側方偏位の原因となります．

両側の喪失は下顎前歯の突き上げを生じるため，上顎前歯群の唇側傾斜や歯間離開の原因となります（図2-9-2）．

2．アンテリア・ガイダンス

アンテリア・ガイダンスは，臼歯離開をさせ

●咬合支持の喪失

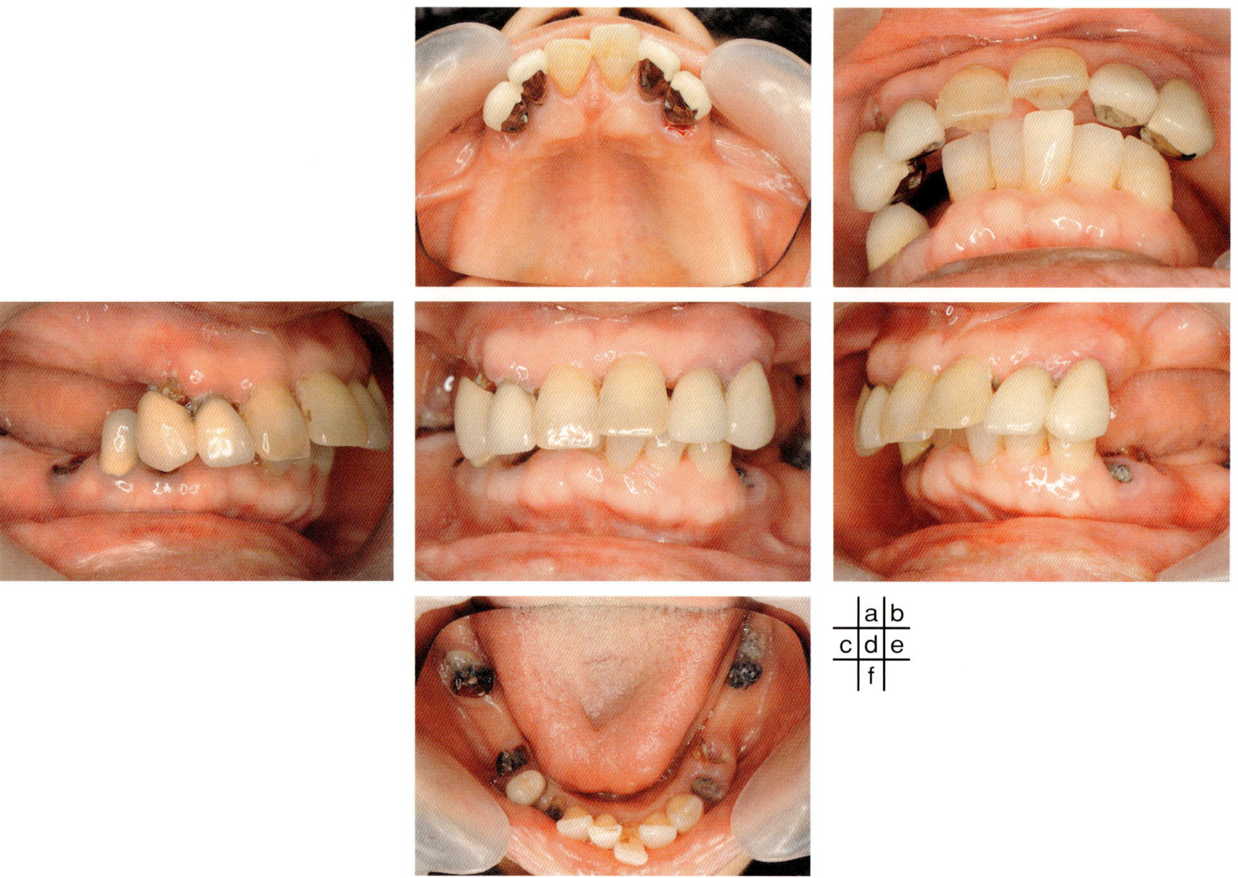

図2-9-2a〜f　咬合支持の喪失は顎関節に負荷をかけるだけでなく，上顎前歯群の唇側傾斜や歯間離開の原因となる．

ることで臼歯の干渉を防ぐ役割を担っています．アンテリア・ガイダンスの喪失はこの機能を失うことを意味し，下顎が偏心運動時したときに臼歯が干渉する危険にさらされます(図2-9-3)．

3．ポステリア・ガイダンス(顎機能)

ポステリア・ガイダンスは顎関節における下顎頭の運動経路です．

顎関節内部の障害，たとえば下顎頭の変形や関節円板の偏位が生じると，これらの問題に起因する生理的(神経筋機構)弊害や器質的変化，痛みをともなう運動障害などにより下顎頭の動きに異常が生じます(図2-9-4)．

Ⅳ　顎関節の問題は許容できる範囲にあるか否か

咬合に起因すると考えられる機能障害(顎関節内障)が認められる場合には，積極的に治療に介入すべきです．

顎関節の障害は歯列不正や不適切な補綴物に原因があることが多いと考えられていますが，正常なⅠ級咬合の天然歯列であっても時として顎機能障害を訴える場合があります．

歯列不正や不適切な補綴物がなくても顎関節症状を引き起こす犯人として注目されているのがストレスと睡眠時ブラキシズムです[9]．

ストレスを強く感じている患者では，仕事中

●アンテリア・ガイダンスの喪失とその難易度

難易度	欠損部位・範囲	状態
0	オーバージェット，オーバーバイトがそれぞれ3mm程度．適切なアンテリア・ガイダンスがある．	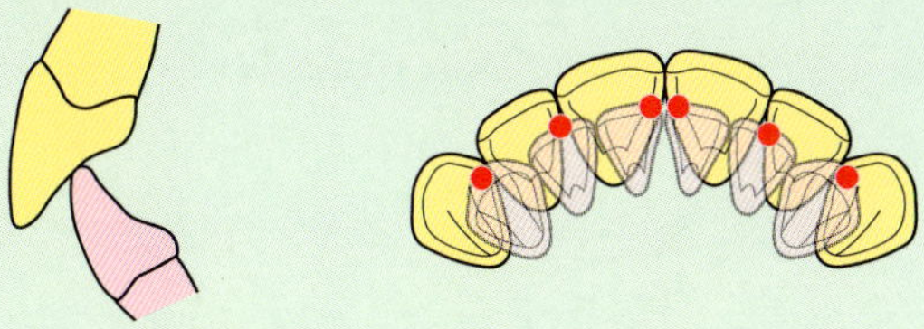
1	アンテリア・ガイダンスが浅いため，臼歯離開が困難である．	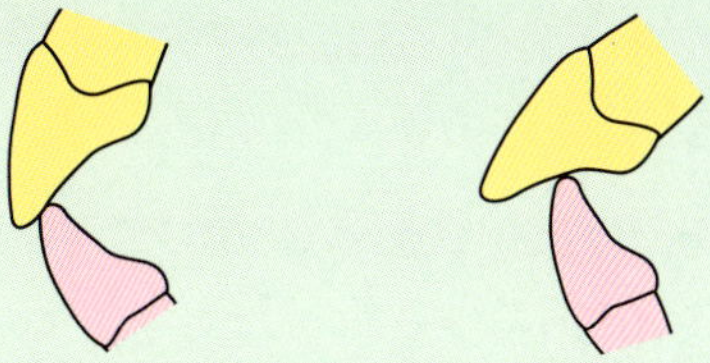
2	両側中切歯が欠損している．	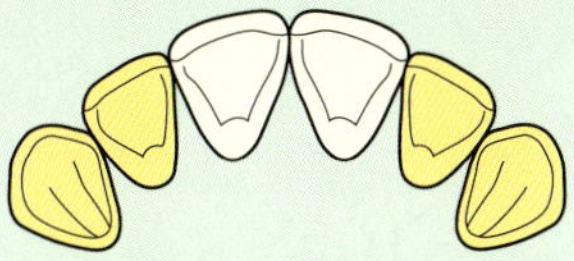
3	片側の側方ガイドが欠損している．	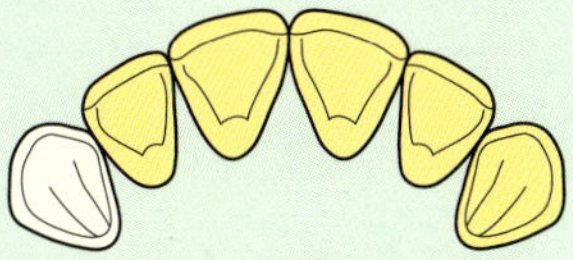
4	両側の側方ガイドが欠損している．	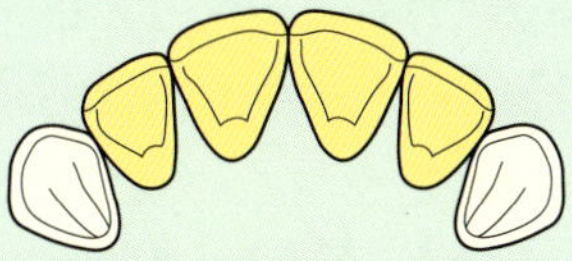
5	開咬状態，II級咬合状態，前歯部が欠損している．	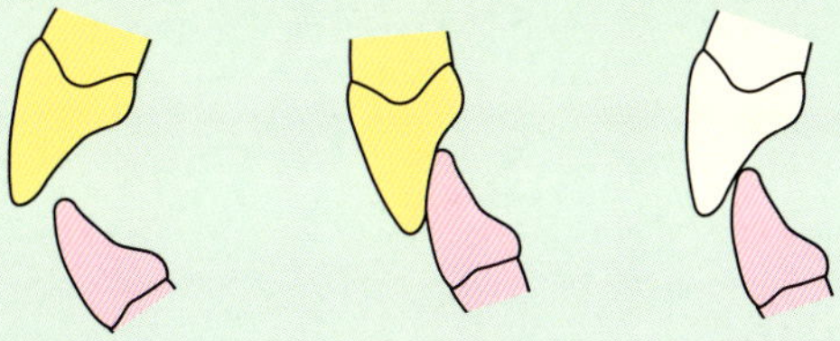

図2-9-3　一概にアンテリア・ガイダンスの喪失といっても欠損部位や範囲によってその難易度は異なる．図は数値が大きくなるほど難易度が高いことを示す(参考文献9より引用改変)．

(覚醒時)にTCH(歯の接触)を自覚していることが多く，睡眠時ブラキシズムの発生メカニズムの研究においても生体の情動ストレス発散に歯(ブラキシズム)が用いられていることを示唆する報告がなされています[9]．

ストレスによる交感神経の興奮状態が長く続くと，唾液の減少や食いしばり，歯ぎしりが慢性化し，歯や歯周組織の崩壊が徐々に進行し，それにともなって下顎は後退位を取り始めることになります[9]．この状況が長く続くと顎関節のルーズニングに始まる顎機能障害発症の過程をたどる傾向が高くなると考えられています．

このような観点から顎や咬合に何らかの異常が存在する場合には，早期の咬合診査や顎機能

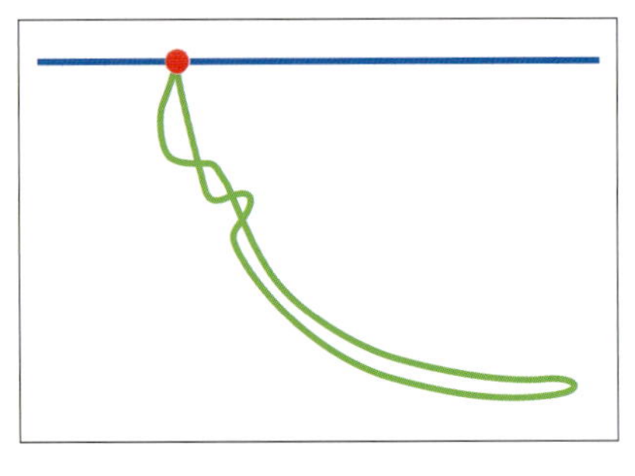
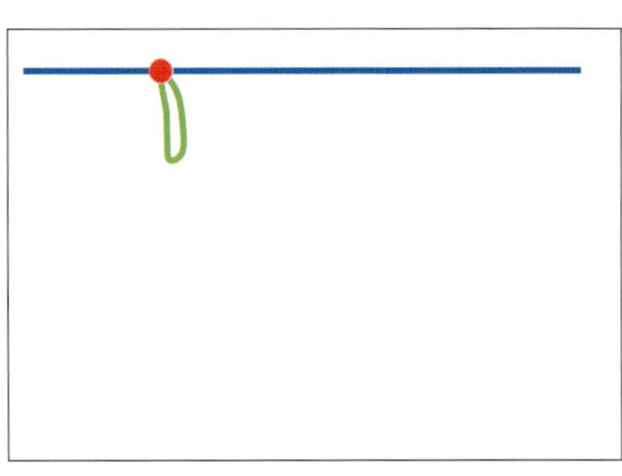

a|b

図2-9-4a, b　a：レシプロカル・クリック．b：急性クローズド・ロック．

診査を行うべきであり，ルーズニングや軽度のクリックだからという理由で放置しておく，あるいは診断することなく治療を進めることは症状を悪化させる危険があることを理解しておく必要があります．

下顎位が基準位（RP）から逸脱している症例では関節円板の復位を治療目標に定め，そのための治療計画を立案し，実行する能力が求められます．

V　治療の難易度を左右する顔面骨格形態と咬合様式

治療の難易度は骨格パターンが少なからず影響します．

「咬合に問題のない」Ⅰ級骨格者では，上下歯列弓が調和し，咬合支持が確立され，咬合誘導路（アンテリア・ガイダンス）が機能しているということですから顎関節は保護される条件下にあり，理想咬合にきわめて近い状況にあるといえます．

ところがⅡ級骨格となると，下顎はⅠ級に比べて後方位（上顎骨の過成長か，下顎骨の劣成長あるいは両方）に位置しますから，咬合様式はグループ・ファンクション傾向となり大臼歯部が離開し難くなります．当然，下顎頭位も生理的な位置（PRP）より後方位（DRP）にある可能性が高くなります．

Ⅲ級骨格では，Ⅰ級骨格に比べて下顎が前方位（上顎骨の劣成長か，下顎骨の過成長あるいは両方）にあり，下顎の偏心運動域を左右する上顎前歯の被蓋（アンテリア・ガイダンス）が得られにくい状況にあるわけですから，臼歯離開が難しい，つまり干渉が生じる確率が高いことから，顎関節に何らかの問題を惹起している可能性を考慮しておく必要があります．

Ⅵ　側方偏位がある場合

左右側どちらかに顎が偏位している場合には，下顎頭と関節円板の位置が転移している可能性がありますので，顎機能診断を行うことが重要です．

顎偏位の原因はいくつか考えられますが，偏位している側の咬合高径が低くなっているときには，下顎頭が外側に押されながら後方位をとる傾向があります．ただし，関節円板の転移方向は症例ごとに異なるため，顎機能診査とMRI診査を併用して診断することが望まれます．

Ⅶ　咬合治療のゴール（目標）は正常な機能（Eu Function）

咬み合わせの異常を主訴に来院する患者の希望は「普通に食事できること」「健康な日常生活」が送れるようになることです．

ところが，しばしば私たちは「歯科医師側の独りよがり的な治療」や「思い込み治療」に陥ってしまうことがあります．

施術する側は患者の病（身体）に介入せざるを

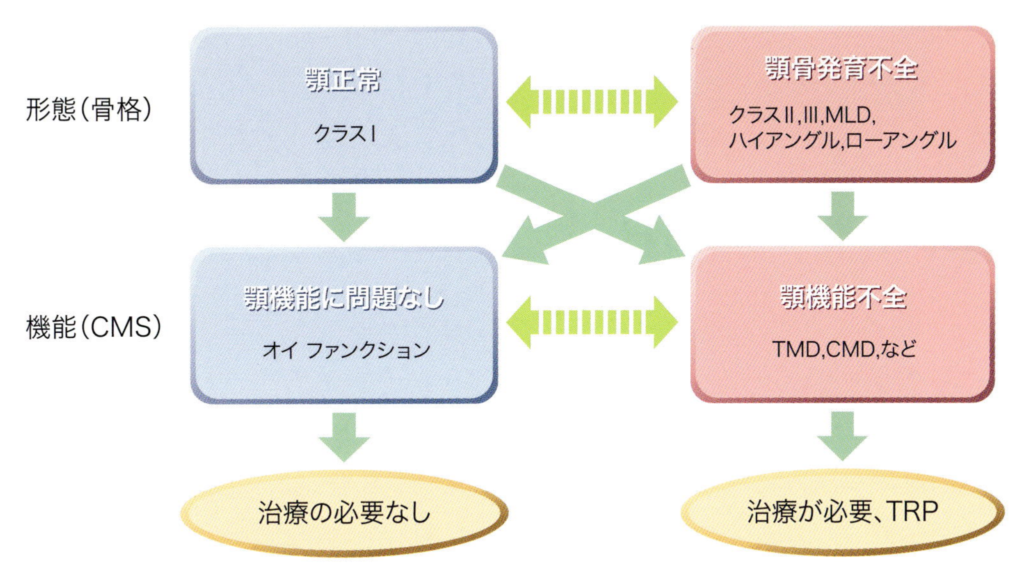

図2-9-5 治療介入の判断基準．正常なⅠ級顎顔面骨格の範疇にあっても機能的な問題が存在するときには治療を必要とするが，Ⅱ級骨格やⅢ級骨格であっても機能的な問題がなければ治療の必要はない．咬合治療に際しては治療目標下顎位(TRP)を設定し治療を進めることが重要である．

得ないのですが，咬合治療で歯を削る行為は不可逆的な治療です．人間の技量で完全を成し遂げることができないかぎり，いかに医学的な介入といえども必要最小限の侵襲にとどめる方法を模索すべきであり，可能であれば可逆的治療が望ましいことはいうまでもありません(図2-9-5)．

そのためには事前に十分な診査を行い，機能の回復(目的)のために必要な治療計画を立案する能力が求められるのです．

Occlusal Diagnosis Edition 10

治療目標下顎位（TRP）の決定法

I　治療目標下顎位（TRP）の概念

咬合治療を行う基準となる下顎位が生理的（PRP）な位置にある場合は治療目標下顎位（TRP）を新たに設ける必要はありませんが，非生理的下顎位（DRP）と判断された場合にはTRPを新たに設定し治療を進める必要があります．

TRPは，ある「一点を指す」というように厳密に決まるものではなく，生体が適応できる「エリア」としてとらえたほうが，より臨床的で理解しやすい下顎位です．

顎関節の構造は，ほかの関節と比較して可動性に富み下顎位に対してもある程度の許容力があります．

TRPの求め方は，下顎頭が関節円板から逸脱する直前の位置を基準位（RP）からの角度と距離で決定するのですが，実際の下顎頭の形態は明確な回転中心をもつ球体ではなく，関節円板の構造も単純ではありませんから，顎機能運動経路から関節円板に下顎頭がのっていると判断できる最後方位置に設定します．

II　咬合治療に不可欠な基準位

基準位（RP）を採得する場面では，生理的に何ら問題のない基準位（PRP）と，非生理的な基準位（DRP）の場合とがあります．PRPであるのか，DRPであるのかの判断はコンダイログラフを用いた顎機能診査や画像診断などの客観的なデータを基に考えなければなりません．

そして患者の基準位（RP）が非生理的（DRP）であると判断された場合は，なんらかの方法で生理的な下顎位を探して修正しなくてはなりません．この新たな下顎位を治療目標下顎位（TRP）と呼びます．

これらの用語[3]は第1部「咬合知識編 Edition4」でも解説していますが，下顎頭の位置を理解するための5つの用語を以下に再度整理しておきます．

1．下顎の回転中心（Transverse Horizontal Axis：THA）

下顎の回転中心とは，下顎が上下に約10°の範囲で純粋に回転運動する位置を指し，左右の回転中心を結ぶライン（下顎の回転軸）をトランスバース・ホリゾンタルアキシス（Transverse Horizontal Axis：THA）と呼びます．

2．基準位（Reference Position：RP）

基準位（RP）とは，ターミナルヒンジポイント（THP）が「術者が下顎を後方に少し誘導した位置」であるのに対して，術者が手を触れることなく（術者の指による負荷を加えることなく），歯を接触させずに患者自身の閉口筋の力のみで下顎を最後方にもっていった限界位のことです．

そのため，THPとRPとの間には若干の距離（ずれること）があります．

3. 生理的下顎基準位（Physiological Reference Position：PRP）

生理的下顎基準位（PRP）とは，下顎頭が関節円板狭窄部（アンテリア・バンドとポステリア・バンドの間）に位置し，かつ関節結節の斜面に圧接（外側翼突筋による生理的な緊張）された状態を示します（咬合知識編 Edition4・図1-4-7, 8参照）．

4. 非生理的下顎基準位（Deranged Reference Position：DRP）

非生理的下顎基準位（DRP）は，下顎頭と関節円板の位置関係が正常な状態から逸脱した位置にあることを示します．

5. 治療目標下顎位（Theraputic Reference Position：TRP）

TRPは，DRPの位置にある下顎頭を「本来の解剖学的な位置関係＝生理的な状態」に回復するため設定される治療途上の下顎目標位であり，最終的な咬合のゴールであるとはかぎりません．

TRPを設定するためには，計測の起点となる基準位（RP）からTRPまでの距離（S値で示される）と矢状傾斜角（SCI）を求め，フェイスボウ・トランスファーされた咬合器上に新たな下顎位としてこの位置を設定することで，スプリントやプロビジョナル・レストレーションを製作することが可能になります．

III 顎機能診断装置を用いたTRPの設定手順

①最初に被験者のオトガイ部を軽く押して下顎をTHPに誘導し，診断機器（ここではコンダイログラフ）の画面上にその位置を記録します．

②つぎに下顎を前後に出し入れする練習を何度かさせたのち，自力で顎を後方にもっていってもらったところ（RP）で再度画面上にその位置を記録し，THPとRPの位置関係やRPの再現性を確認します．このとき，再現性が悪ければDRPの可能性が高いと判断します．

③つづいて大きく開閉口させ，運動制限やクリックを含む顎機能異常の有無を確認します．レシプロカル・クリックがある場合には下顎頭が関節円板に復位する位置（往路上）と逸脱する位置（復路上）が読み取れますので，閉口路上で関節円板から下顎頭が逸脱する直前の位置にTRPを設定します．レシプロカル・クリックは通常（下顎頭と関節円板の位置関係は非生理的位置），DRPで最大開口位にいたる途中で下顎頭は関節円板に復位し，その後，最大開口位を迎えたのちにRP（＝DRP）に向かって閉口していき，RPの直前（あるいは数ミリ手前）で逸脱（運動路は急激に変化＝復路でのクリックポイント）したのちに閉口運動の終局を迎えることとなります．下顎頭は関節円板から逸脱しているのでスタート時のRPに戻る確立はきわめて少なく運動路の再現性もありません．

④咬頭嵌合位（ICP）からの開閉口運動路を記録しておくと，RPからの開閉口運動の軌跡とICPからの軌跡の違いから，現在の咬頭位に問題が存在するか否か判断することができます．DRPと判断されるときにはその位置を治療位として用いることは危険です．

ここではレシプロカル・クリックを例にTRPの求め方を解説しましたが，下顎の機能不全には急性クローズドロック，慢性クローズドロック，軽度の症状を呈するものでは顎関節のルーズニング（下顎頭と下関節腔のあいだで生じる）などがあり，問題の程度によってTRPの設定位置は異なるため，顎機能診断を行い，顎関節の健康状態を把握しておくことが非常に重要です．

● TRP の設定により疼痛が改善された症例

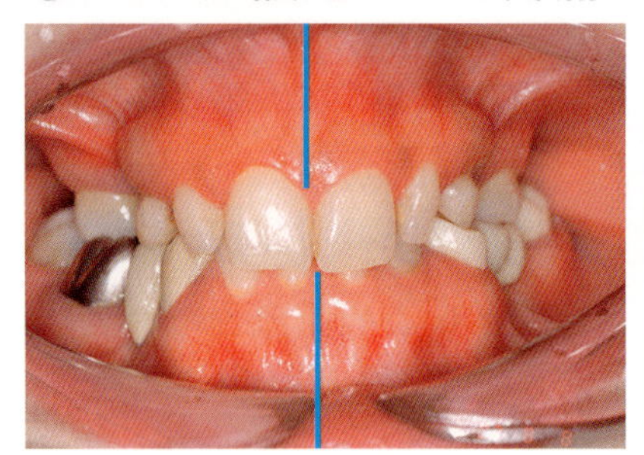

図 2-10-1a　初診時の口腔内.

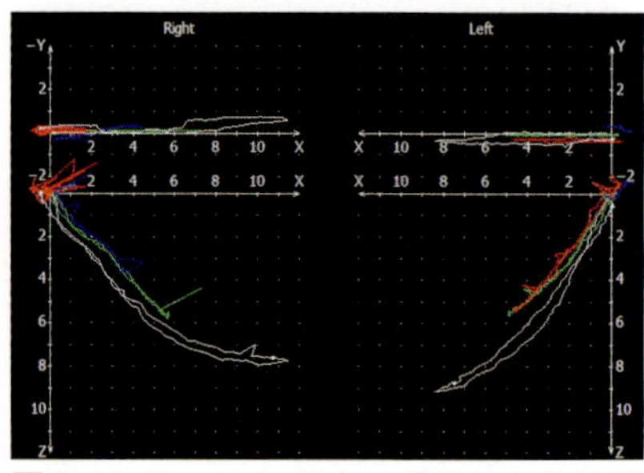

図 2-10-1b　コンダイログラフからは明確なクリックは認められないが，左右非対称かつ再現性不良.

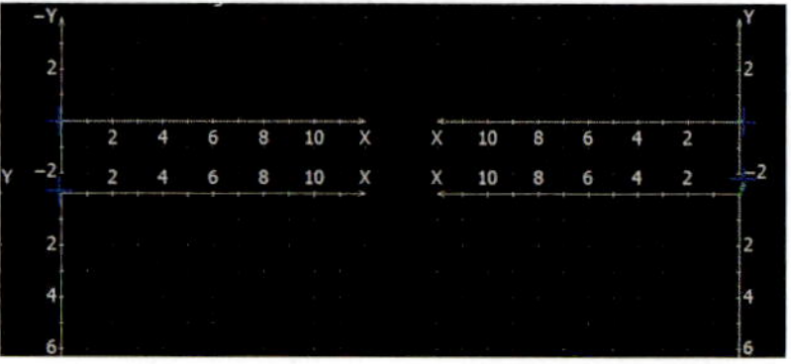

図 2-10-1c　RP → ICP では左側の下顎頭が後上方に偏位している.

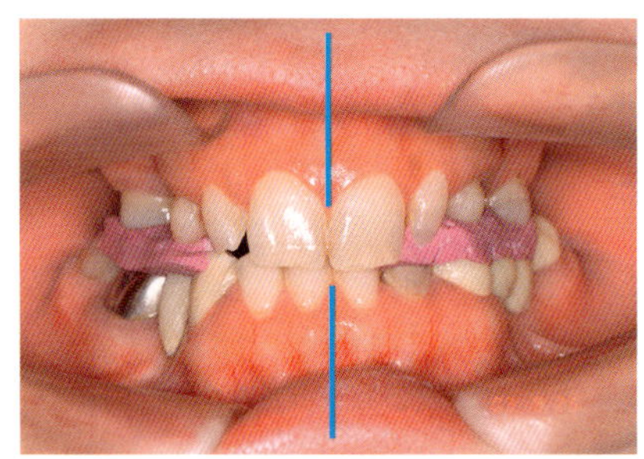

図 2-10-1d　TRP を設定.

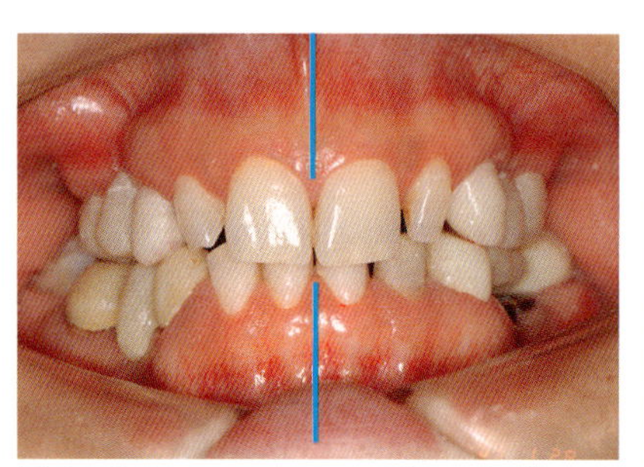

図 2-10-1e　TRP でのプロビジョナル・レストレーションの装着.

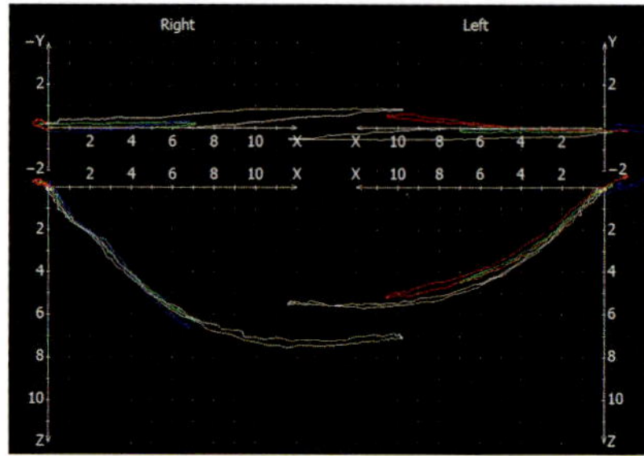

図 2-10-1f　疼痛が消失し下顎頭運動が改善された.

Ⅳ　症状が軽減する下顎の位置を模索し TRP として設定した症例

患者は左側の顎関節に疼痛を訴えて来院した 30 代の女性です．正中が左側に偏位し，ディープバイトで，開口時に左側の顎関節に強い疼痛を認めました（図 2-10-1a）．

コンダイログラフからは運動量は少なく，運動経路も左右非対称で，再現性も不良とみられました（図 2-10-1b）．

RP-ICP では左側の下顎頭が後上方に入り込むように移動し（図 2-10-1c），また正中を合わせてやや咬合を挙上すると疼痛が軽減することなどからおおむねこの位置に TRP を設定しました（図 2-10-1d）．

プロビジョナル・レストレーションを装着後（図 2-10-1e），経過観察を行いましたが，患者の疼痛は消失し，コンダイログラフからは下顎頭運動の改善が認められました（図 2-10-1f）．

第 3 部

咬合治療編

(Treatment Edition)

本編では第１部「咬合知識編」，第２部「咬合診断編」をベースに咬合治療がどのような治療体系で進められていくのかを具体的に述べていきます．顎咬合機能障害，すなわち「顎の痛み」や「口が開かない」，あるいは「咬めない」などの主訴に対する診断ポイントと対処法，さらに最終治療までの一連の流れを問題ごとに解説するように構成しました．

治療に用いる手技の根幹をなす考え方は，「咬合を構成する３大要素である「ポステリア・サポート＝咬合支持」「アンテリア・ガイダンス＝咬合誘導路」「ポステリア・ガイダンス＝顎機能運動路」が調和し，機能しているか否かを診査するところから始まり，問題を生じたこれらの要素，あるいはその前段階にある症状に対するアプローチ法を提示してあります．たとえば筋痛であれば，筋弛緩を目的としたスプリントを，顎機能にすでに障害が認められる場合にはTRPを用いたリポジショニング・スプリントを処方し，最終的な治療の足がかりにしていきますが，スプリントにも症状に応じた種類と製作法があるのでそれらを知っておく必要があります．さらに補綴的手法だけでは治療目標の達成が困難と判断された場合には歯列矯正やインプラントを併用した咬合再構成，心因的な問題が疑われる場合には心療内科の知識も必要となるのが咬合治療ですので，こうした難易度の高い症例もいくつか取り上げてみました．

咬合治療と聞くとフルマウス・リコントラクションや睡眠時ブラキシズム，ストレス，オーバー・ロードなど耳を塞ぎたくなる治療に思えて，拒否反応を引き起こしがちですが，単冠１本であっても咬合治療であることを忘れてはなりません．顎口腔機能の健康回復のためには歯内療法や歯周治療といったベーシック・トリートメントの延長線上に存在する治療の総称が「咬合治療」であると考えればそれほど難しいことではないはずです．

大切なことは目先の処置にとらわれるのではなく，健全な顎咬合系がどのように構築されているかを知り，問題の生じた機能を回復するために何をすべきか，という設計図(治療目標)を描き，工程表(治療計画)に基づいて処置を進めていくことです．

機能回復(生体の調和を回復する)には数か月単位の治療日数を要すことが多いので，診療記録を記述しておくことが重要になります．「咬合治療は診断がすべて」といっても過言ではありません．日々の処置は私たちが日常行っている診療内容と何ら変わることはありませんが，診断のためには顎機能診断やフェイスボウ・トランスファーが必須ですので第１部「咬合知識編」，第２部「咬合診断編」を再確認しながら読み進めてください．

Treatment Edition 1

咬合治療の必須テクニックをマスターしておく
～フェイスボウ・トランスファー，咬合採得，下顎誘導法～

I　フェイスボウ・トランスファー時の注意点

1. バイトフォークを強く咬ませすぎない

最近のフェイスボウの構成は，アッパーボウとバイトフォーク，この2つのパーツをつなぐジョイントで構成されています(図3-1-1).

構成はシンプルですが，正確なフェイスボウ・トランスファーを行うためにはいくつかのポイントがあります.

バイトフォークは，歯列の圧痕が前方，左右臼歯の3点に浅く付くだけで安定します．あまり強く咬み込ませるとバイトフォークのメタル部分に接触した歯が沈下してしまい，咬合器に装着する模型の咬合面とバイトフォークの圧痕が一致しなくなってしまいます.

2. バイトフォークとアッパーボウを連結するネジはしっかり締める

患者が帰った後で，咬合器にフェイスボウをセットしようとしたときに，アッパーボウとバイトフォークがぐらついていては患者の顎位を正しく咬合器上に再現できなくなるので，アッパーボウとバイトフォークをつなぐネジ(アッセンブリー)のゆるみがないことを必ず確認することが大切です.

3. イヤーボウ(患者の外耳道にイヤーピースを挿入するタイプ)を無理矢理押し込むのは不可

左右の耳に患者自身で痛くない深さにまでイヤーピースを差し込んでもらい，そのままアッパーボウを保持してもらいます．そして少し前方に引いたところでナジオンリレーター(ある

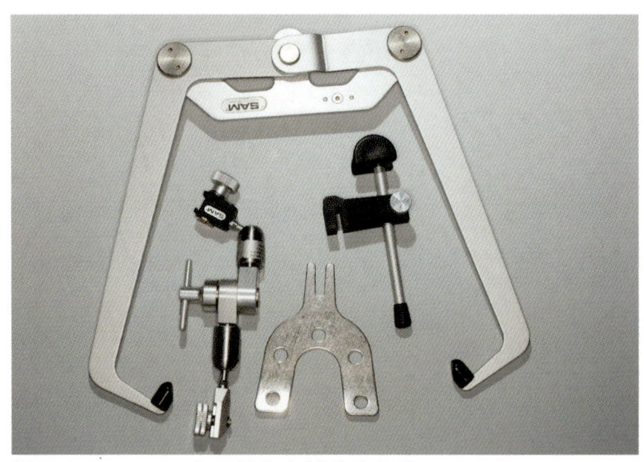

図3-1-1a　フェイスボウを構成する各パーツ.

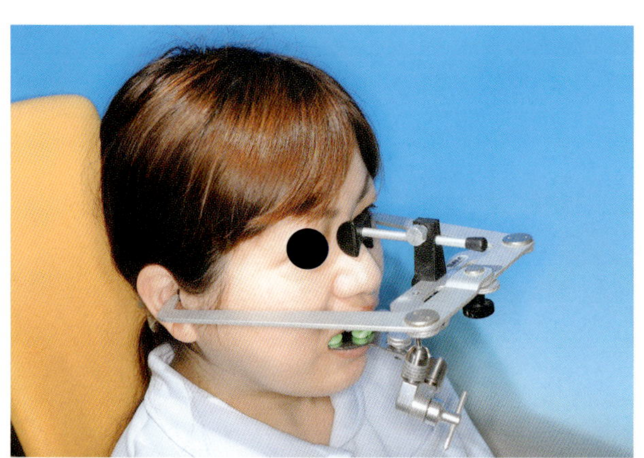
図3-1-1b　眼窩下点が基準となるよう鼻骨にナジオンリレーターでアッパーボウを固定し，バイトフォークとアッパーボウをつなぐジョイント部分のネジをゆるめるだけのシンプルな構成のフェイスボウ(SAM社製).

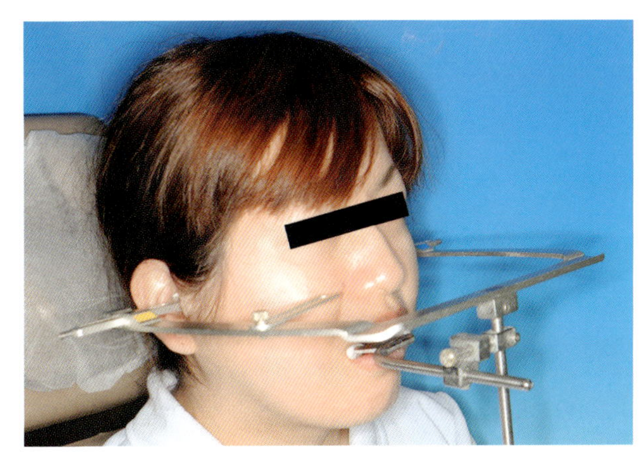

図 3-1-2　中切歯切縁から上方 43 mm の位置にポインターを合わせるタイプのフェイスボウ．

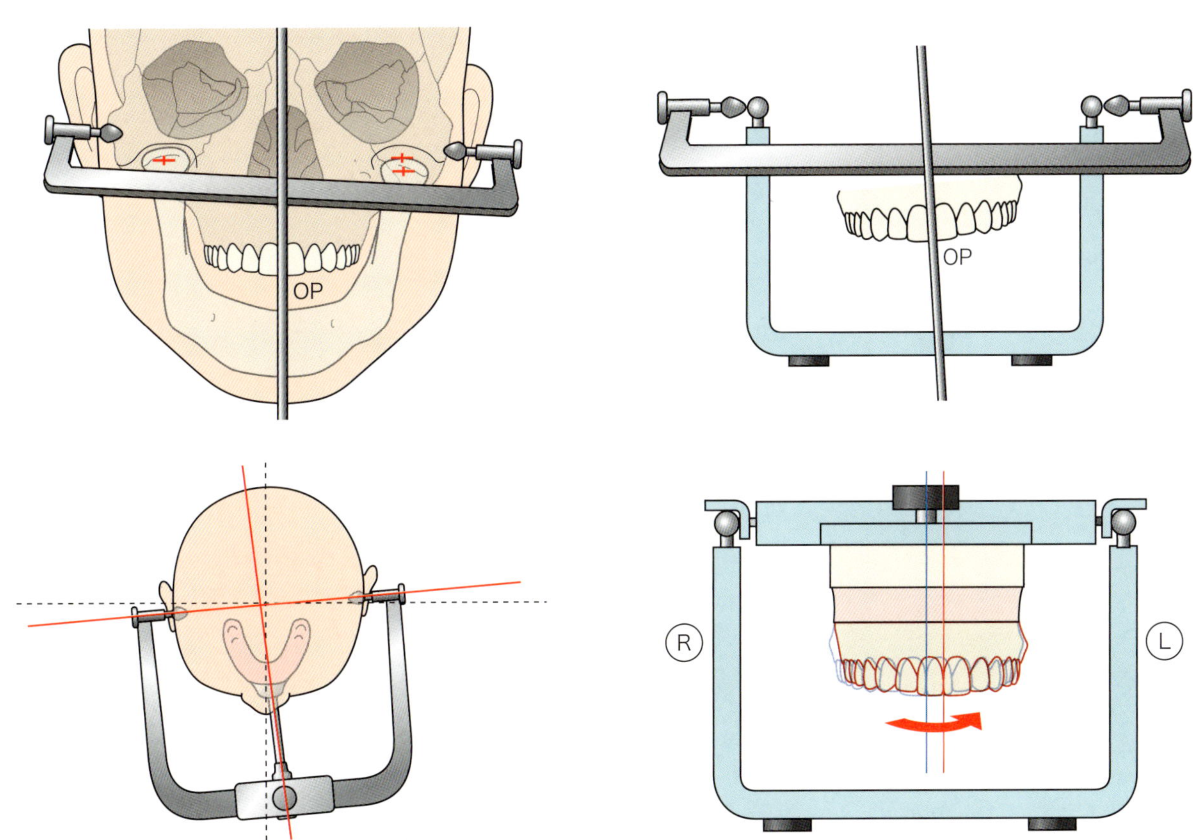

図 3-1-3a～d　補綴物の正中の位置や左右の高さが患者の顔貌と一致しない場合に生じる問題．a，b：耳の垂直的な位置が異なると模型は傾く．c，d：耳の水平的な位置が非対称だと歯の正中と顔貌の正中が一致しない．

a|b
c|d

いは前方指示点を指すポインター）のネジを固定します．

この一連の操作中は不快な音が耳に響くので，乱暴な取り扱いは禁忌です（患者には少し不快な音がすることを伝えておく必要があります・図 3-1-2 参照）．

4．左右の耳の位置が著しく異なる場合もある

手順を間違えたわけでもなく，正しく咬合器にフェイスボウ・トランスファーしたはずなのに咬合器にマウントされた模型の正中がずれている場合，テクニカルエラー以外に考えられる原因としては，患者の左右の外耳孔の位置が，

●咬合採得の素材

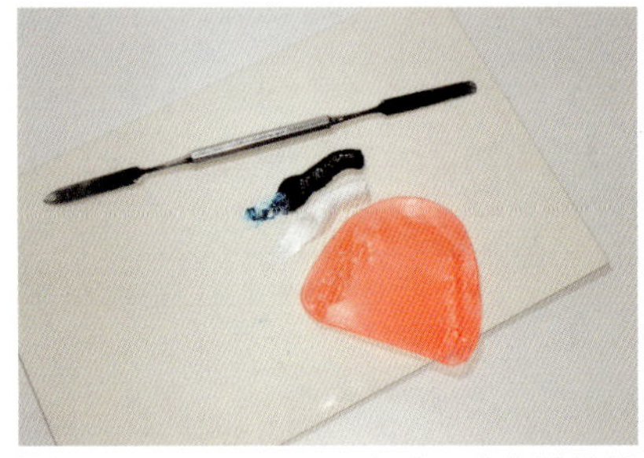
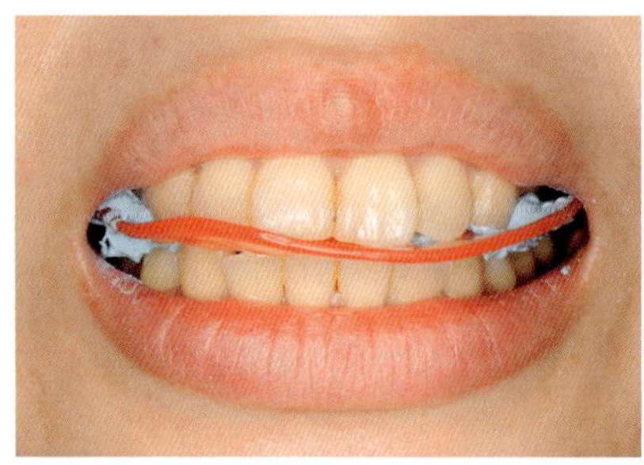
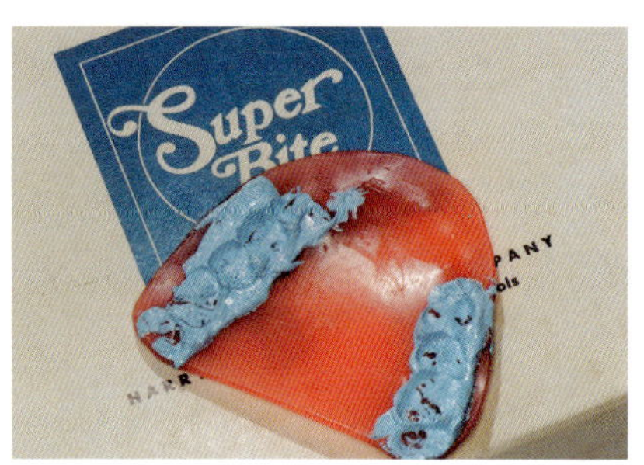

図 3-1-4a～c　ペースト系の咬合採得材．もろいのでワックスと併用するのが一般的．単体で用いるときは通常マッシュバイト（咬頭嵌合位のバイト）と呼ばれるが，取り扱いに注意が必要である．

a|b|c

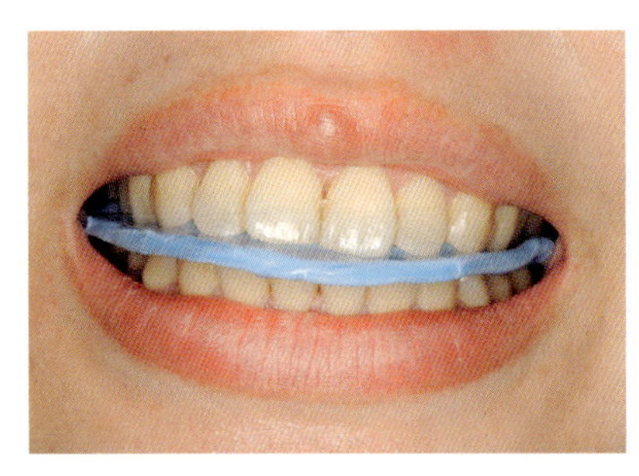
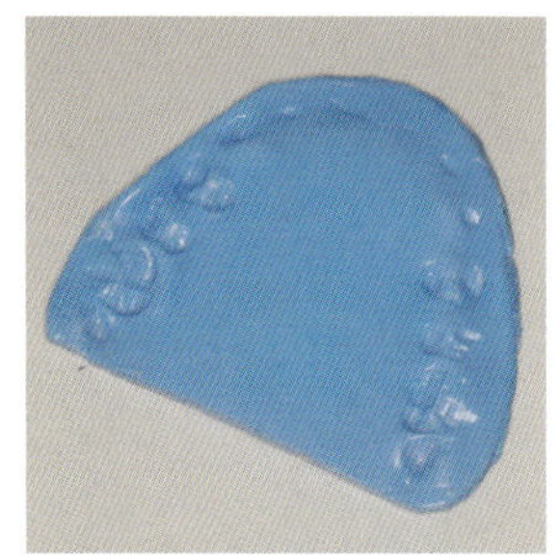

d|e
f|g

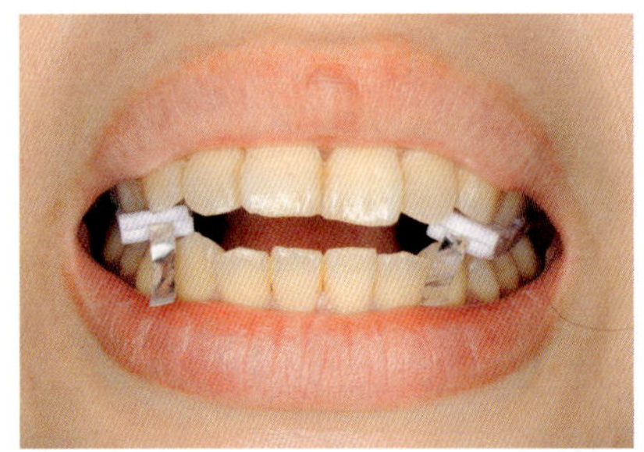
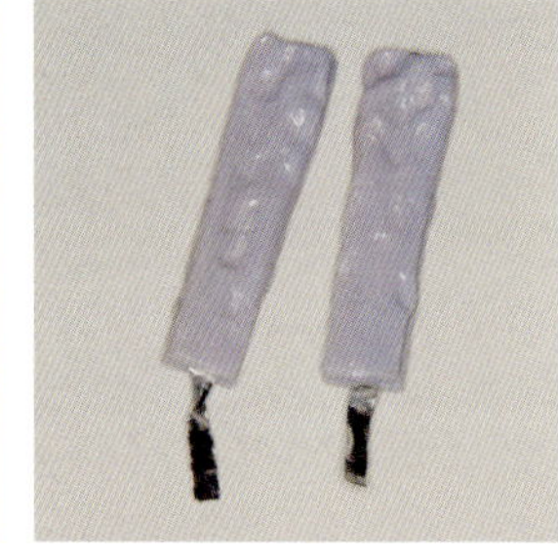

図 3-1-4d～g　デラー社のバイトレジストレーションワックス（東京歯科産業）はワックス単体で咬合採得できる．

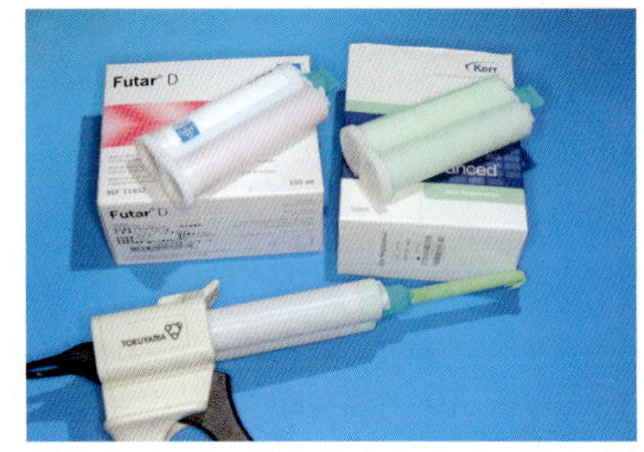

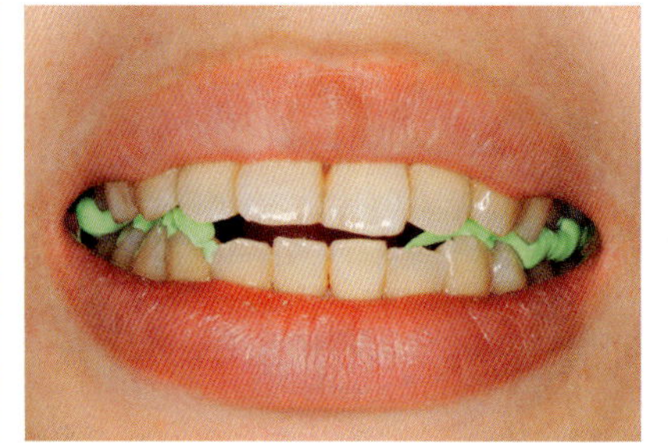
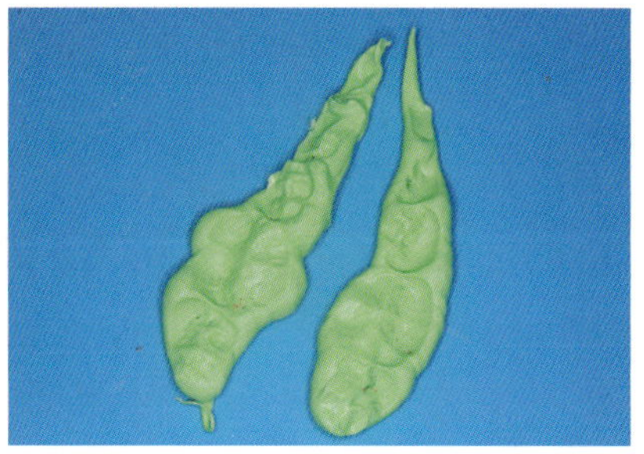

図 3-1-4h～j　付加重合タイプの咬合採得材．

h|i|j

頭蓋の正中に対して均等なポジションにない可能性があります．

私たちの身体は一見，左右対称にみえますが，顔貌同様に下顎頭や関節窩，耳の位置などすべてが対称というわけではありません．たとえば眼鏡を購入するときにしても，耳の位置に合わせて左右のフレームの高さやツルの長さを調整する場面を経験されるはずです．

私たちの頭部は必ずしも均衡に成長発達しているとはかぎりませんので，下顎頭の左右の位置が左右で違っていてもさほど驚く必要はありません（図 3-1-3）．

II　咬合採得時に注意すべきこと

1. フェイスボウと咬合採得は同時に行う一連の操作

フェイスボウは衛生士に任せても，咬合採得は歯科医師がすべき重要な仕事です．咬合採得がいい加減だと咬合器上に正しい顎位を再現することができません．咬合診断も技工操作も誤った結果となるので要注意です．

2. 咬合採得の材料（図 3-1-4）

a. ペースト系

スーパーバイトなどのユージノール素材で基剤と硬化剤を練和したものを用います（Boswrth Superbite として販売されています）．この材料は咬合面の細部まで再現できる利点がある反面，破折しやすいため，トリミングや取り外し操作には繊細さが求められます．

b. ワックス単体，あるいはワックス表面にペーストを塗布したもの

咬合採得専用のバイトワックスも発売されていますが，正確に咬合採得するためには事前に冷水を用意し，変形させないよう採得時の扱いに気をつけましょう．

c. シリコン・バイト材

咬合採得専用に調整されたもので硬化時間や色（咬合位を確認できる透明色もあります）を術者が好みで選択できます．

精密な咬合面の再現が可能で，トリミング時の破損や変形がきわめて少ないなどの利点があります．

III　下顎を基準位（RP）に誘導するテクニック

咬合採得を行う下顎の基準位は「強制された位置」ではありません．あくまでも患者自身が行える下顎の最後方位ですから，下顎の誘導は後方への動きとその方向を補助するだけのものであって，術者に「力」は不要であることが理解できるでしょう．

下顎を基準位（RP）に誘導するテクニックのポイントをつぎの①～⑥に挙げておきますので習得しておきましょう．

①患者の姿勢：基本は座位．
②術者のポジション：基本は患者の正面に立つ，指と肘の位置は患者の正中に一致させる．
③術前練習が大事：練習なしに下顎は誘導できない．
④顎は押さない：練習と同じタイミングで誘導するのがコツ．
⑤感覚を研ぎ澄ます：親指と人差し指で関節からの骨伝導を察知する．
⑥バイトは３回採得する：自分のテクニックを過信しない．

Treatment Edition 2

顎の突発的症状への対応
～口が開かない，閉じられない，突然の痛みなどへの対処法～

I　痛みの部位を確認する

患者の考える「アゴ」と私たち歯科医師の考える「顎」は必ずしも同じイメージとはかぎりません．われわれ歯科医師は「アゴが痛い」と患者から訴えられると「顎関節の異常」を考えがちですが，患者のイメージする「アゴ」は下顎(したあご)を示していることが少なくありません(図3-2-1)．

このことは来院時の主訴が「アゴの痛み」であっても，「顎関節が痛い」のか，「顎関節以外の場所」が痛いのかを鑑別することから始める必要があるということです．「顎が痛い」との主訴で来院した患者に「痛いところを指で押さえてみてください」と指示すると，顎関節部よりも咬筋部や，下顎の後縁部を指し示すことがあるので，疼痛部位をよく確認することが大切です．

●開口障害における疼痛部位

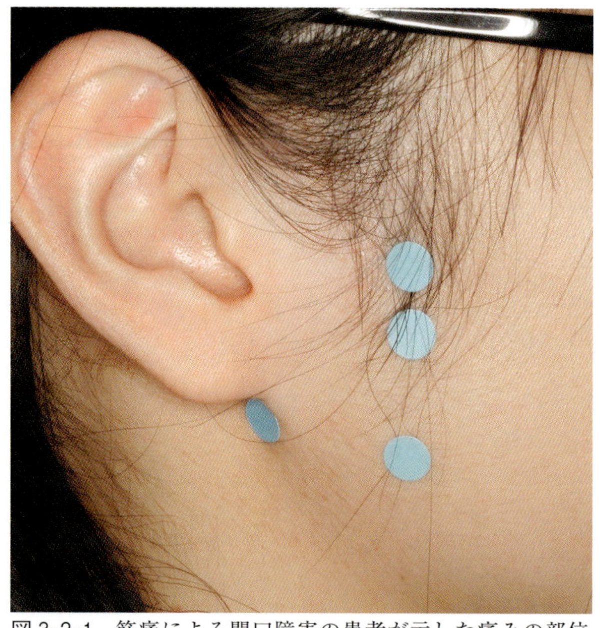
図3-2-1　筋痛による開口障害の患者が示した痛みの部位(咬筋，咬筋深筋，顎二腹筋後腹を示すが，顎関節に痛みはない)．

II　問診と触診

疼痛の原因が顎関節内障によるものか，それ以外にあるのかの診断は問診と触診によっておおむね判別できます(表3-2-1)．これらの問診結果と筋触診から，痛みの原因が顎関節に起因するものなのか，ストレスや習癖などの筋症状を主因とするものなのか，それ以外(精神疾患や神経痛など)に原因があるのかを，ある程度筋触診で予測することができます．

III　咬合に起因する痛み

臼歯部に欠損がある場合や，咬合高径が低くなったデンチャーを長期間使っているような場合では，下顎頭にコンプレッションが生じることで顎偏位が誘発され，顎関節症にいたることがあります．また臼歯部に干渉がある場合には下顎頭のディストラクションや筋の問題を引き起こすことがあります．1例を挙げると，智歯

表 3-2-1　左：初期診査と問診票．右：筋触診と筋機能診査表

初期診査表

No.　　氏名　　年　月　日生　歳　ヶ月　男 女

記載日 20　年　月　日

主訴：

全身的既往歴：

アレルギー(－，＋：　　)

歯列や咬頭嵌合の状態							
1	歯列不正	なし	あり(　　)	6	舌圧痕	なし	あり　軽　中　強
2	Overjet　㎜		Overbite　㎜	7	咬耗	なし	あり　軽　中　強
3	正中のズレ	なし	あり　右　左　㎜	8	楔状欠損	なし	あり　軽　中　強
4	口唇小帯のズレ	なし	あり　右　左	9	骨隆起	なし	あり　軽　中　強
5	頬粘膜の白線	なし	あり　軽　中　強	10	その他		

歯科的既往（0：異常なし　1：軽度　2：中程度　3：著しい）		はい	いいえ	評価
1	食物を噛むときに何か異常を感じますか			
2	話がしにくいと感じますか			
3	どこで噛んだらいいか分からないことがありますか			
4	しみる歯がありますか			
5	口を大きく開けたとき、強く噛んだとき、あくびをしたときなどに痛みがありますか			
6	あごの関節で音がしますか、する場合どちら側ですか（右　左　両側）			
7	耳の前の関節付近に痛みがありますか			
8	頭痛がありますか			
9	頭、首、のどに痙攣やひきつけを起こしたことがありますか			
10	全身的な姿勢に関して何か問題がありますか			
＊ *Occlusion Index*（評価の合計／「はい」の数の合計）：　／　＝				

11	重篤な交通事故にあったことがありますか		
12	全身麻酔をしたことがありますか		
13	矯正治療または咬合治療を受けたことがありますか		
14	スプリント治療を受けたことがありますか		
15	ご自分の性格についてどう思いますか		
	□楽天的 □心配性 □冷静 □緊張型 □我慢できる □我慢できない		
16	歯ぎしりや食いしばりをしていますか		
17	最後に歯科治療を受けたのはいつで、どのような治療でしたか		
18	今回歯科治療を受ける主たる理由は何ですか		
19	自分で咬み合わせに関して重大な障害や問題があると思いますか		
20	自分で咬み合わせの治療が必要だと思いますか		

筋触診　/　/		右	左
1	肩　後頸部		
2	環椎後頭部		
3	側頭筋　前腹		
	側頭筋　中腹		
	側頭筋　後腹		
4	咬筋　浅層		
	咬筋　深層		
5	外側翼突筋部		
6	内側翼突筋		
7	顎舌骨筋		
8	顎二腹筋		
9	舌骨上筋群		
10	舌骨下筋群		
11	甲状腺		
12	胸鎖乳突筋		
13	肩甲舌骨筋		
14	舌		
15	蝶形下顎筋		
16	顎関節所見		
	外側極　安静位		
	外側極　開口位		
	下顎頭後部		
	外側靱帯		

筋機能障害

歯科既往歴その他

慢性疼痛

咬合

の萌出にともなって最後臼歯が咬頭干渉を起こし，その部が支点となって下顎頭が下方に引き出されることで疼痛が発生します(図 3-2-2)．

また，左右の咬合平面の高さが著しく異なる場合や，咬合関係が片側Ⅱ級で反対側がⅢ級となっているような場合には痛みだけでなく下顎

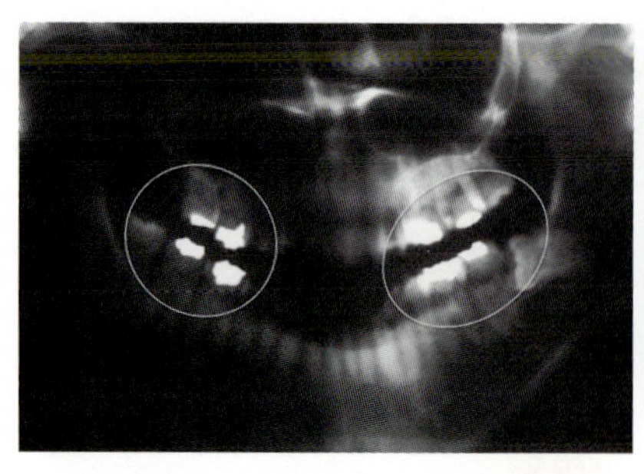
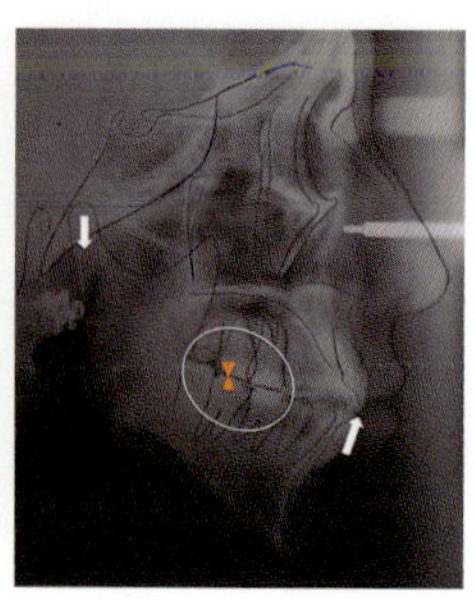

a|b

図 3-2-2a, b　智歯の萌出にともなって最後臼歯が咬頭干渉を起こし，その部が支点となって下顎頭が下方に引き出される危険がある．

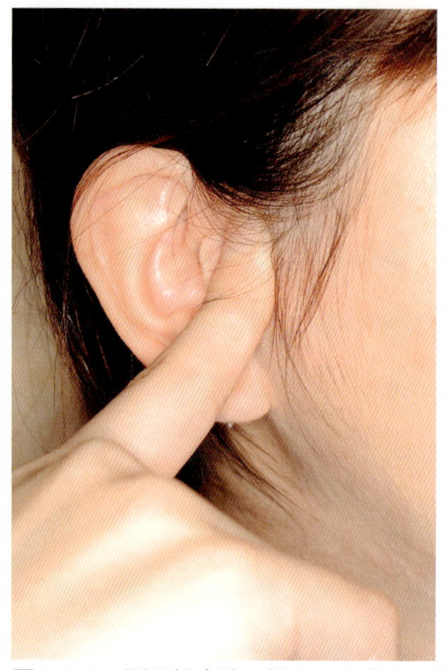

図 3-2-3　顎関節内障の疑われる痛みの部位．

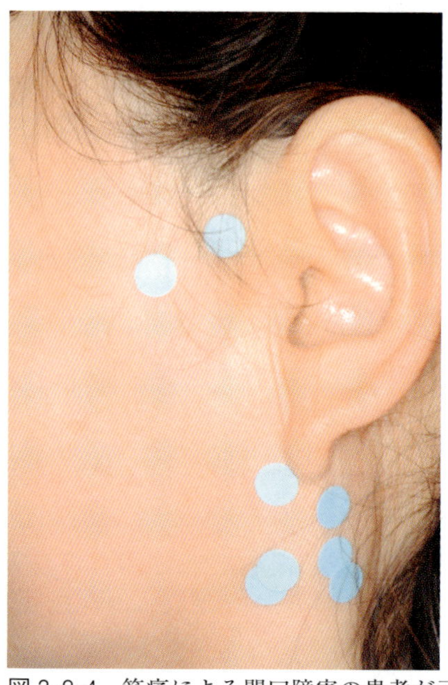

図 3-2-4　筋痛による開口障害の患者が示した痛みの部位．側頭筋，顎二腹筋後腹部(下顎枝後縁部)，胸鎖乳突筋を示すが顎関節には疼痛はない．

が側方偏位していることも考えられますので，これらのことを考慮して診断をする必要があります．

IV　補綴物に起因する痛み

補綴物を入れてから具合が悪くなったという場合は，補綴物の高さに起因した問題と考えるべきでしょう．

補綴物は口腔内に最終装着する前に咬合調整をきちんと行い，できれば1週間程度の仮着期間をおいたのちに，患者に使用感や問題の有無を確認してから最終セメンティングすることを推奨します．

V　急性疼痛の鑑別診断

顎に急性の痛みを訴える患者が来院したときには，まずは顎関節内障とそれ以外(顎骨炎，腫瘍，耳下腺炎，外傷，三叉神経痛など)の痛みとの鑑別診断が必要です．顎関節内障に起因する痛みの場合，患者の多くは痛い部位をピンポイントで関節部(耳珠の前方約 10 mm)を指し示します(図 3-2-3)．

一方，顎関節に器質的な問題のない場合（筋痛や筋膜痛）では，咬筋や側頭筋の前腹，あるいは顎二腹筋後腹部（下顎枝後縁部）などを指し示すことが多いので疼痛部位を良く確認しましょう（図 3-2-4）．三叉神経痛の場合には，神経の走行に沿った領域に痛みが限局するのが特徴です．

Ⅵ 顎関節以外に起因する痛みも考慮する―筋性や心身症などによる痛み―

顎関節部に疼痛があり，口が開かない，またクリック音があるような場合には「顎関節内障」を疑いますが，これ以外の場合には，ほとんどが筋痛，あるいは筋膜痛の可能性が高く，その多くは夜間の食いしばりなど，パラファンクションに起因していると考えられています[10]が，心身症や中耳炎など耳鼻咽喉科的疾患，三叉神経痛（第三枝：下顎神経）などとの鑑別も欠かせません（患者自身に記入してもらうチェックリストは簡便な方法ですが，1つの判断基準にはなります）．

また口腔内の状況からみて明らかに咬み合わせに起因していると思われる場合であっても，顎位の診断，咬合診断，顎機能診査，X 線写真診査は必要不可欠です．

最近では CT や MRI 画像を比較的容易に入手できるようになっているので，器質的な変化は CT で，ディスクの偏位は MRI で鑑別することが可能です．

Ⅶ 原因別の治療法

治療法は特定された原因によって異なります．顎関節内障の急性痛と診断した場合には患部冷却や薬物療法（鎮痛剤の投薬，翼口蓋窩への浸潤麻酔など）の応急処置を行います（慢性痛の場合には家庭での温湿布でも対処できます）．

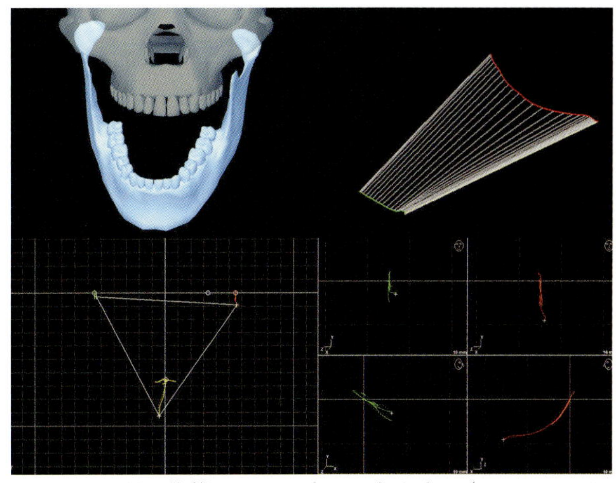

図 3-2-5　開口状態でロックすることがある（WinJaw による表示図）．

日常臨床で顎関節内障による急性の痛みに遭遇する頻度はそれほど多くありませんが，顎関節内障が疑われる場合には，顎機能診断や CT，MRI などを用いて機能的な問題や，器質的な異常の有無を確認する必要があります．

痛みをともなうクローズド・ロック（急性タイトロック）の場合には，左右どちらの側に問題があるかを診断する必要があります．診断結果によっては，マニピュレーションを行いますが，痛みが強いときには翼口蓋窩への浸潤麻酔を併用する場合もあります（マニピュレーションについては後述）．

三叉神経痛が原因の場合には神経ブロックや投薬などが必要になることもあるので，口腔外科や麻酔科に紹介するのが良いでしょう．筋肉に起因しているときにはスプリント療法やマイオモニターによる筋のリラクゼーションが第一選択肢として挙げられます．

家庭での補助的療法として温湿布やマッサージの指導が必要なこともあります．外傷の場合は問診の段階で把握できますので，口腔外科を紹介します．

●閉口障害への対処法

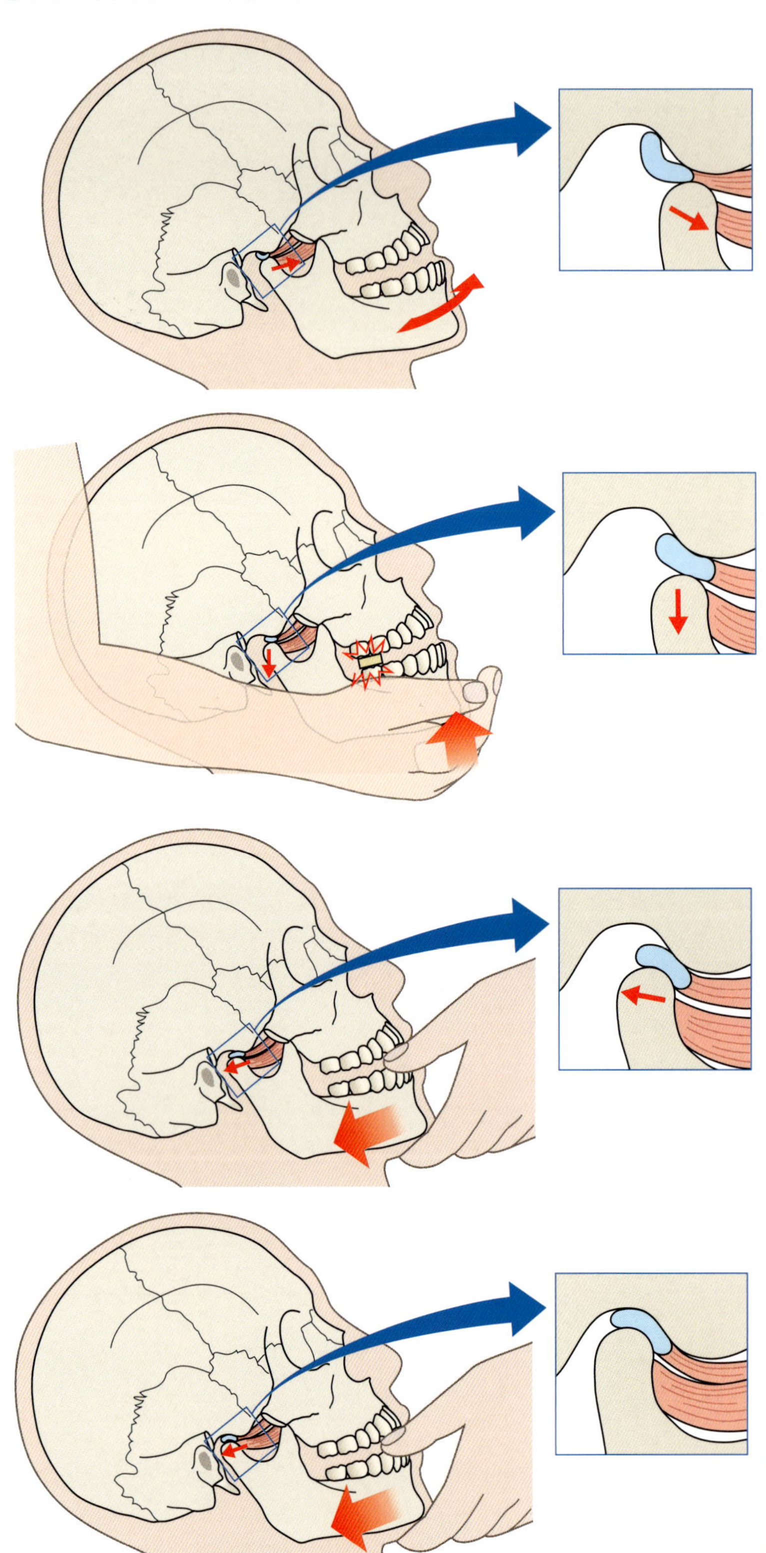

図 3-2-6a〜d　オーバー・ローテーションにより口が閉じなくなった場合のマニュピュレーション(参考文献 66 より引用改変).

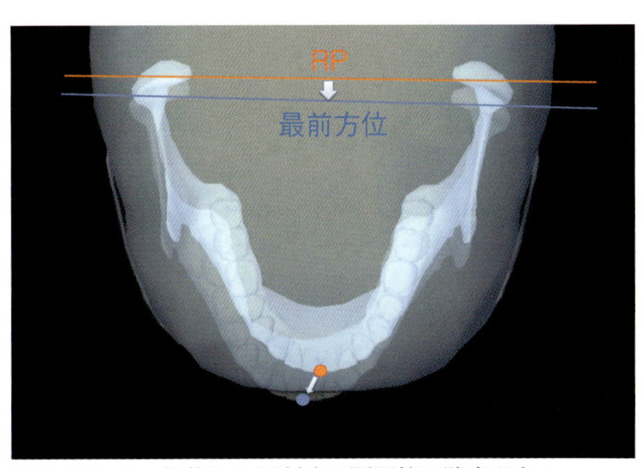

Protrusion

図 3-2-7a, b　偏位した側(右)の顎関節に障害がある．

a|b

VIII 治療中に口が閉じなくなったときの対処法

1. 口が閉じない原因

クローズド・ロックほど頻度は多くありませんが，低位咬合のケースや低い義歯を長期に使用している患者，あるいは反対咬合(Class Ⅲ)の患者に発生することがあります．現在までに原因に関する明確なエビデンスというものはありませんが，下顎頭の器質的な変化(フラットニングなどの下顎頭の変形)が起こっている場合に，最大開口位で関節円板から下顎頭が逸脱(オーバー・ローテーション)した状態でロックされているケースが散見されます(図 3-2-5)．

これらの患者に共通しているのは，日常生活でもアクビなどで大きく開口したときに同様の症状を起こした経験をもっていることです．さらに診療中は長時間開口したままの場合が多いので，そのような経歴をもつ患者の治療では，あまり大きく開口させない，短いインターバルで口を閉じさせるなどの工夫が必要です．仮にロックした場合にはクローズド・ロックと同様にマニュピュレーションを行うことで容易にロック状態を解消させることができます．

2. マニュピュレーション(顎関節手徒整復術)

歯内療法などの治療で長時間の開口状態を強いられている患者では，まれに口を閉じることができなくなってしまうことがあります．このようなケースで想定されることは，関節窩内で下顎頭がオーバー・ローテーションを起こし，下顎頭が関節円板の前方に位置したままの状態で動けなくなってしまった状態です．

多くの場合，顎関節のルーズニングに起因していると考えられていますが，このような事態に遭遇しても，決して慌てることなく通常のマニュピュレーションの手技でロックした状態を

●開口障害への対処法

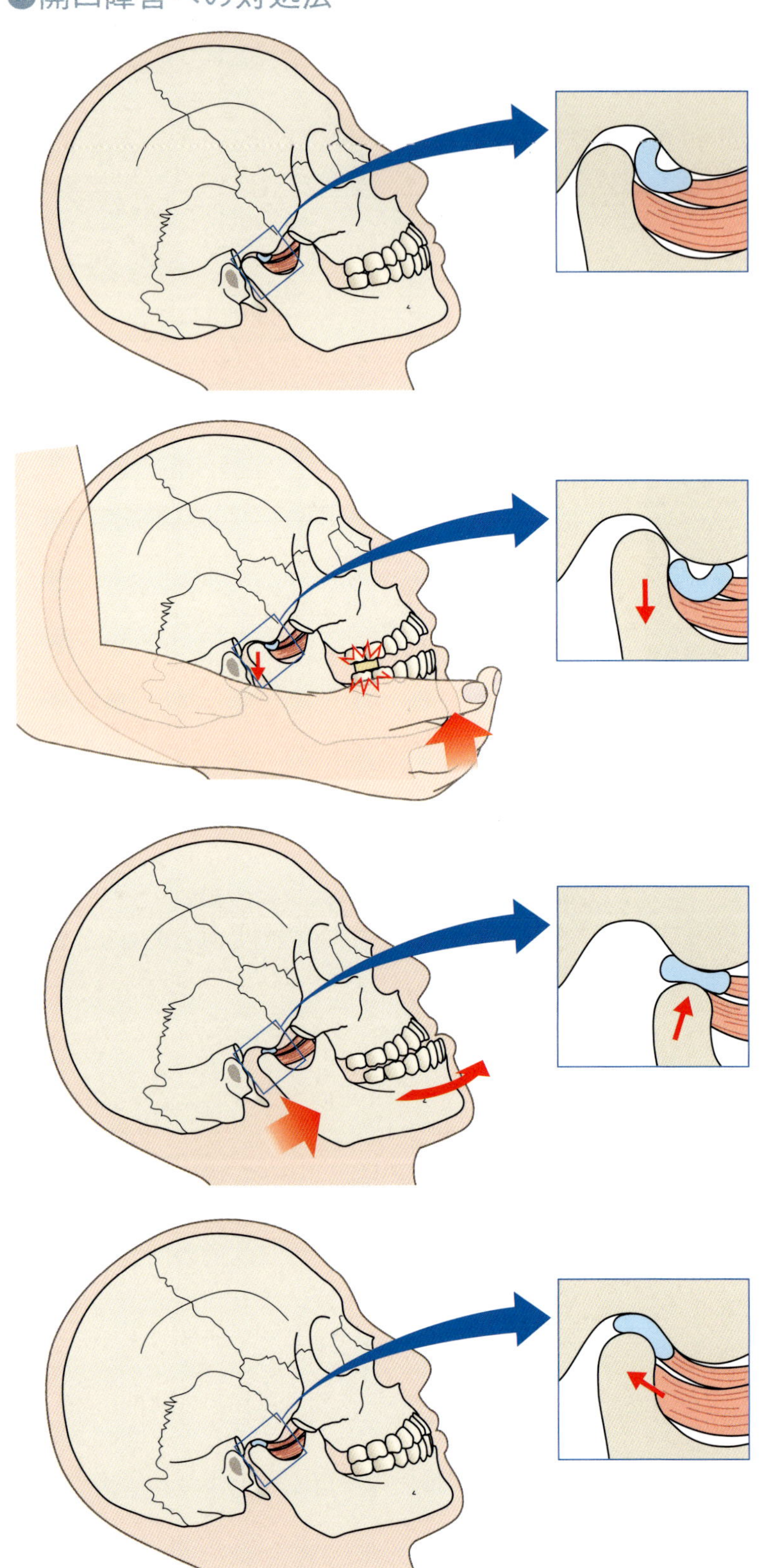

図 3-2-8a～d　急性クローズド・ロックにより口が開かなくなった場合のマニュピュレーション(参考文献 66 より引用改変).

簡単に解除することができます.

マニュピュレーション(顎関節手徒整復術)の方法(図 3-2-6)は左右の下顎歯列の大臼歯部に親指をのせ，残った 4 指を下顎下縁に添えて下後方にゆっくりと押し下げる感覚で，つまりロックされた関節円板が下顎頭と関節窩との間に戻ることができるように少しスペースをつくってあげることで「カクッ」という手応えとともに，下顎頭と関節円板の位置関係を復元させることができます(このテクニックはクローズド・ロックで口が開かなくなったときと基本的には同じです).

このような患者の多くは過去にも同様の経験があり，大きく口を開けることに恐怖感を抱いていることもありますから，口が閉じなくなっても簡単に治すことができることを説明しておくことで，安心して治療に協力(大きく開口する)してもらうことができます.

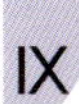

IX 口が開かない患者が来院したときの対処法

1. 関節円板か筋肉か

口が開かないといった開口障害の原因は「円板転位に起因するもの」と「筋肉に起因するもの」とに大きく分けることができます.

クローズド・ロックは，下顎頭の前方(あるいは前内方)に関節円板が転位したために下顎頭が移動できずに開口障害を生じた状態です.

2. 関節円板が原因

患者が「アゴのカクカク音がしなくなったと思っていたら，突然口が開かなくなった」というのはレシプロカル・クリックからクローズド・ロックに症状が移行したからです. 狭い関節窩内で関節円板が下顎頭の運動の障害物となって動けない状態になったのです.

こうしたケースでは，患者に「どこが痛いですか」と聞くと，痛い側の顎関節部分を指差すことが多く，術者が開口を補助しても開口量を増加させることはできません.

●翼口蓋窩への浸潤麻酔

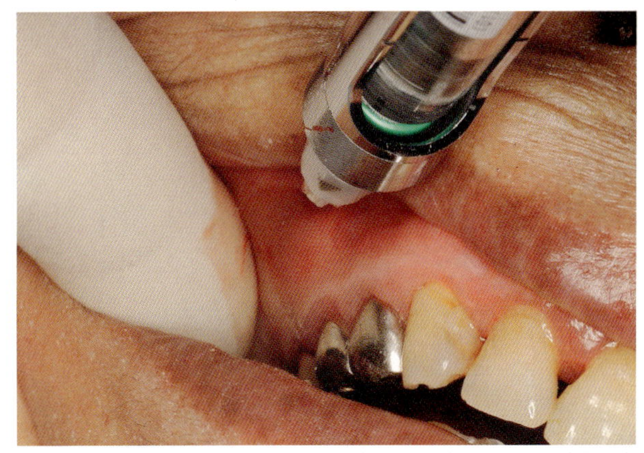

図 3-2-9 翼口蓋窩への浸潤麻酔. 上顎第一大臼歯頬側遠心の根尖部付近を刺入点に，粘膜下を指に沿わせて上顎結節後縁まで進め浸潤麻酔を行うことで患側の筋(主に咬筋)の弛緩と鎮痛を図る.

3. 筋肉が原因

これに対して筋肉的な問題に起因する場合は，運動時の咀嚼筋痛が著明で，クロポールセンの筋診断に代表される筋の触診で把握することができます.

このようなケースでは，患側で咬むと筋活動量が上昇して痛みが増悪しますが，反対側(非患側)では通常は痛みが増すことはありません. また筋肉的な問題に基因した開口障害の場合は，痛いながらも術者の補助によって 40 mm 程度まで開口できることも特徴の 1 つです.

X 急性症状への対処法

ここでは日常臨床で遭遇する急性の症状に対する対処法を考えてみましょう.「突然今朝から口が開かなくなり，開けようとすると痛みがある」「数日前あるいは数週間前から痛みがあり，大きく口を開けようとすると音がしていた」「口を開けようとしても上手く口を開けることができない」などを主訴とする患者が来院したときは，「顎関節内障の分類におけるⅢ型(非復位性円板転位)」の可能性を疑う必要があります.

その原因の多くは咬合に起因していますが，症状発現の引き金となるのは「夜間の食いしばりなどのパラファンクション」によることが多いと考えられています．このようなケースでいきなり「マニピュレーション(顎関節手徒整復術)」を施術しようとしても患者の苦痛を増すだけということになりかねません．そこでまず筋診断を行い，痛みのある部位を確認しましょう．

つぎに定規を正中に合わせた状態で開口量を読み取ります．定規をあてておくと顎偏位の方向も同時に把握できます．開口量が少なくて偏位の方向が明確でないときは顎を前方に出してもらう(前方滑走運動)と左右どちらに偏位しているかがわかります(図3-2-7)．

両側性のクローズドロックはまれで，多くは片側性です．マニピュレーションを施術する際に術者の指が入らないときには，割り箸にガーゼやコットンを巻き付けたものを後方臼歯で咬ませ閉口させます．このとき術者がオトガイ部を上顎の中切歯に向かってゆっくりと圧を加えると，割り箸が支点となって下顎頭が下方に引き出されます(図3-2-8)．

XI　翼口蓋窩への浸潤麻酔

前項Xの操作を繰り返すことで，閉口筋をストレッチすることとなり，ある程度開口量を増加させることは可能ですが，マニピュレーション施術時は，一時的にせよ患者の苦痛を増大させてしまうので，痛みの激しいときには翼口蓋窩への浸潤麻酔を併用すると良いでしょう．リスクが少なく，それほど難しくないテクニックなので，マスターしておくと重宝する麻酔法です(図3-2-9)．

XII　筋性の痛みへの対処法

痛みの原因が筋肉に起因しているときには「顎に急性の痛みを訴える患者が来院したときの対処法」の答えと重複しますが，スプリント療法やマイオモニターなどによる筋のリラクゼーションを行います．家庭療法として温湿布とマッサージの指導も有効です．

Tea Time ③　歯型彫刻とワックスアップ

著者の学生時代のアパートの一室はちょっとした彫刻家の住処のようでした．その理由は歯科医師なら誰もが経験する歯型彫刻を自習していたからです(私は歯型彫刻実習が苦手だった)．とくにあまり特徴のない上顎の中切歯と側切歯は何度も再彫刻させられた記憶があります．今でこそ歯の形や特徴を覚えるためには不可欠なもので，かつ芸術的な側面をもった授業だったなと思えますが，当時は「人間の歯はどうしてこのような複雑で不思議な形なのだろう」と漠然とした疑問を抱いていたことを思い出します．

大学を卒業し，開業して何年か過ぎたころ，あるスタディーグループで順次誘導咬合という聞き慣れない咬合理論に出会い，アキシオグラフのデータに基づいたワックスアップの実習を体験したことによって学生時代の疑問に答えを得ることができました．

アキシオグラフは下顎の動きを解析する装置で，被験者の運動路から矢状顆路角や側方顆路角を1ミリ単位で割り出せるので，フェイスボウ・トランスファーを行った咬合器に角度をセットし，歯列模型上に顆路角に従って機能咬頭からワックスコーンテクニックを用い，第一大臼歯から前方歯に向かって1歯ずつ歯冠形態を完成させていくのですが，このとき咬合器の先端に取り付けられたインサイザルテーブルの角度も矢状顆路角同様1歯ずつ変えていきます．すると前方歯ほど咬合誘導路角が強くなるため，偏心運動させると当然のことながら先につくった歯，たとえば第一大臼歯は第二小臼歯の咬合誘導路の角度のほうが強いので離開するというわけです．

こうしてワクシングが完成した上下歯列模型は1歯対2歯の関係で緊密に嵌合していますが，いったん側方運動を始めると即座に臼歯離開するという機能咬合様式が完成しているのです．この順次誘導咬合のコンセプトに出会って目から鱗，学生時代の疑問は消え，天然歯の形態のもつ意味と咬合器の機能が理解できました．まさに「形は機能を表す」です．

石膏ブロックから削りだす歯型彫刻と，機能的ワックスアップとによる歯の製作法，もしも両方を学生時代に経験することができていたら歯科学への関心は一層高まったに違いないでしょう．ただし筆者は両方とも落ちこぼれていたかもしれませんが・・・．

入江歯科クリニック
清水真一郎

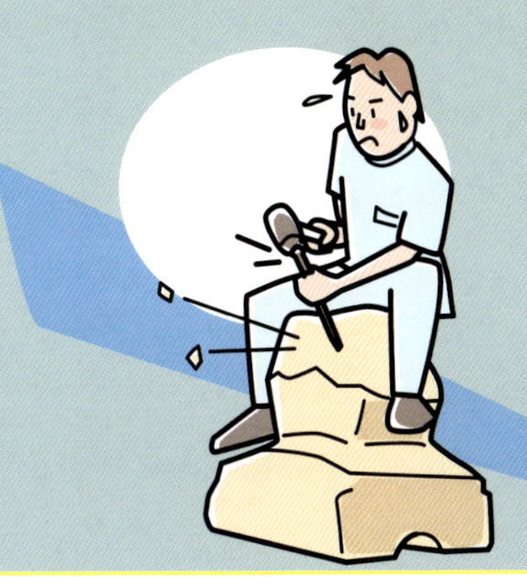

Treatment Edition 3

スプリントセラピーの実際
～スプリントは顎関節症症状に対して万能ではない～

Ⅰ　ハイ・アングルのケースは要注意

すべての顎関節症例にスプリント療法が適しているというわけではありません．低位咬合や下顎が後方位にあるときは有効な場合が多いのですが，「ハイ・アングルのケース」ではスプリントを装着することによって咬合高径がさらに増加し，症状を回復できないだけでなく，悪化させる場合があります．

スプリントを用いる場合に術者が期待することは筋の過緊張状態を緩和することであると同時に，偏位した下顎のポジションが「新しく設定した顎位」に順応，適応してくれるか，また痛みやそのほかの症状がスプリントを装着したことでどのように変化するかといったことを確認することにあります．

Ⅱ　急性クローズド・ロックの場合

どのようなタイプのスプリントにしろ，それを口腔内に装着したからといって痛みが速やかに消失するとはかぎりません．

急性のクローズド・ロックによる顎関節の痛みであれば，顎位を関節円板上に整復してあげれば即座に痛みは消失しますが，そのまま何も処置を講じなければ再発する可能性が高いの

●睡眠時ブラキシズムによるテックの破折

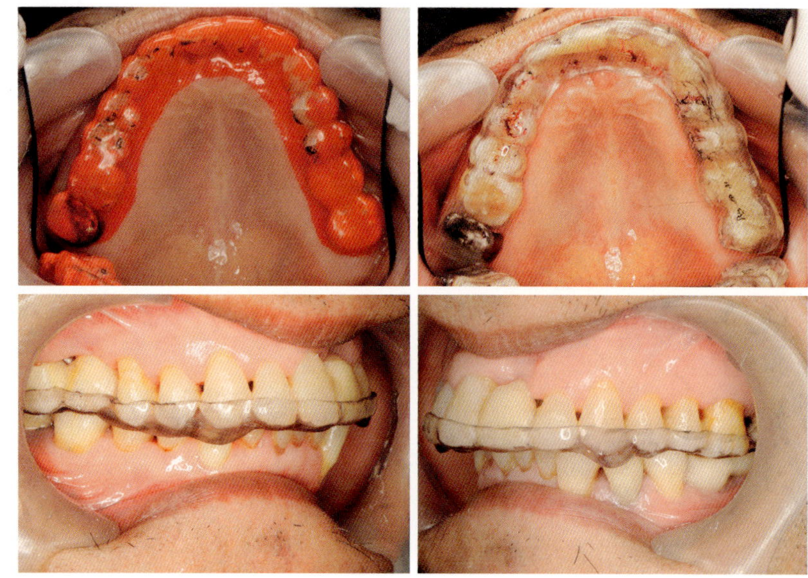

a|b
c|d

図 3-3-1a～d　a：繰り返されるテックの破折症例．ブラックスチェッカーで睡眠時ブラキシズムが確認された．b：ブラキシズムを考慮したスタビリゼーション型スプリントを装着．c：右側面観．d：左側面観．

a|b

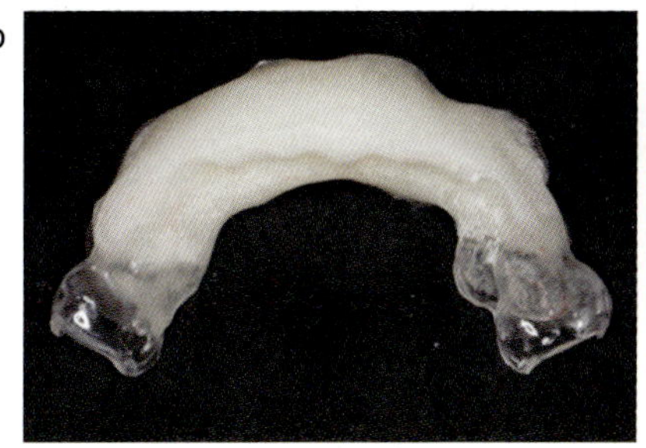
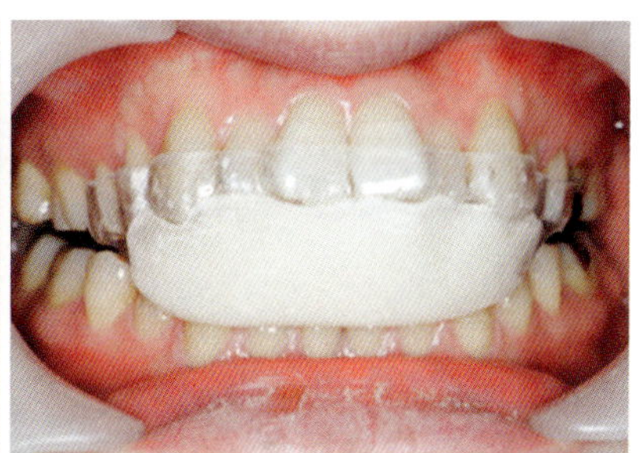

図 3-3-2a, b　症状の改善が期待できないスプリントでは意味がないだけでなく，症状の悪化をまねくこともある．

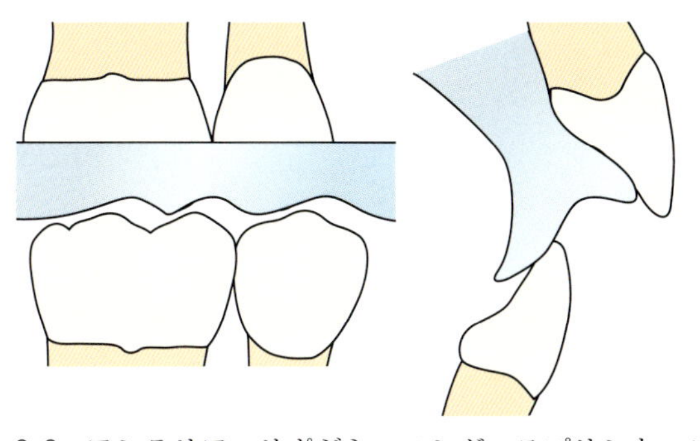
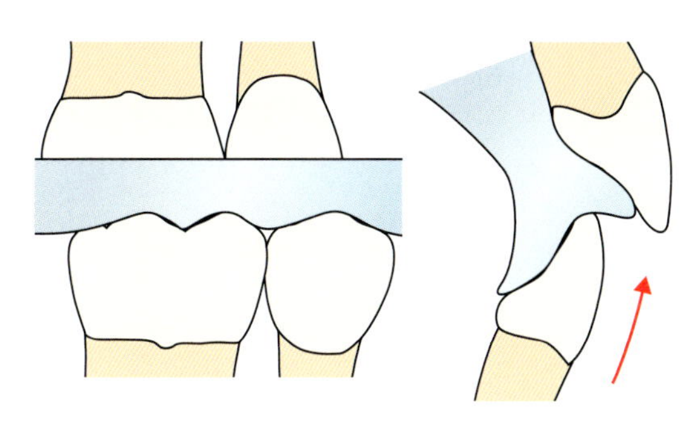

図 3-3-3　アンテリア・リポジショニング・スプリント．スプリントの前方部分に新たな咬合安定位(治療目標下顎位：TRP)に導く誘導路を付与したタイプ(参考文献 74 より引用改変)．

で，顎位の安静を保つために一定期間スプリントを装着させ，経過観察するというのが一般的です．

III　不定愁訴への対応

しかし，いわゆる不定愁訴をもつ患者の場合は，原因と考えられる問題を1つずつ取り除いていく必要があります．問診以外に咬合状態の診査，咬合器にマウントした模型を使っての咬合分析，セファロ分析による骨格診断，顎機能診断，顎関節のX線診査など行っていきますが，咬合の問題が疑われる場合には「スプリントを装着することでどのように症状が変化するかをみる」というアプローチを選択するのが一般的です．

不定愁訴を訴える患者に対しては，むやみに歯を削ったり，補綴物を入れることは危険です．その点，可徹式のスプリントであれば，症状が悪化すれば口腔内から除去することで瞬時にもとの咬合状態に戻すことができる利点があります．

IV　顎機能障害への対処法

ストレスや夜間のパラファンクションが疑われるときはスタビリゼーション型スプリントを装着して様子をみます(図 3-3-1)が，顎機能に問題がある場合には，咬合器上で治療目標下顎位(TRP)を設定したスプリント(リポジショニング・スプリント)を用いる必要があります．

V　顎位を定めたスプリントを製作する

顎関節症の原因や症状は十人十色です．しばらく使っても痛みが軽減しないときは違うアプローチを試みることになりますが，筆者が他院で製作されたスプリントを散見したかぎりでは，顎機能診断を行って咬合器上できちんと顎

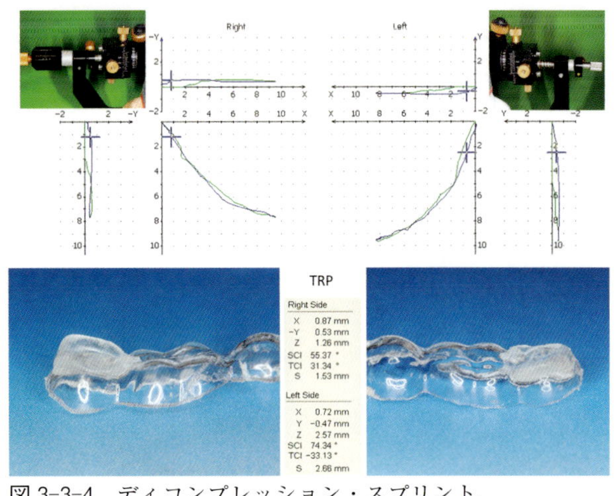

図3-3-4　ディコンプレッション・スプリント．

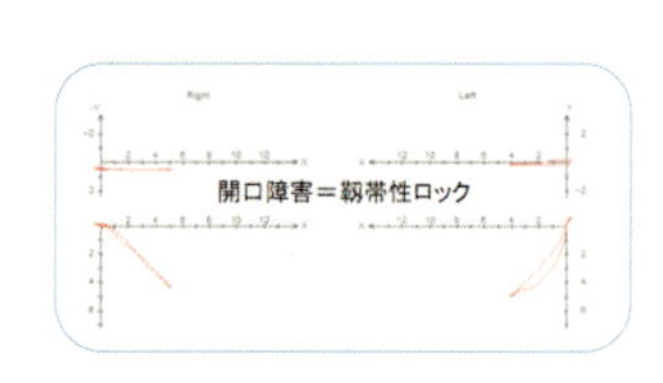

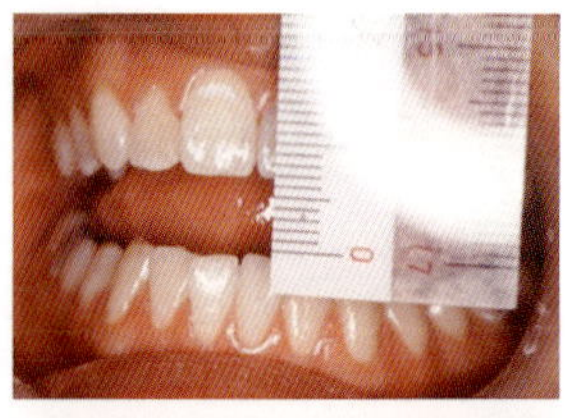

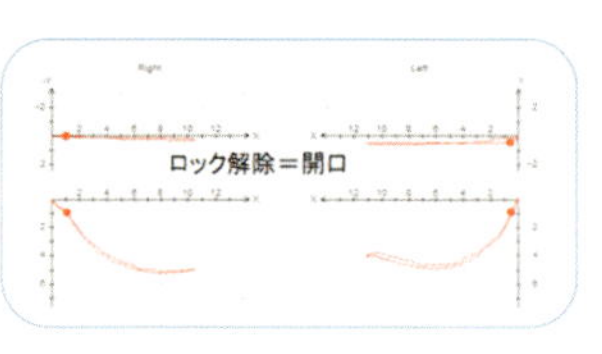

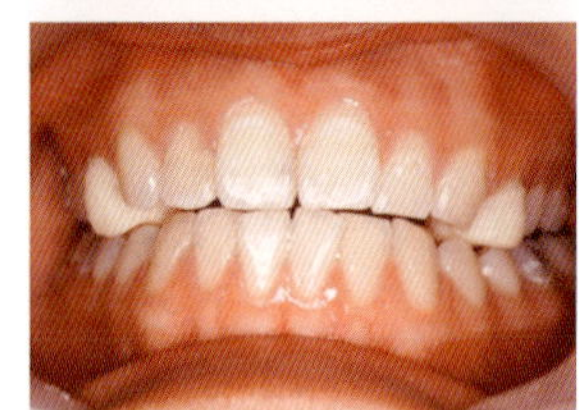

図3-3-5　ミニ・スプリント．

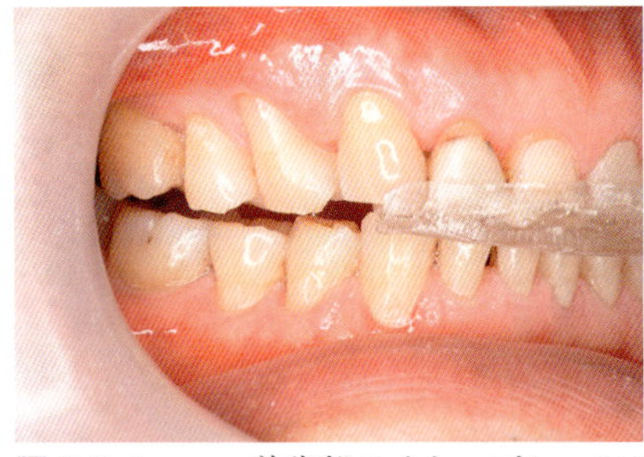

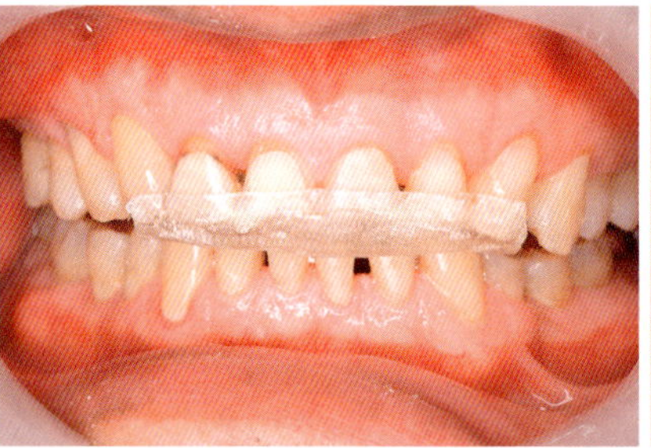

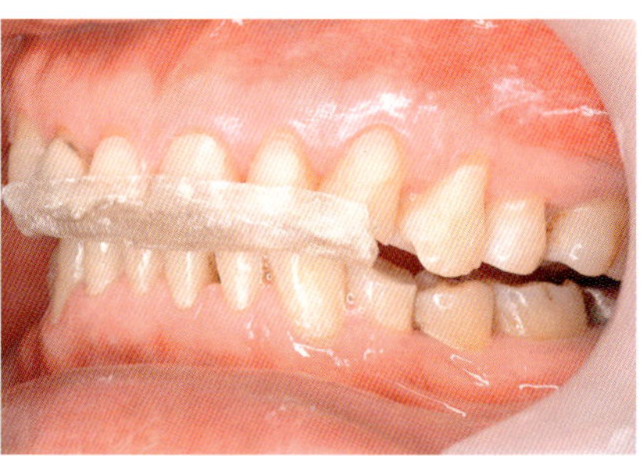

図3-3-6a〜c　前歯部バイト・プレーンの長期使用は臼歯部の挺出を惹起するので注意が必要である．　a|b|c

位を定めて製作されたスプリントと思われるものには滅多にお目にかかれません．口腔内に装着されたほとんどのスプリントが，プレスしただけのものであったり，その上に適当にレジンを盛ったとしか思えないレベルのものが多く，これでは症状の改善を期待することはできません（図3-3-2）．

顎関節症の患者を治療するためには，正しい「知識と製作法」を身につけていなければ，治療を行うことで逆に「症状の悪化をまねく」こともあるので注意が必要です．

Ⅵ　症状別スプリントの用い方

1．筋の緊張緩和を目的としたスプリント

スタビリゼーション型スプリントやリラクゼーション型スプリントがよく知られていますが，類似のものにアムステルダム型スプリントやミシガン大学型スプリント，オハイオ大学型スプリントなどがあります．

2．顎位を変更することによって顎機能の改善を目的とするスプリント

アンテリア・リポジショニング・スプリト（図3-3-3），ディコンプレッション・スプリント（図3-3-4），ミニ・スプリント（図3-3-5）があります．

3．そのほかのスプリント

軟らかい弾性スプリントはブラキシズムの患者や関節に痛みのある場合に簡単に使える方法として推奨されていたようですが[2]，咬合誘導路を付与することが難しい，調整が容易でないなどの短所があります．

前歯部バイト・プレーン（図3-3-6）は咬合干渉の回避，筋の過緊張抑制，咬合高径の適否を確認する場合などに用いられることがあります

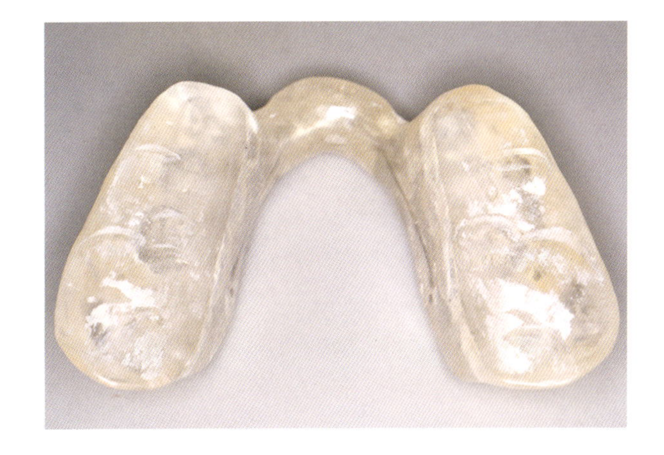

図 3-3-7　下顎臼歯部のスプリント．

が，長期の使用は臼歯を挺出させる危険があるので注意が必要です．

下顎臼歯部スプリント（図 3-3-7）は小臼歯と大臼歯を覆う左右２つのアクリリック・レジンをバーで連結したものです[2]が，部分スプリントは臼歯の圧下など予想外の歯の移動を引き起こすこともあります[2]．

どのようなタイプのスプリントであれ，過度の使用は歯の圧下や咬合様式の変化，スプリント下のカリエス，歯肉炎，装置に対する依存症などの合併症を引き起こすことが報告されていることを述べておきます[2]．

Ⅶ　スプリントは上下顎どちらの顎に装着すべきか

スプリントには上下顎どちらに装着するべきか明確な基準はありませんが，下顎に装着する優位性として，装着感が上顎に装着した場合により違和感が少ない，頭蓋骨の動きを抑制することがないなどが挙げられます．

また，コンダイルが平坦化しているような場合には，下顎頭を下方に引き下げることで関節への負荷を軽減させることを目的としたディコンプレッション型のスプリントを用いることがありますが，このようなタイプのスプリントは下顎に装着するほうが，製作する側（技工士）も治療の意図を理解しやすいのではないかと思います．

一方，関節円板が前方転位を起こしている場合などは，下顎頭を関節円板が復位する位置にまで下顎位を変更する必要（下顎位を変えることで下顎頭と関節円板の位置関係を本来の生理的な状態に回復することを期待する）があります．

しかしこのような場合，たとえばⅡ級咬合で関節円板が前方転位している症例では，下顎を前方に位置付けることで関節円板を復位させることを目的にアンテリア・ポジショニング型のスプリントを用いますが，歯列弓が上下で大きく異なっている（上下歯列がカップリングできない）場合や，Ⅱ級の程度が大きく，下顎を誘導する距離が 3 mm を超えるようなケースでは，上顎に製作したほうが下顎位をリポジショニングするには適していることなどを考慮すると，スプリントを上下顎どちらの側に装着すべきという絶対的なものはないといえるでしょう．

いずれの場合もスプリントは関節円板の復位や筋のリラクゼーションなど，目的によって使用するタイプが異なりますが，その主目的は初期症状の改善を図るためのものであって，長期間使用するものではありません．

Ⅷ　技工指示書への記載

技工指示書の書き方については，先生によって名称が異なることがありますが，ミシガン大学型スプリント，オハイオ大学型スプリント，

●簡易なスプリント製作

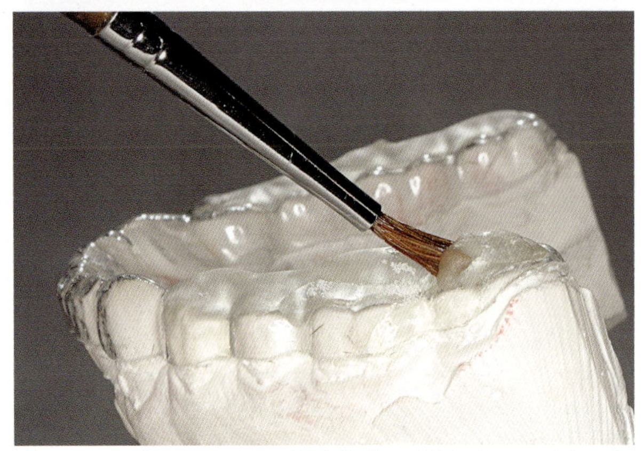

図3-3-8　プラスティック板を加熱・吸引，あるいは加圧して成型したものをトリミングし，その上にレジンを盛ることでスプリントが製作できる．

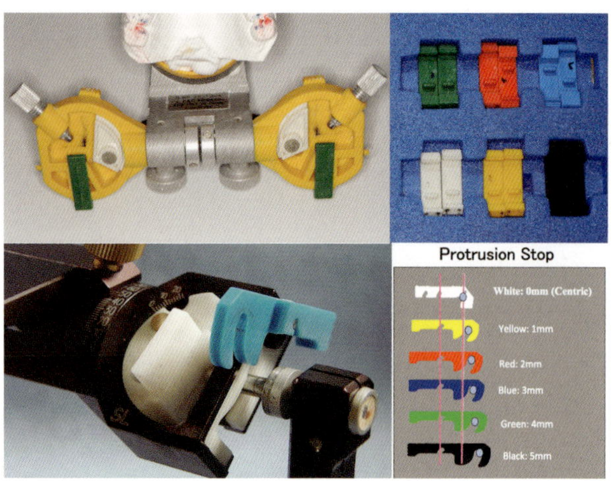

図3-3-9　上：SAM咬合器のインサート．下：Reference SLのインサート．咬合器上で治療目標下顎位（TRP）を設定するために用いる．このインサートを咬合器に装着することでコンダイルの位置を前方に位置づけることができる．

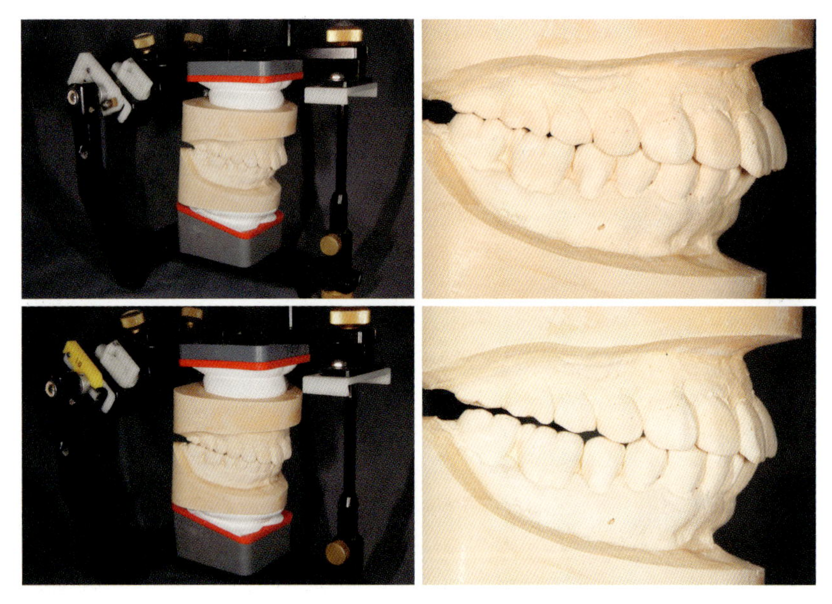

a|b
c|d

図3-3-10a～b　a, b：RPバイトで模型を装着しておくと，プロツルーシブインサートを用いることでTRPでのスプリントの製作が容易になる．c, d：Referece SLに1mmのプロツルーシブインサートを装着した状態．

アムステルダム・スプリント，リラックス・ポジショニング・スプリント，筋弛緩型アプライアンスと呼ばれるものは「スタビリゼーション型スプリント」に属します．

ディコンプレッション・スプリントやリポジショニング・スプリントの製作を依頼する場合には，正確なRPバイトとともに咬合器に付与するデータ（与える矢状顆路角，前方何ミリに下顎位を設定するのか）を記載しておく必要があります．

スプリントの製作を依頼する場合には，顎機能診断データがあれば，フェイス・ボウとともに技工所に送ります．

Ⅸ　スプリント製作のポイント

スプリントの製作に際しては，当然のことながら現在の下顎位が生理的に正しい位置（PRP）にあるのか，逸脱した位置（DRP）にあるのかを知っておく必要があります．もしも逸脱した位置に下顎位がある場合には，治療のために用いる下顎位（治療目標下顎位：TRP）を設定する必要があります．やみくもにスプリントを入れても，それは単なるプラスティックの塊を装着するのとなんら変わりません．治療において何かをなすときには，必ずその根拠となるものが必要です．

スプリントの製作法には，レジン流し込み法，ふりかけ法，筆積み法，昔ながらの炊き込み法などがありますが，プラスティック板を加熱・吸引，あるいは加圧して成型したものをトリミングし，その上にレジンを盛ることで簡単にスプリントを製作することが可能です（図3-3-8）．

スプリントを製作するうえで重要なのは下顎位をどこに設定してスプリントを製作するかということです．

たとえば顎関節に異常がなく，筋のリラクゼーションだけを目的とするものであれば，フェイスボウ・トランスファーした模型にRPバイト（いわゆるセントリック・バイト）で下顎模型を装着し，プレスされた薄い樹脂の上に臼歯離開できる程度の誘導路を付与したスプリントを製作するだけですが，顎機能に異常がある場合には治療目標下顎位を設定して新たな位置に顎位を定めたスプリントを製作しなければなりません．

この場合には，治療目標下顎位を設定するための顎機能診断データが必要です．

具体的にはRPバイトでマウントした咬合器の左右の矢状顆路角を患者の顆路角と一致させ，咬合器のフォッサ・ボックスに咬合器のコンダイルを前方に押し出した状態で固定する「プロツルーシブ・インサート」を装着して作業します（図3-3-9）．こうすることで下弓を前方に位置づけた状態のスプリントを製作することができるのです（図3-3-10）．

Treatment Edition 4

自覚症状はないが，顎機能に異常を有する症例はどうする

I　自覚症状がなくても疑いをもつ

問診表の顎の異常についての項目にチェックが入っていない患者であっても，診療台に座り開口してもらうと「スムーズに口が開閉できない」「開閉口路が蛇行する」「大きく開口できない」「しばらく開けたままにしていると痛くなる」「本人には自覚がないが関節部にクリックがある」などの所見が認められることがあります．このような場合は本人に自覚がなくても顎機能障害が進行している可能性を疑いましょう．

問題の存在を患者に伝え，咬合診査で障害の程度を評価したうえで治療方針を示すことが必要です．

●顎機能障害が進行している症前（術前）

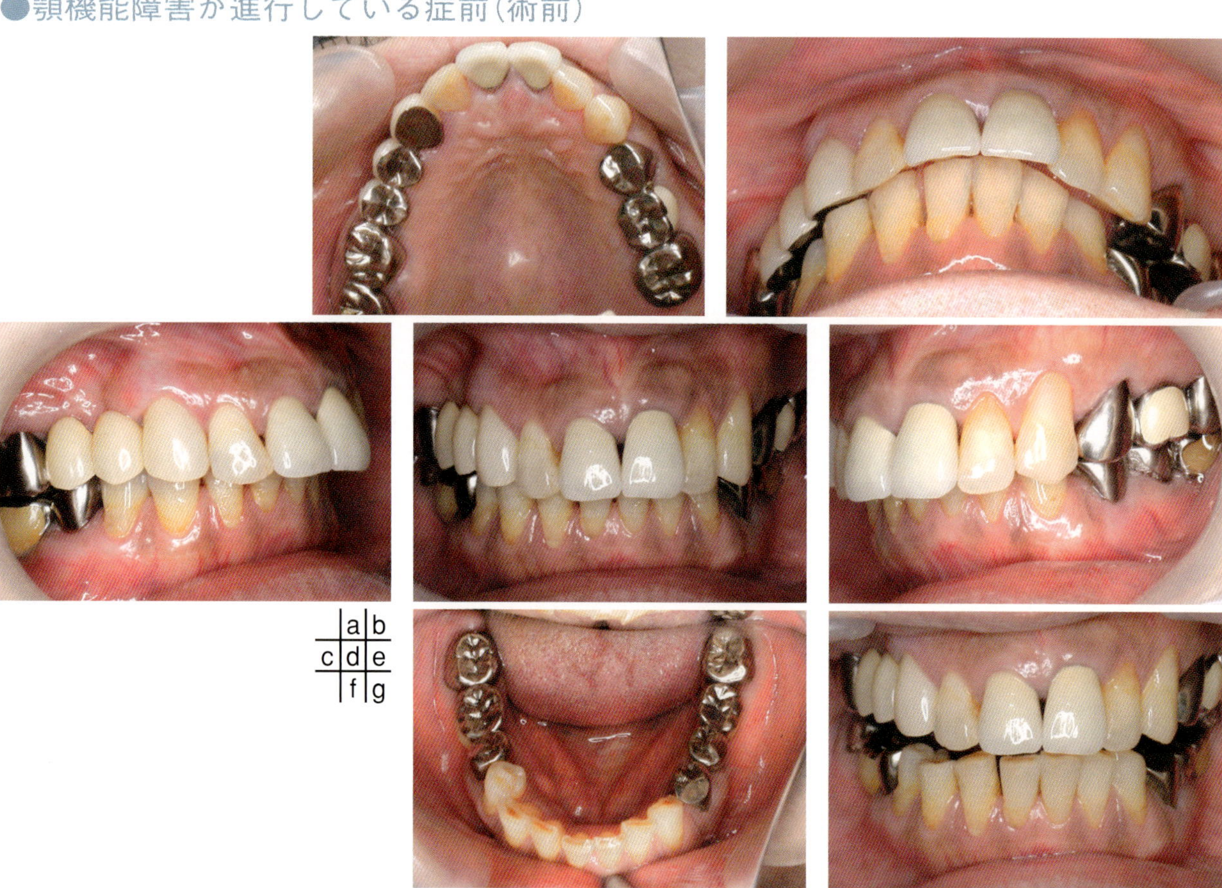

図3-4-1a～g　咬合支持が不十分な術前の口腔内．繰り返された臼歯部の補綴治療の結果，低位咬合となり，下顎が後方に偏位したケース．オーバージェット，オーバーバイトを呈している．

a|b
c

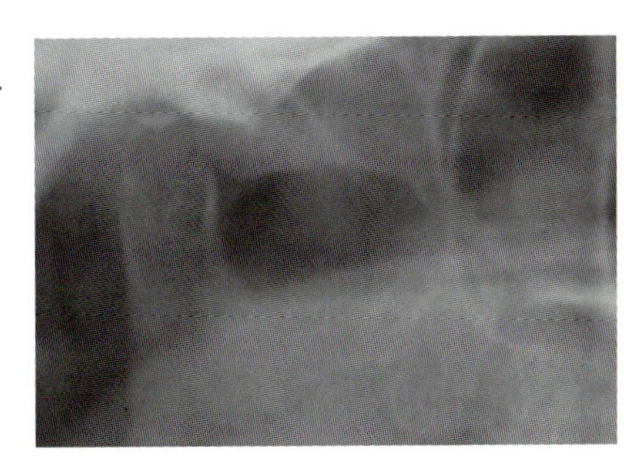
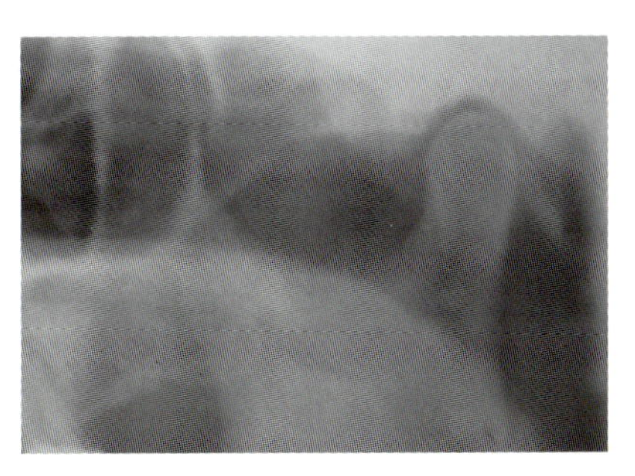
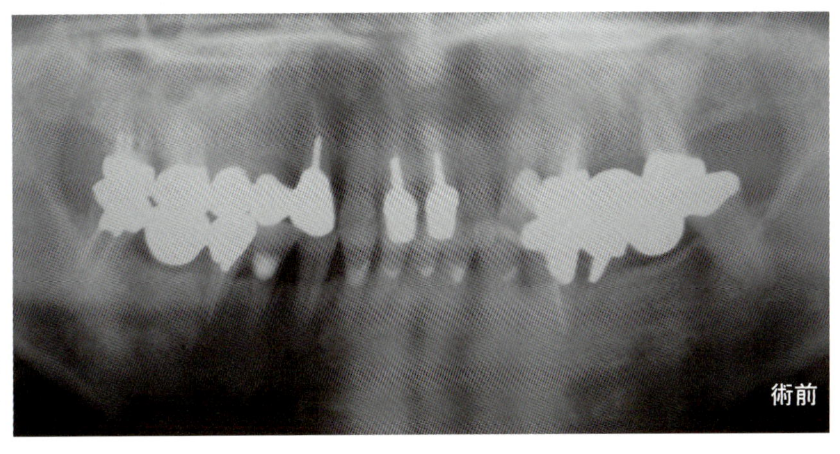

図 3-4-2a〜c　術前のパノラマX線写真，左側の関節腔のスペースが右側に比べ少ないようにみえる．

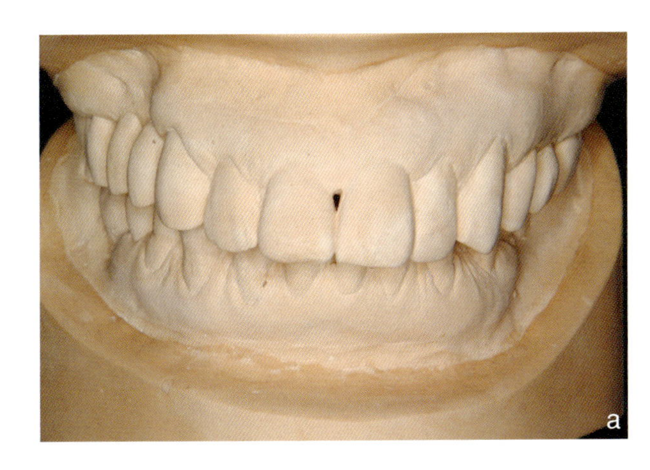
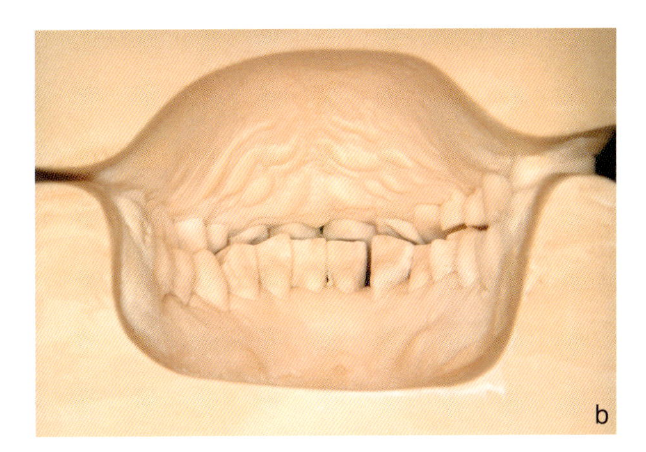
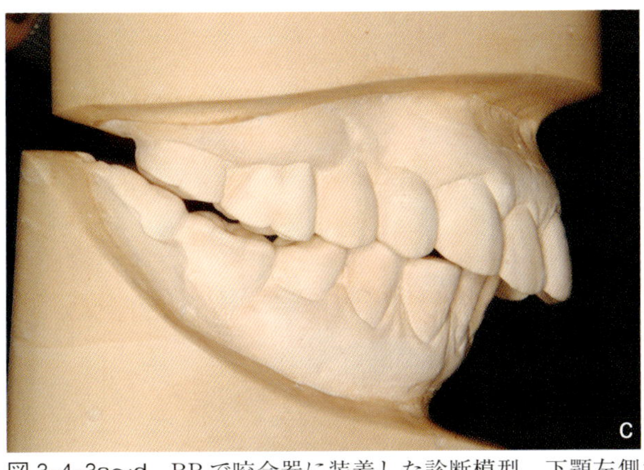
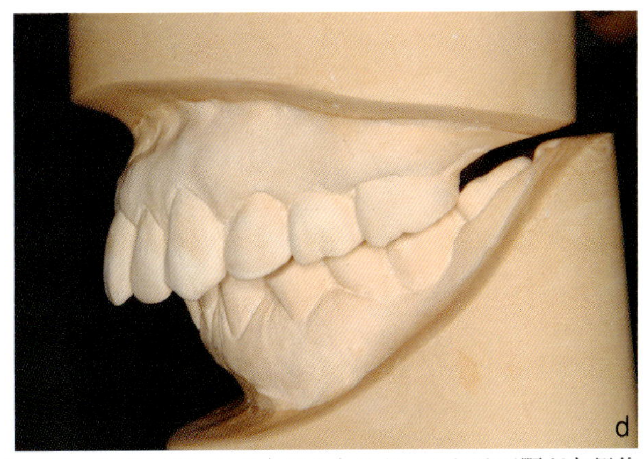

図 3-4-3a〜d　RPで咬合器に装着した診断模型，下顎左側第二大臼歯が挺出しているようにみえるが，これは下顎が左側後上方に偏位した結果である．

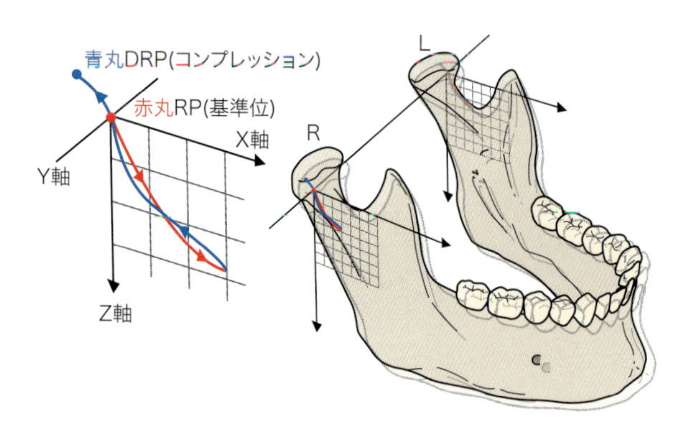

図 3-4-4　RP でスタートした開閉口運動だが，咬頭嵌合位(ICP)が後上方に位置し，下顎頭の偏位量診査(MPI)でも下顎頭のコンプレッションが確認できる．

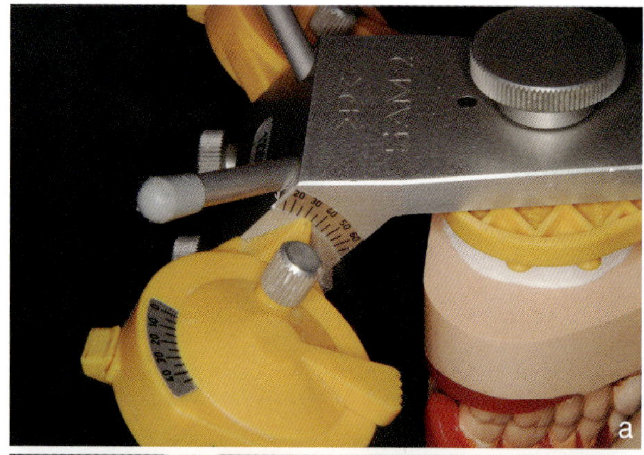

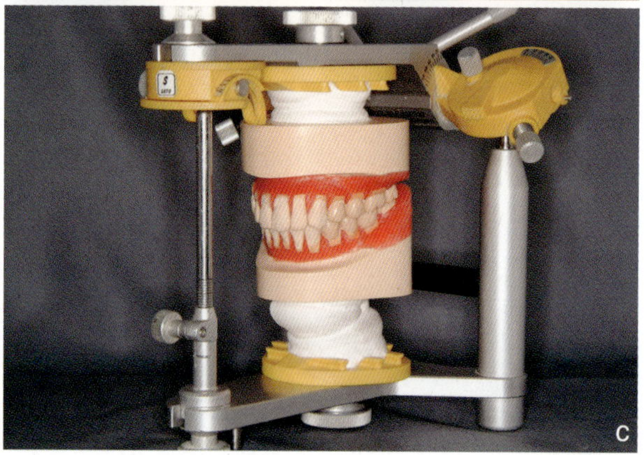

図 3-4-5a～d　顎機能診断から得られたデータで咬合器を調節し，新たな治療目標下顎位(TRP)における三次元位置情報を咬合器に組み込んで，セットアップ模型製作を行った．

II　静的診査では顎機能の異常を診断できない

口腔内の視診や咬合紙を用いた咬合接触状態の確認，咬合器に付着した歯列模型の分析，X線による診査やCT 画像診査など，これらはすべて静的診査であり，下顎頭の動態や顎機能にどのような障害が生じているかを分析，評価することはできません．

顎機能障害の診断には下顎運動を三次元解析できる顎機能診断装置を用いるしかありません．

●模型上での診断

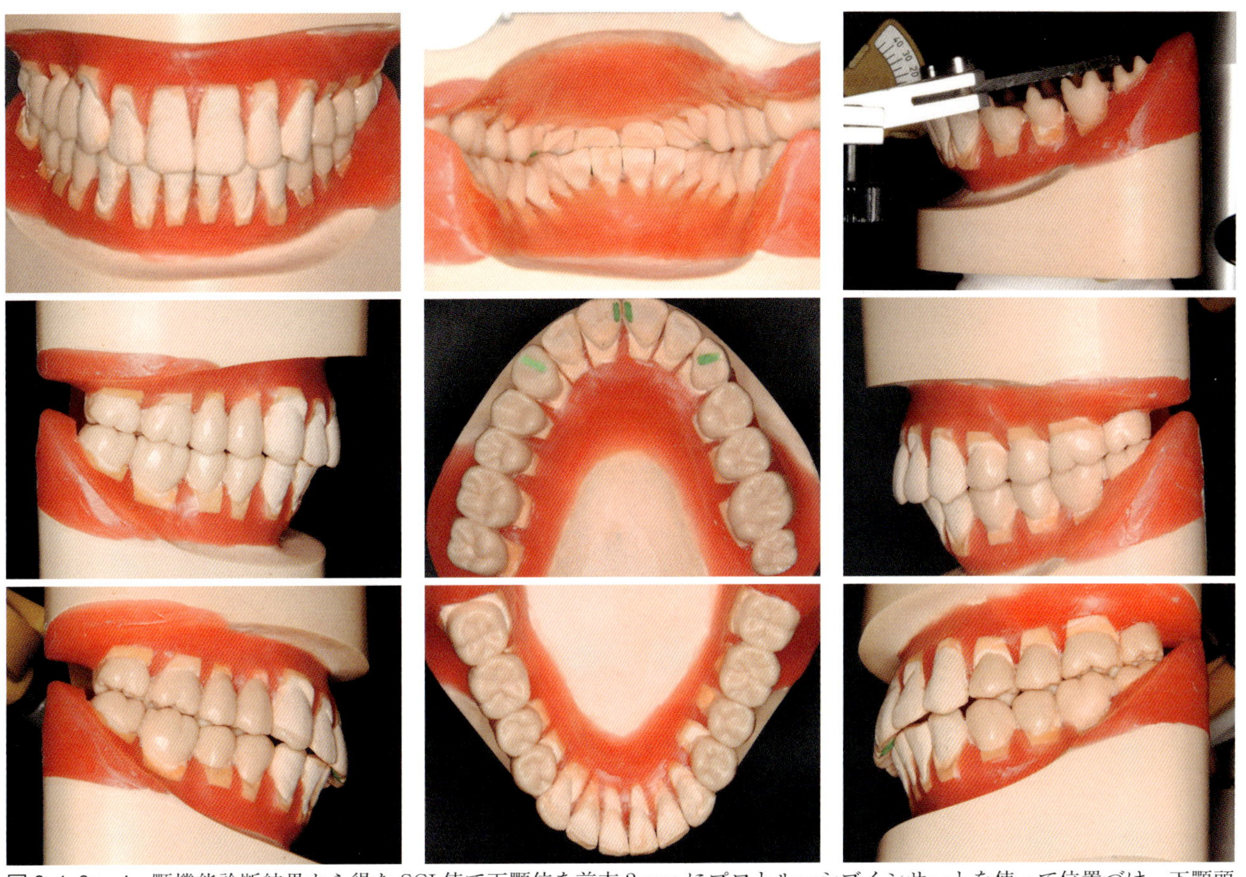

図 3-4-6a〜i　顎機能診断結果から得た SCI 値で下顎位を前方 2 mm にプロトルーシブインサートを使って位置づけ，下顎頭のアンロード（負荷の軽減）可能な位置にプロビジョナル・レストレーションのためのワクシングを行う

a	b	c
d	e	f
g	h	i

III 顎機能の異常は神経筋機構の問題を惹起する

咬合の不調和に起因する顎関節の問題が進行すると顎機能障害を発症する確率が高くなります．神経筋機構（NMS）は顎運動だけでなく，下顎を位置づける（顎位の安定）ために働いていますが，運動の起点（基準位）から終点（基準位に戻る）までの機能運動中に干渉が存在すると，NMS には干渉を回避する神経回路が構築され，それが顎の運動習癖として顎偏位や筋障害を引き起こすと考えられています．

このような干渉による機能障害が疑われる場合には，干渉を除いて筋のリラクゼーションを図るためにスプリントを用い，症状が改善するか否かを経過観察します．

スプリント療法で顎機能や顎偏位が改善することが確認できれば，顎機能診断結果に基づく治療目標下顎位（TRP）をスプリント上に設定し，その位置に下顎が適応するかどうかを数週間経過観察します．スプリントは機能障害の質（コンプレッション，ディストラクション，関節円板の偏位方向と程度，復位するか否かなど）と問題の程度によって選択するタイプが異なってきます．

顎機能の改善が期待できる下顎位が決定したところで歯列矯正や，歯冠補綴によるプロビジョナル・レストレーションに移行しますが（図 3-4-1〜3），下顎頭や関節円板の器質的な変化や変性がある場合には機能改善には限界があ

●プロビジョナル・レストレーションを用いた経過観察

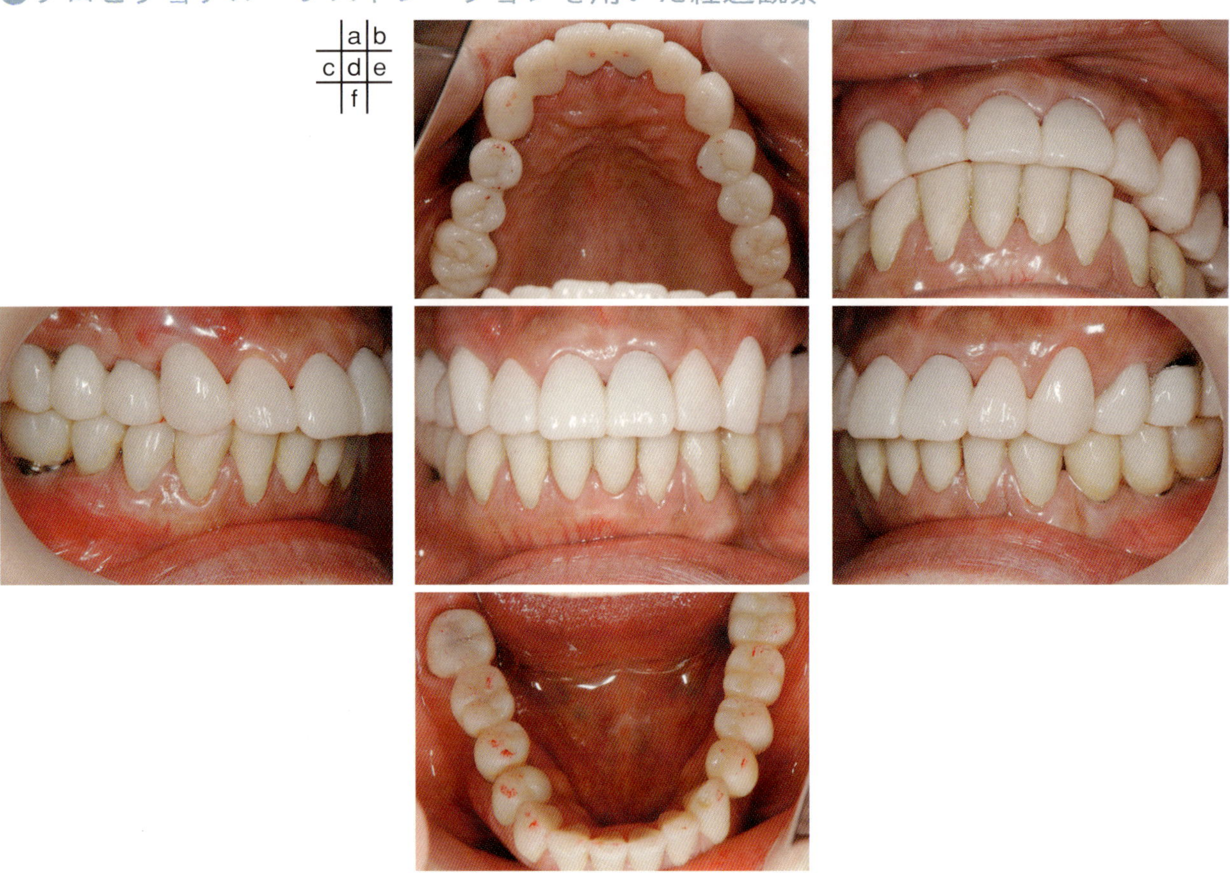

図 3-4-7a～f　顎機能に問題のある場合は，プロビジョナル・レストレーションでしばらく観察する必要がある．

ることから，顎関節への負荷を軽減(アンロード)することを目標とした治療法を選択します(図 3-4-4～6)．

Ⅳ 診断データから予測される問題と治療方針を明示する

診断データを患者に理解できるように説明するには，話し方以前に「今回の診査によって何がわかったのか」「主訴が改善できるものか否か」，このことを患者に対して説明できる能力＝知識がなければなりません．

いかに診断データに基づいた説明であっても，患者が理解できなければ診断は意味をなさなくなりますから，歯科医師は患者の理解度に合わせた説明，たとえば「正常な咬合と顎関節の状態とはどのようなものなのか」を示し，さらに「採得した患者のデータが正常値からどれだけ逸脱しているかを示す」などの必要があります．

診断データは専門知識がない患者に対して問題を提示できる唯一のものです．患者は自身の診査結果と正常値の比較説明を受けることで「どこに，どのような問題があるのか」を知ることになります．

その際に治療の問題点と治療方針，さらに治療結果までの症例を提示し，解説できるように準備しておくと患者は理解しやすいでしょう(図 3-4-7, 8)．

ここを治療の出発点として，患者の環境(仕事や年齢，家庭環境，予算など)や希望を理解したうえで最終治療計画を立案(治療目標，治療期

●最終補綴物の装着

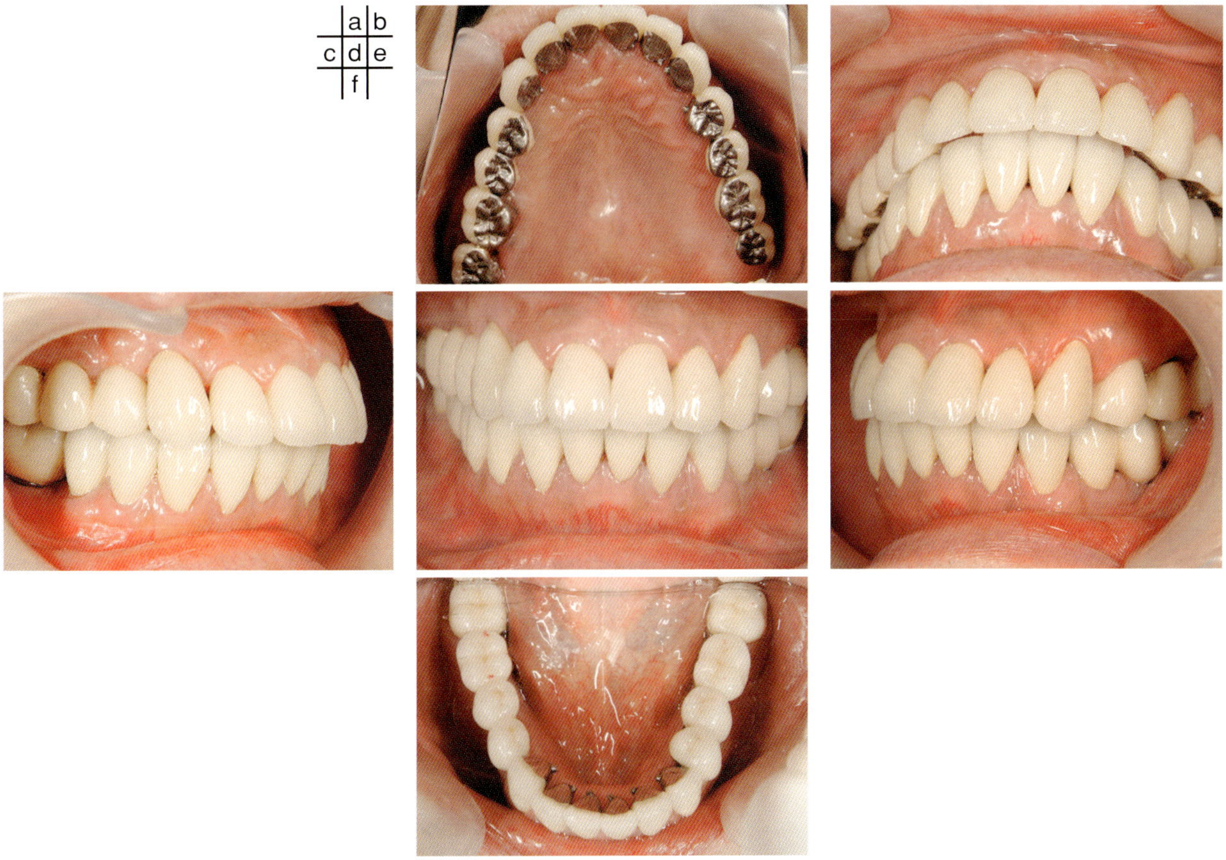

図 3-4-8a～f　プロビジョナル・レストレーションで問題のないことを確認したのちに最終補綴物に移行する．

間，費用など）しますが，同意にいたらなくても患者の咬合病に対する意識改革の一環として，つねに同じスタンスで接することを心がけておく必要があります．

Treatment Edition 5

犬歯が著しく咬耗している場合に考慮すべきこと
～アンテリア・ガイダンスが失われているときの対処法～

アンテリア・ガイダンスとしての役割を担う歯の領域は咬合様式によって異なります(図3-5-1)が，どのような咬合様式であれ，側方運動時の要である犬歯に著しい咬耗がある場合は注意が必要です．

Ⅰ　犬歯の役割

犬歯は永久歯列に最後に参加(萌出)する歯であり，すべての永久歯のなかでもっとも長い歯

●各咬合様式と偏心運動

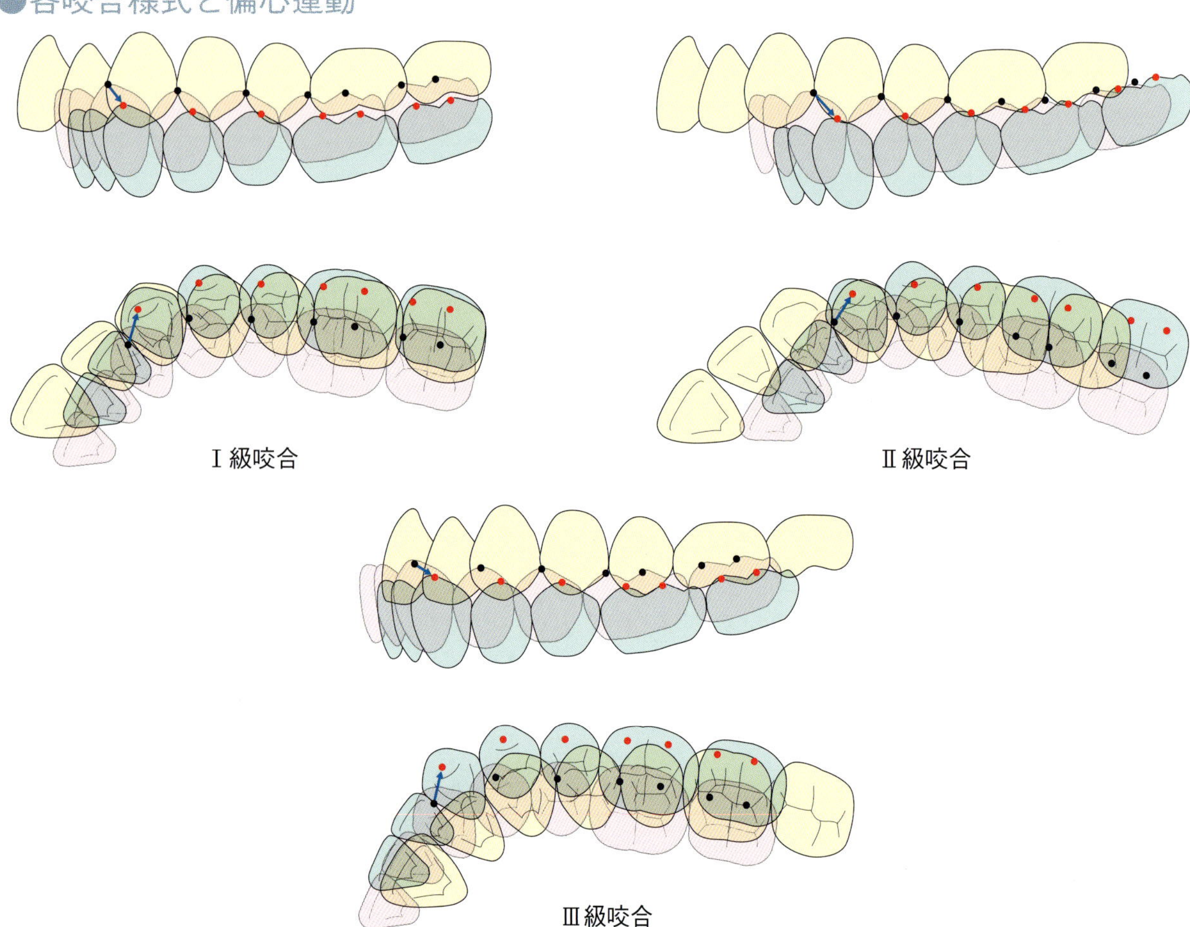

図3-5-1　Ⅰ級，Ⅱ級，Ⅲ級の咬合様式と偏心運動．a：Ⅰ級咬合では側方運動時に上顎犬歯の近心斜面の誘導路により臼歯離開が確保されやすい．b：Ⅱ級咬合では側方運動時に犬歯の近心斜面が使えないため，グループ・ファンクションとなる可能性が高くなる．c：Ⅲ級咬合では前方誘導路がないか，あっても短いため，臼歯離開は難しい咬合様式といえる．

●犬歯の機能的役割

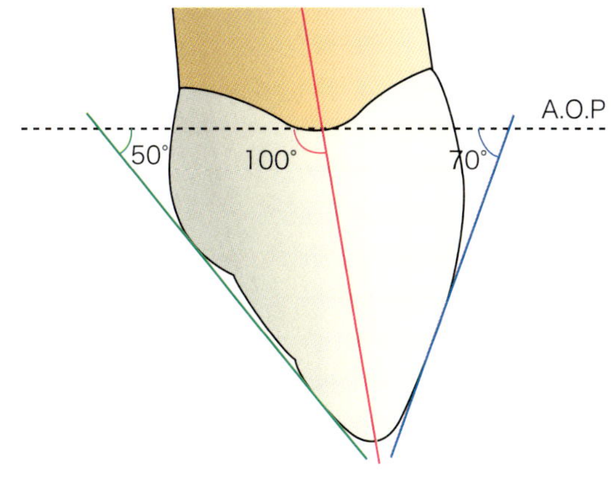

図 3-5-2a　犬歯の形態学的特徴.

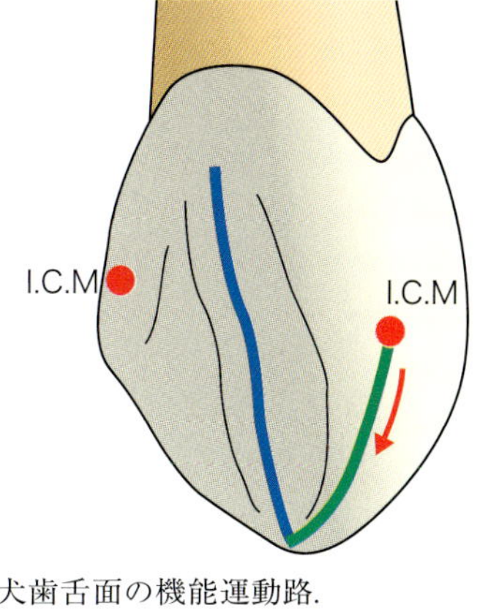

図 3-5-2b　犬歯舌面の機能運動路.

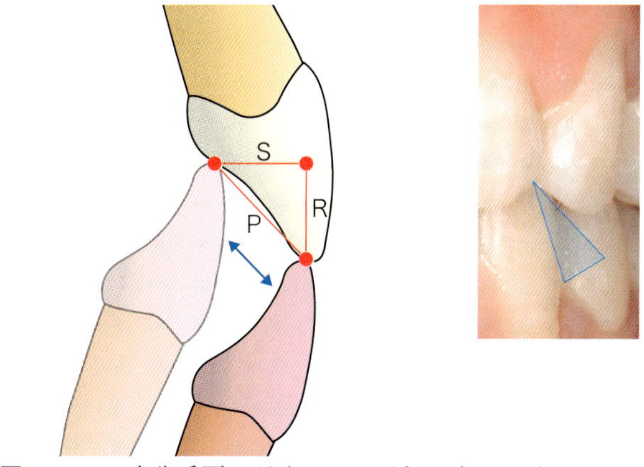

図 3-5-2c　犬歯舌面のガイディングトライアングル.

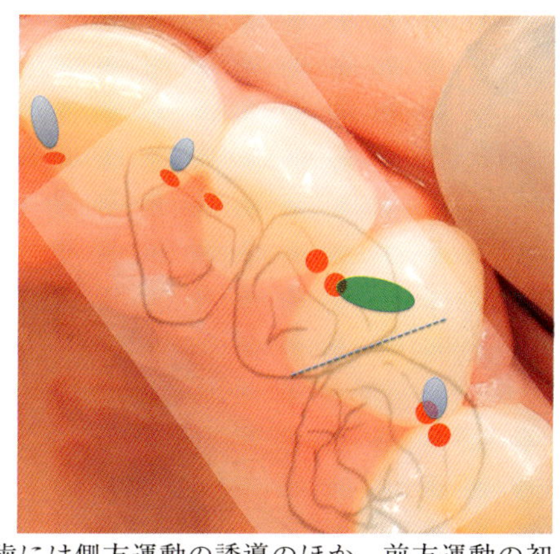

図 3-5-2d　犬歯には側方運動の誘導のほか，前方運動の初期にも下顎を誘導する機能がある.

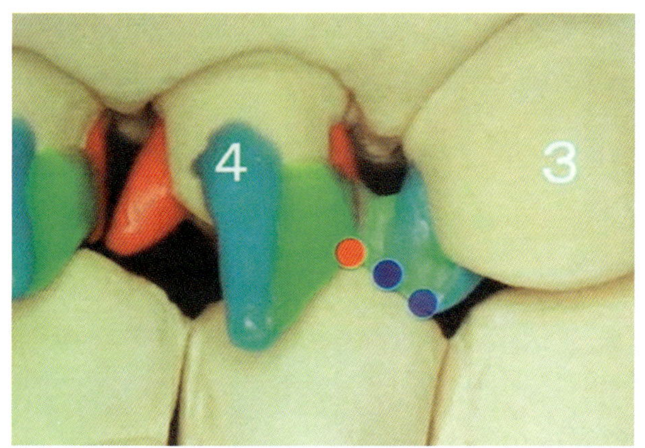

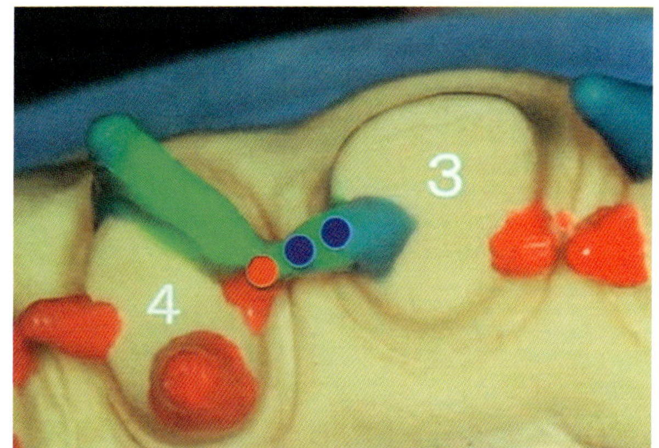

図 3-5-2e, f　犬歯の前方運動時の動きをワクシングで表した（榊原デンタルラボ：榊原功二氏のご厚意による）.　e|f

根をもっています．また切歯と臼歯を結ぶ歯冠の特徴を備えています．

この犬歯の機能的役割は咬合様式を語るうえでも非常に重要で，理想咬合とされるミューチュアリー・プロテクテッド・オクルージョンの構成要素（臼歯の咬合支持が前歯を保護し，前歯は臼歯離開させることで側方運動時の干渉から臼歯を守る）の Key Teeth と考えられていま

●犬歯誘導路角と異常な咬耗

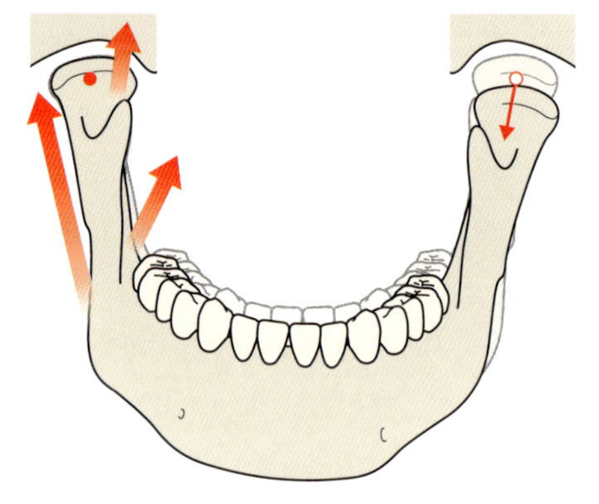
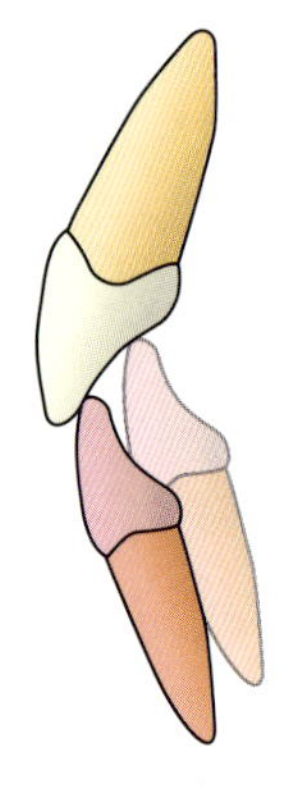
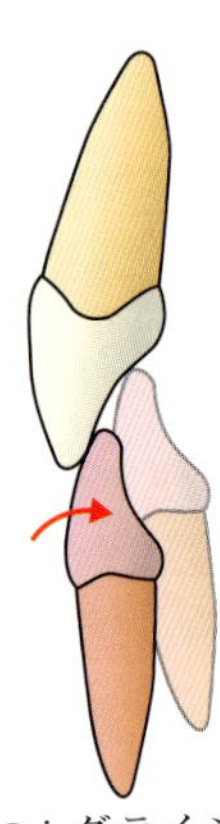

図 3-5-3a, b　急峻すぎる犬歯誘導路角は顎関節や犬歯そのものに過大な負荷を加える危険がある．a：グラインディング運動は強力な閉口筋活動で，作業側下顎頭が保持されると同時に，非作業側の下顎頭がエミネンスに沿って下降し，回転をともなう滑走運動を行う．b：犬歯舌面の誘導路角が，顆路傾斜角よりも急峻になると，上下の犬歯間の歯間内開口角が狭くなり，適切に下顎を誘導することが困難になる．

a|b

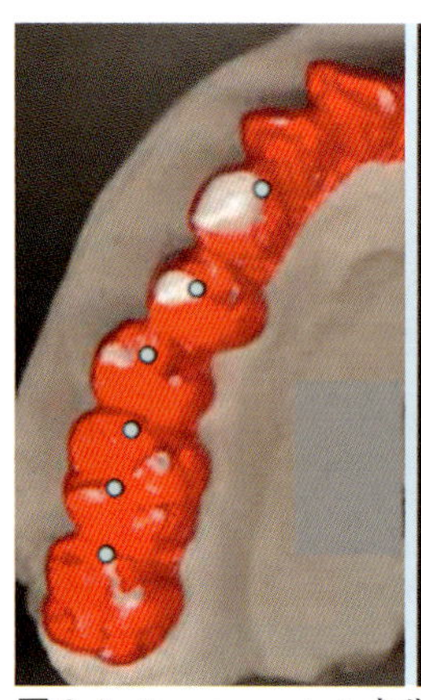
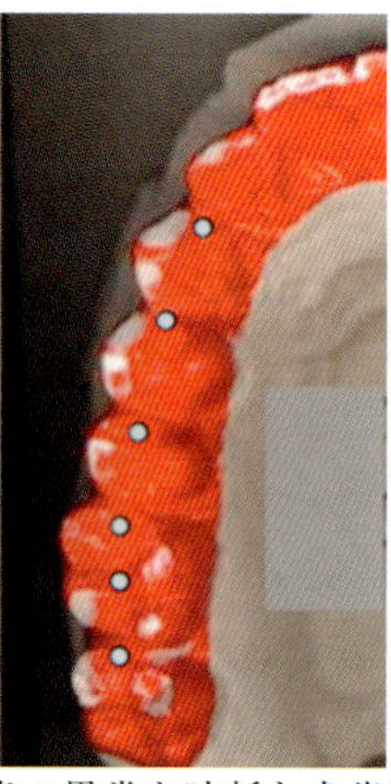
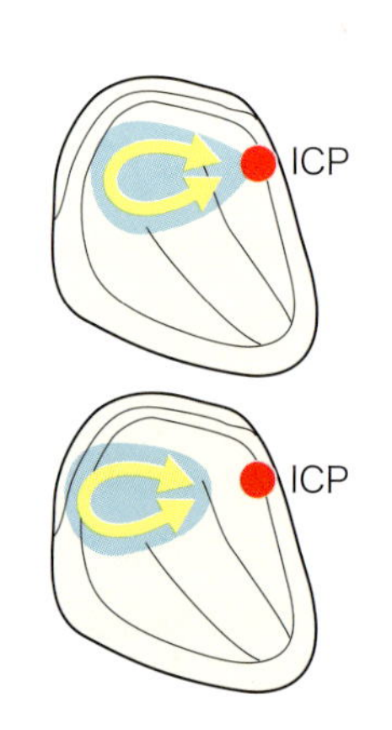

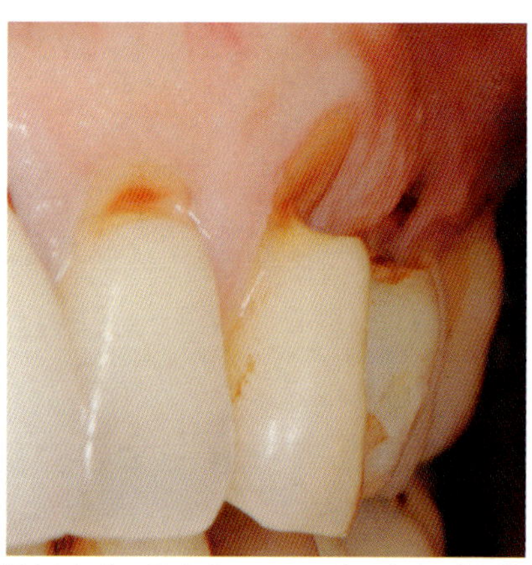

図 3-5-4a～c　a, b：犬歯の異常な咬耗と犬歯誘導路角の関係．c：犬歯の異常な咬耗とアブフラクション．ブラキシズム時のグラインディングは，基本的に側方後退運動であり，下顎が前方方向に運動することはない．またグラインディング領域は，咬頭嵌合位のセントリックストップを含む場合と含まない場合がある．この違いは，おそらく顆路傾斜と犬歯舌側面の誘導路の傾斜との関係に依存するものと思われる．つまり顆路傾斜に対して犬歯舌側面の傾斜が強すぎる場合，咬頭嵌合位からのグラインディングが困難となり，犬歯尖頭にジャンプしてブラキシズムを行うと考えられる[11]．

a|b|c

す．

また前方運動時の初期誘導も上顎犬歯の遠心斜面が担うことで，前方運動時の強い力が中切歯に直接的に加わることを防いでいます(図3-5-2)．

II　咬合誘導路と関節窩の関係

ミューチュアリー・プロテクテッド・オクルージョンは強靱な咬合力を臼歯がしっかり受け止めることで，顎関節と前歯部に強い力が加わることを防ぎ，前歯部は下顎がグラインディング運動をする際に，臼歯を離開させ，側方圧から後方歯群を防御するという，相互保護の咬合様式です．

この咬合様式が確立されるためには，偏心運動が行われるときに歯の咬合誘導路が下顎頭の動きと調和する生理的許容範囲内になくてはなりませんが，それを理解するためには下顎頭の運動路となる関節結節が形成される成長発達の過程を知っておく必要があります．

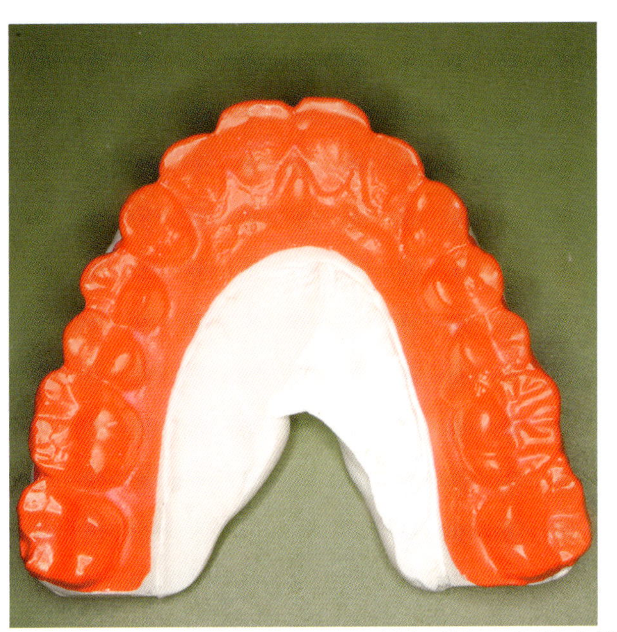

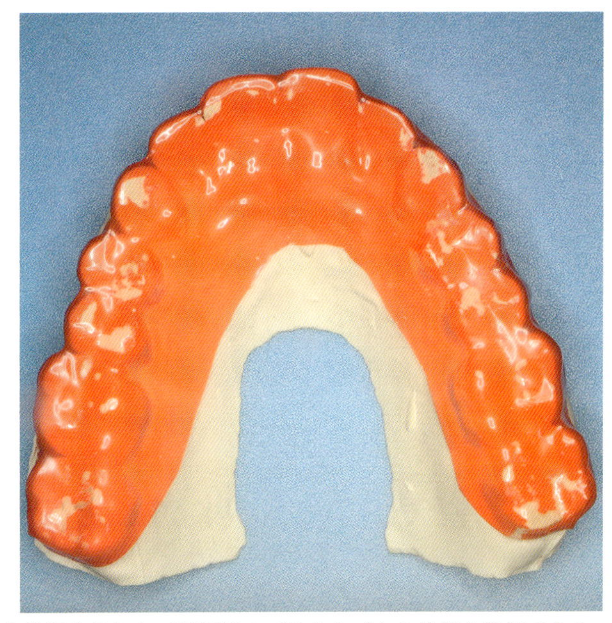

図 3-5-5a, b　ブラックスチェッカーを用い着色のはがれた部分を検証することで睡眠時のブラキシズムの状況を把握できる.

a|b

●フェイスボウを用いたシリコンスタンプ

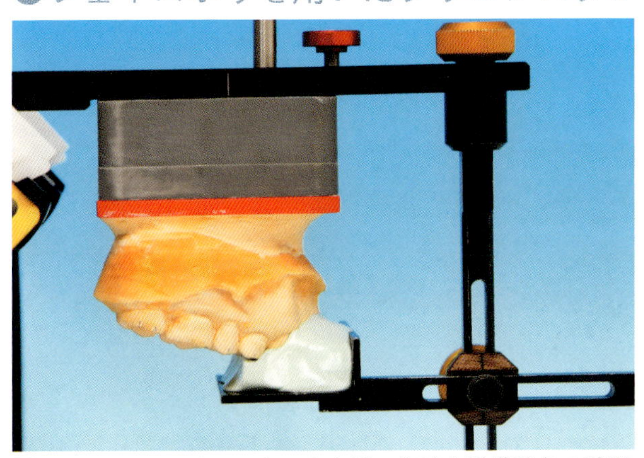

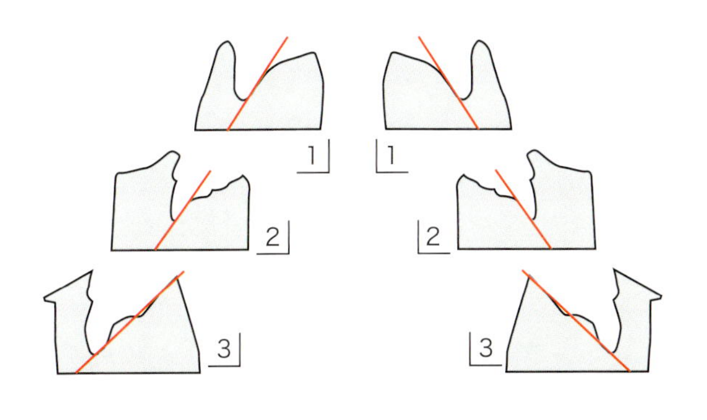

図 3-5-6a, b　シリコンカットを用いた咬合誘導路角の計測.

a|b

III　歯の萌出期における咬頭傾斜角と関節結節の関係

生後まもない乳幼児は乳歯の萌出前段階にあって，この時期の関節結節は平坦で，機能的には授乳のための前後運動と吸引です．乳歯が萌出し，離乳食が始まるころから上下の咀嚼運動とグラインディング運動が開始されて，この機能的な力が徐々に関節結節を形成していくことになります(図 1-1-3 参照).

乳歯よりも大きな咬頭，歯冠長と歯冠幅径をもつ 6 歳臼歯が萌出すると，それまで乳歯と調和したゆるやかな傾斜角であった関節結節は，大臼歯の咬頭傾斜角である 20～25° の傾斜角をもつようになります．この関節結節の傾斜角は側方歯群の萌出を経て，犬歯の萌出完了時には約 50° となりますが，これが日本人の平均的な関節結節の傾斜角であると言われています(図 1-8-3 参照)[9].

このように歯の萌出と関節結節の形成，つまり矢状顆路角(SCI)は両者の成長発達が互いに影響を及ぼし形成されるのだと考えると，グラインディング時の犬歯誘導路はSCIと同じ47.7°±8.1°の範囲にあるべきだと考えられます．

このような成長発達の過程を考えると，犬歯の先端部分の著しい咬耗は，本来であればSCIと同調して，スムーズに滑走できるはずの犬歯が，何らかの理由で歯軸が急峻となった結果，自由かつスムーズな滑走ができなくなり，急峻な斜面を避け，傾斜のゆるやかな先端部分を使った運動が行われているのではないかと考える以外に説明のつかない現象なのです．

Ⅳ　犬歯誘導路角と矢状顆路角との調和が重要

犬歯の誘導路の角度はSCIと近似しており，左右どちらかの外側翼突筋が機能することで下顎頭は滑走し，前下方に移動することができます．これはシンプルで効率の良い運動形態と言えるでしょう．しかしSCIに比べて犬歯の誘導路が急峻すぎる場合は，滑走運動に回転運動が加わる必要があるため，舌骨上筋群なども参加する必要が生じることになります．つまり同じような動きであっても，犬歯のガイダンスが急峻というだけで平衡側下顎頭の前下方への運動はより複雑で効率の悪いものになる可能性があります．

咀嚼や発音などで，1日に歯が接触する時間は10分からせいぜい20分程度とされ，機能運動時の咬合力も歯の咬耗を引き起こすほど強くはありません．ところが夜間の睡眠時ブラキシズムにおける咬合力は100 kgを超えることがあるだけでなく[13]，歯の接触時間はレム睡眠とノンレム睡眠の周期に合わせ数分から数十分単位で繰り返されることが報告されています[11]．

この睡眠時ブラキシズム(パラファンクション)が下顎の側方運動と同じ誘導路を使って行われるとすれば，急峻すぎる誘導路はグラインディング運動の障害(干渉)となって，結果的に顎関節部や犬歯そのものにも過大な負荷が加わることになりかねません(図3-5-3)．そして，それがアブフラクションや異常な咬耗の大きな要因なのではないかと考えられているのです(図3-5-4)．

Ⅴ　犬歯の咬耗が意味するもの

犬歯の著しい咬耗は犬歯の誘導路の喪失を意味し，臼歯離開角が少なくなる，あるいは臼歯離開ができなくなることにつながります．

その結果，引き起こされる臼歯の干渉は，いわゆる顎関節症状や知覚過敏，アブフラクション，歯槽骨吸収，歯冠破折など咬合崩壊につながる深刻な病状を誘発する危険があります．

Ⅵ　犬歯の咬耗が著しい場合の対処法

犬歯の著しい咬耗は咬合に「なんらかの不都合」が生じていると考えるべきで，根本的な原因を検討せずに，単に犬歯の咬耗部分を修復しても結局，同じ結果をまねくことになります．診断は顎機能診査，咬合器にフェイスボウ・トランスファーした模型を使っての咬合診査，セファロによる骨格診査などを複合して診断する必要があります．

チェアーサイドで簡便に診査できる方法にブラックスチェッカーがあります．ブラックスチェッカーは赤く着色した0.1 mmほどの薄いプラスティックシートを歯列模型にプレスし，トリミングしたものを患者に1日から2日間，就寝時に口腔内に装着してもらい，それを模型に戻して，着色のはがれた部分を検証することで睡眠時のブラキシズムの状況を把握するというものです(図3-5-5)．

これだと大掛かりな診断機器がなくとも睡眠時ブラキシズの程度を知ることができますが，

患者のSCIや，顎関節のダメージを判断することまではできません．やはり最低限の処置としてはフェイスボウ・トランスファーを行い，シリコンスタンプ(図3-5-6)を製作して咬合誘導路を計測することが良いでしょう．

単純に犬歯の再修復で対応可能な場合もありますが，症例によっては歯列矯正，補綴など全顎的処置が必要になる場合があるので症状の見極めが大切です．

Treatment Edition 6

咬合調整には咬合の知識が凝縮されている

I　咬合調整はミクロン単位

天然歯の歯根膜の感覚は圧感覚受容器で，ヒトの身体のなかでは圧に対してもっとも鋭敏であるといわれています．その歯の治療を行うのですから，術者は細心の注意を払って治療にあたる必要があるわけです．

とくにクラウンやブリッジなどの補綴物の咬合調整が必要な治療においてはミクロン単位の作業が求められることになりますから，臨床の現場では印象採得の前から勝負は始まっているのです．

技工所においても歯科医師同様にミクロンレベルの精度の高い補綴物をつくるべく，技工に向き合っているはずなのですが，残念ながら現在の保険治療の制約のなかでは，質の良いマテリアルと十分な時間を必要とする高精度な補綴物を製作することは不可能です．

このことは，診療室での歯科医師の仕事量を必要以上に増加させ，長時間の集中力を強いるという，きわめて非効率な結果を生んでいます．

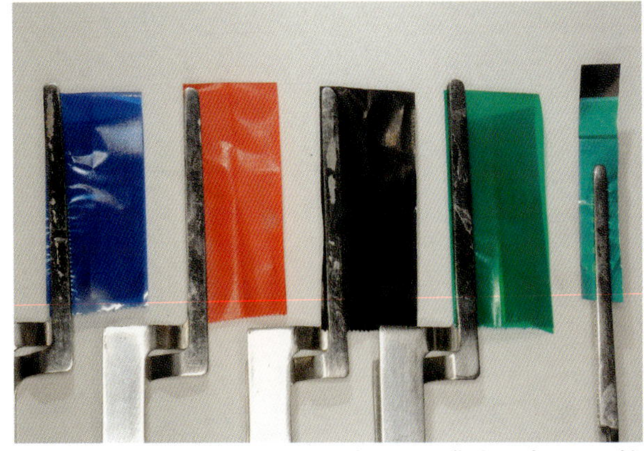

図3-6-1　咬合のチェックはできるだけ薄く，破れない材質のものを選ぶ．レジストレーション・ストリップス(右端)以外に4色は揃えておきたい．

II　補綴物の調整

補綴物の咬合調整はカーボンマーク，咬合音，咬合の強さなど，術者が五感を研ぎ澄ませて行う作業なので，調整作業ではできるかぎり薄いカーボン紙を使う必要があります．

しかし現実には多くの歯科医院では厚手の紙製のものが使われているようです．紙製のものは薄いとすぐに破れてしまうだけでなく，手袋にもベットリと色が付いて患者の口の周りも着色してしまいます．これでは繊細に調整しようにも，クラウンの咬合面はカーボン紙の色に染まっていて，どこを調整すれば良いのか正しい判断ができない可能性があります．その結果として，適当に咬合面を削って，「どうです，高くないでしょう」では，口腔機能を改善すべき歯科医師が「咬合病の原因をつくっている」ことになりかねません．

咬合調整は，薄くても破れることのない樹脂製のミクロン厚のカーボンホイルを用い，咬頭嵌合位，偏心運動，強く咬みしめた状態での確

●上顎の Passive Centric と下顎の Active Centric

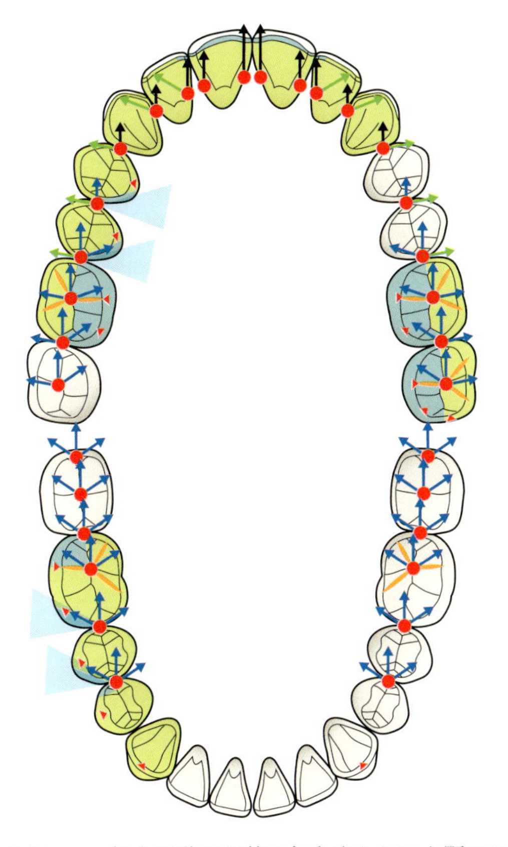

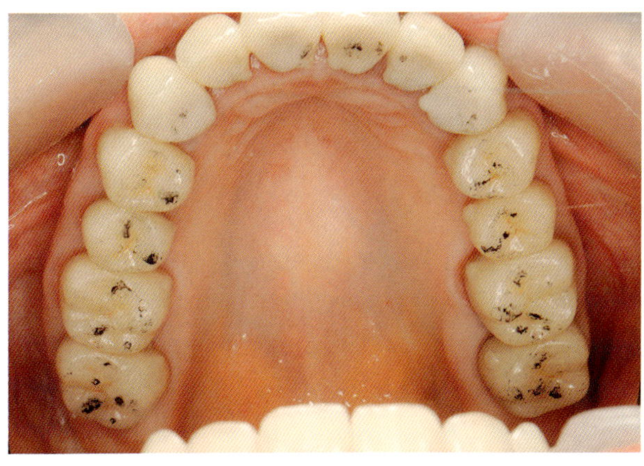

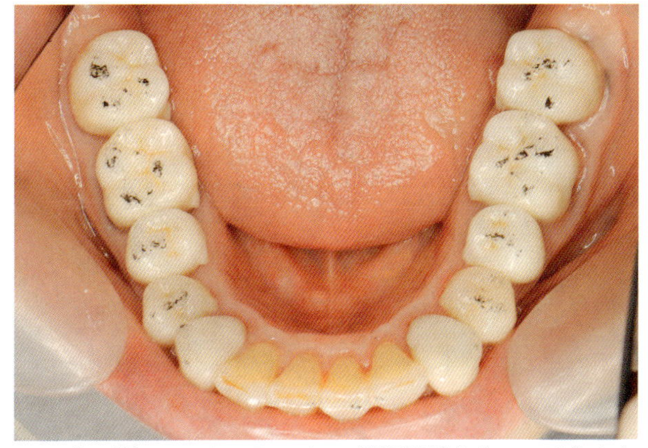

図 3-6-2a〜c　偏心運動の調整に気を取られて上顎の Passive Centric と下顎の Active Centric の接触関係を失ってはならない.

a|b/c

認や、歯ぎしり運動での干渉がないかなどを複数の色のカーボンホイルを使い分けて精査します(図 3-6-1). 術者が調整を終えたと思っても, 患者が「違和感」を訴えるときは, 隣在歯, 反対側の歯, 前歯の当たりの強さなどを「補綴物を入れた状態」と「補綴物を外した状態」で再度確認する必要があります.

患者は嘘をつきませんが,「脳はしばしば錯覚を起こす」と脳科学者が本に書いているぐらいですから, 調整を終えた補綴物が「口腔内に残っているほかの歯と調和している」ことを患者の意識レベルで理解してもらうために,「天然歯と補綴物がともに同じ強さでカーボンホイルを咬みしめていること, 偏心運動時に補綴物が干渉していないことを鏡で確認」させ, その咬合接触感が正しい感覚であることを学習させる必要があります.

ミクロン単位の作業は根気が必要ですが, 面倒だからと「患者のいわれるままに調整したら低くなりすぎた」では, せっかく技工士が苦労してつくった大切なオクルーザルコンタクトを失ってしまいます(図 3-6-2).

III　低い補綴物の問題点

では, 補綴物が低すぎたときは, 具体的にどのような問題があるのかを考えてみましょう.

患者の訴えのなかでもっとも多いのが「食べ物が噛み切れない」というものです. 厚さのある食材であれば食感の違いは少ないようですが「繊維性の野菜が上手く噛み切れない」という

●咬頭の三角隆線

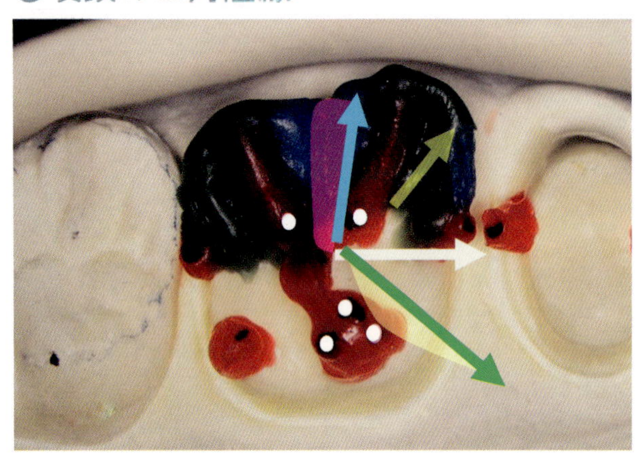

図 3-6-3a　上顎ワクシングのポイント．下顎頬側咬頭は非作業運動のとき上顎近心舌側咬頭内斜面を通る溝を付与する（スチュアートグルーブ）．

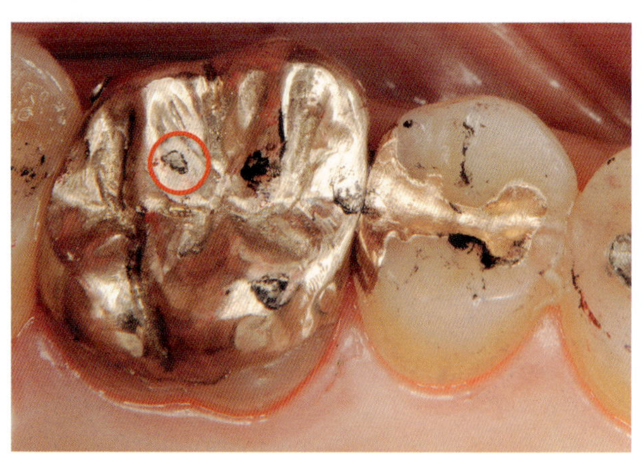

図 3-6-3b　上顎斜走隆線の近心斜面の赤丸が下顎の後方への動きをストップ（バリアー）．

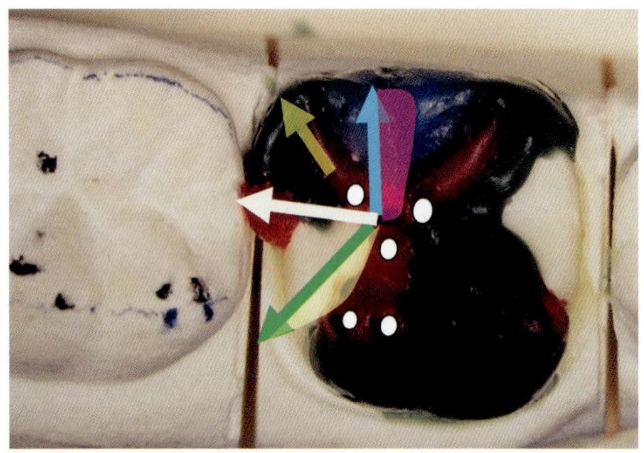

図 3-6-3c　下顎ワクシングのポイント．上顎第一大臼歯近心舌側咬頭が偏心運動したとき確実に抜けるように形成する．

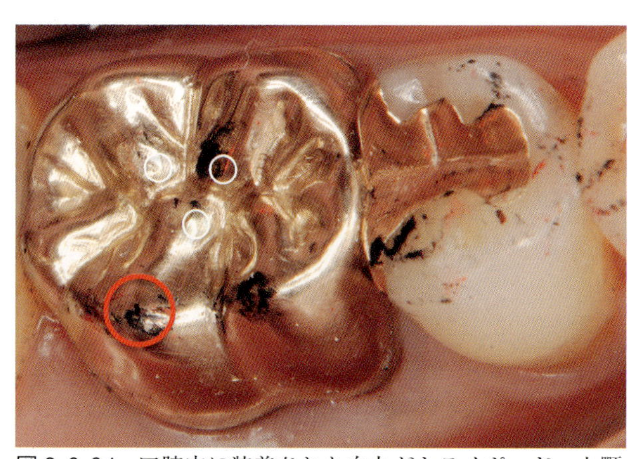

図 3-6-3d　口腔内に装着された白丸がトライポッド．上顎斜走隆線の近心斜面の赤丸部分は下顎頬側咬頭の遠心斜面と接する．

ことを主訴に来院する患者の補綴物の咬合面をみると，咬頭が削られ平坦になっていることが多く，しっかりと咬頭嵌合できていないことがしばしば確認されます．

「上手く噛めない」「噛むのに疲れる」などという患者の口腔を診査すると，咬頭を失い，平坦で咀嚼効率が悪くなっている場合が多いのです．

咬頭の喪失は，勘合したときに生理的な信号を感覚受容器に正しく伝達できません．咬頭の形態は合理的な Share（切り裂く）と Crash（噛み砕く）に最適なデザインであるばかりでなく，小さな面積で下顎位を維持するために上下的には対合歯の機能咬頭に対してトライポッドで受け止めるように各咬頭は三角隆線で構築されています．また機能咬頭は対合歯の窩を構成している隆線の谷間に，同じく 3 点で接触するように理想的な形態をしています．

この三角隆線は前後的な安定にも不可欠で，上顎では近心斜面のコンタクト，下顎では遠心斜面のコンタクトが下顎を後方にさがることを防いでいるのです（図 3-6-3）．咬頭と窩の嵌合している状態を前頭面断でみた接触関係が A-B-C コンタクトで，この関係が維持されることで傾斜した歯軸に強い力が加わっても頬舌的に安定していられるのです．

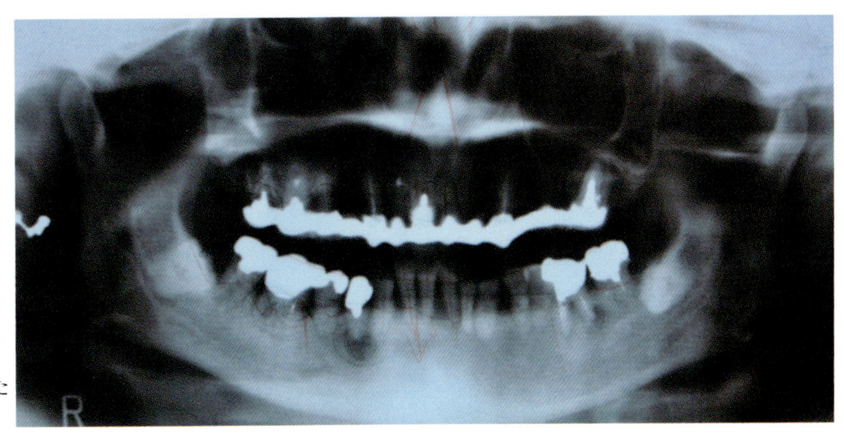

図 3-6-4　不適切な治療が繰り返されたことで咬合機能に問題を生じている.

ところが，低い補綴物にはこれらの咬合機能を維持するための役割が喪失しているだけでなく，対合歯の挺出にもつながり，それが干渉や顎機能異常の原因(咬合支持を担っている部位の補綴であれば顎偏位を誘発)となることもあり得ますので，咬合調整には細心の注意が必要なのです.

Ⅳ 咬合調整ができなければ歯科医原性疾病をつくる

上下の歯が長期間接触していない場合には，歯根膜繊維の弛緩により歯が挺出し，偏心運動時の干渉や，それに付随する神経筋機構の問題，すなわち干渉を回避するための筋反射(顎の偏位運動など)や，筋症状(筋痛など)を惹起する危険があります．これが多数歯であれば，咬合平面までも変化させますからさらに問題は大きくなります.

不良補綴物がたくさん入った患者のパノラマX線写真(図 3-6-4)では，咬合平面が波打っている場合や，左右で咬合平面の角度が大きく違っていることも少なくありません.

治療を繰り返すたびに低い補綴物が装着されることで「歯の挺出」や「低位咬合」「咬合平面の異常」「顎偏位」から「顎機能障害」へと歯科医原性疾病は徐々に進行していくのです.

支台歯にテンポラリークラウンを入れずに数週間放置し，いきなり補綴物を試適したのでは「弛緩した歯根膜感覚受容器」が強い刺激を感じ，「高すぎる」と錯覚を起こすのは当然であり，それを鵜呑みしてクラウンの咬合面を削れば「低いクラウンの完成」です.

日々の小さな補綴治療であっても面倒がらずにテンポラリークラウンを必ず装着するといった作業を続けることが，咬合機能の維持だけでなく，咬合治療を成功させるうえで重要なのです.

Treatment Edition 7

歯根破折とオーバー・ロード（過剰負荷）

～歯根破折回避のため歯に加わるオーバー・ロードをいかにコントロールするか～

Ⅰ　天然歯の歯根であっても破折することがある

歯科的処置が施されていない天然歯で歯根破折が起こることはきわめてまれです（図3-7-1）．こうした現象が生じるためには異常な咬合力（過剰負荷）が１点に集中して加わらないかぎり発生するとは考え難く，このまれな歯根破折が天然歯で起こり得るとすれば，その部位は最後臼歯がもっとも確率が高いと考えられます．

その理由は，それだけの咬合力を発生させる部位は物理学的に関節に近い最後臼歯であり，ここに咬頭干渉があればⅡ級のテコの支点として根尖方向に応力が集中することになります．過剰な咬合力が集中することを回避するためには，つねに干渉のチェックを怠らず，定期的に咬合診断することが重要です．

Ⅱ　第一小臼歯の宿命

上顎第一小臼歯は位置的，解剖学的形態の面からも咬合のオーバー・ロードの危険にいつもさらされているため，まれに歯冠中央部から根尖に向って破折しているケースに遭遇することがあります．最後臼歯は最後方の咬合支持，第一小臼歯は最前方の咬合支持を担っていて，建築物にたとえれば，屋根を支える４本の支柱となり，ここには大きな力がかかることになります．さらに，上顎第一小臼歯は解剖学的に頬舌２根であり，ちょうど根分岐部にあたる近心のくぼみに下顎第一小臼歯の咬頭が楔のように咬み込んでいます．

この下顎の咬頭が前方・左右方向の偏心運動時だけでなく，睡眠時ブラキシズムが発生する

●オーバー・ロードによる有髄歯の歯根破折

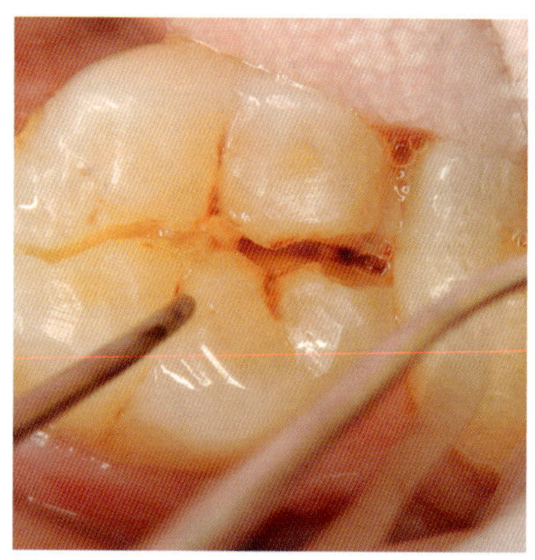

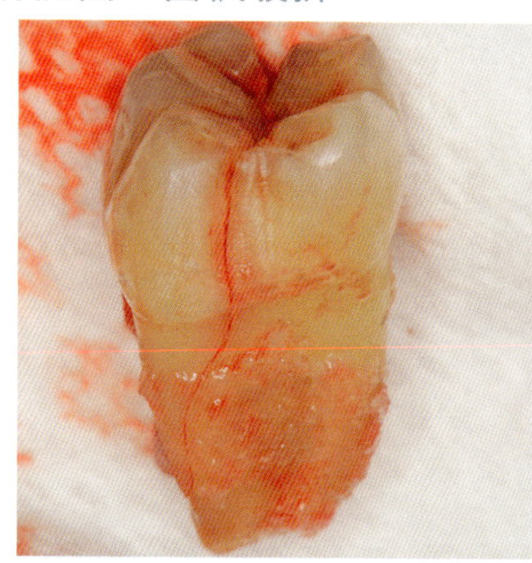

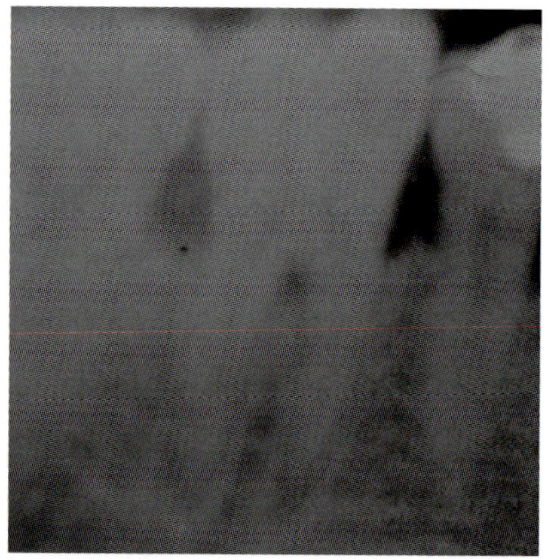

図3-7-1a～c　a：オーバー・ロードは有髄歯であっても歯根破折を引き起こすことがある．近遠心方向に破折した下顎第一大臼歯，b：抜歯後に確認できた破断線，c：患歯の抜歯前のデンタルＸ線写真では破折は判別できない．

a|b|c

●マイクロクラックの進行による破折

a|b

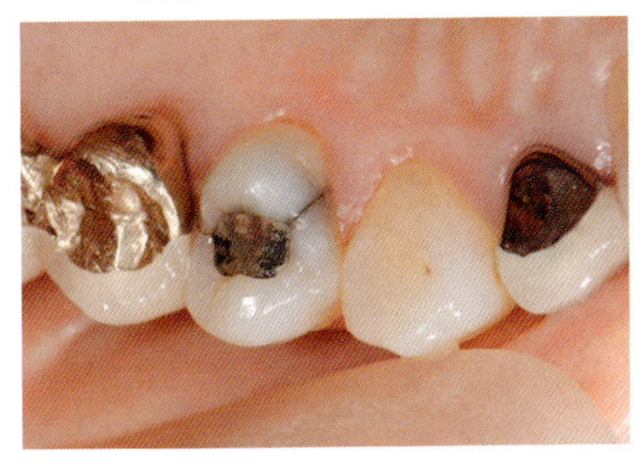

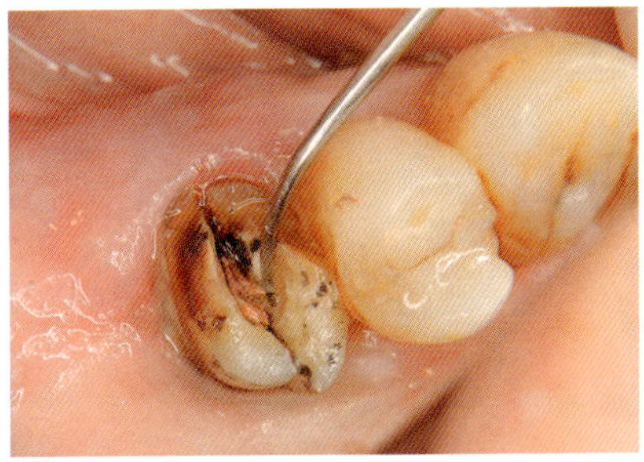

図 3-7-2a, b　a：右側第一小臼歯がメタルボンドクラウンのポストとともに破折．b：第一小臼歯の近心エナメル質の破折が確認できる．

a|b

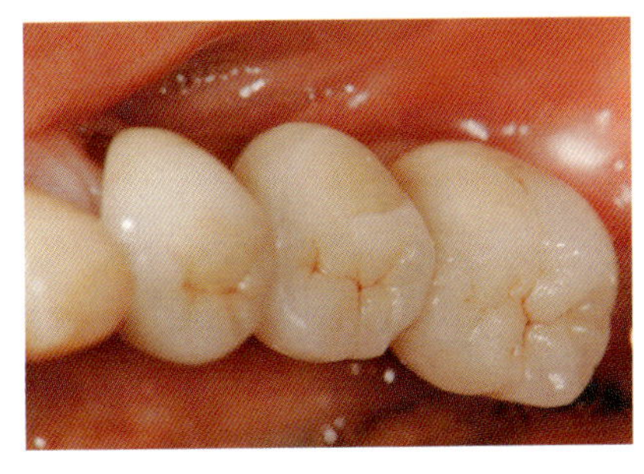

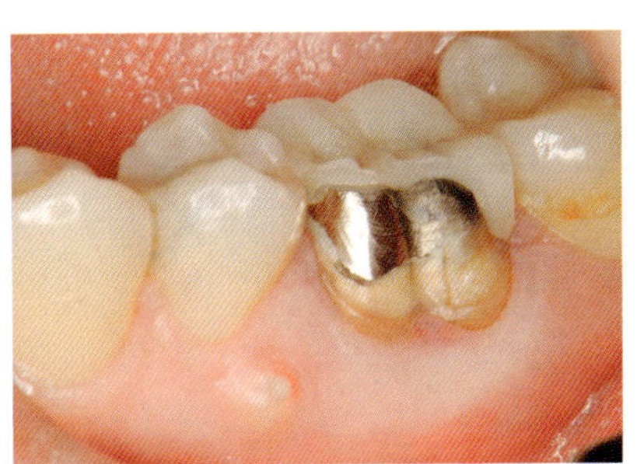

図 3-7-3a, b　オーバー・ロードの破壊力はセラミッククラウンに止まらず，時として歯根破折にまでいたることがある．a：インプラントに装着されたセラミックの破折．b：E-Max 冠の破折．歯根まで破折しフィステルが形成されている．

ときに，後方に滑走することでさらなる負荷をかけてしまうため，破折の危険性が高まることになるのです．

夜間のブラキシズムはほぼすべての人が行っており，マイクロクラックに起因する亀裂が象牙質にまで達し，歯根破折を引き起こす可能性があります(図 3-7-2)．

III　無髄歯の歯根破折

歯根破折の発生がもっとも多いのは無髄歯であり，根管充填処置がなされた根管にポストが施された歯です．

このような歯の多くはクラウン処置がなされていますが，反面十分な咬合調整がなされていないことが，破折したクラウン表面のシャイニングスポット(咬耗面)からうかがい知ることができます(図 3-7-3)．

抜髄根管にポストが挿入されたクラウンやブリッジの咬合調整不備は，垂直的咬合圧のみならず偏心運動時の側方圧を，そのままポストに過剰負荷というかたちで与えてしまい，この負荷が歯根に対し「楔」のごとく働くことで，歯根を左右に割ってしまうのです．

IV　歯内療法時の過度の歯質切削は危険

歯内療法処置の「過度の拡大」も歯根破折の大きな要因の１つです．歯内療法テクニックの１つであるバーチカル根充を行った場合には，根尖近くにアピカルシートを形成するために，従来のラテラル根充時の根管拡大よりも根尖付近までに大きく拡大する傾向がありました．

そのため根管口の入り口まで過度に，大きく漏斗状に拡大したケースでは歯根破折の危険性が高くなります．根管治療における根管拡大は，バーチカルやラテラルといった方法論の良否ではなく，繊細なファイリングテクニック，すなわち感染象牙質を除去しつつ，健康な歯質を可能なかぎり温存するという，相反する問題を解決しなくてはなりませんから，術者の技量が歯根破折発生の確率を左右することになります．

根管処置後の歯根破折防止のためにはポスト

●根管形成が関与する破折

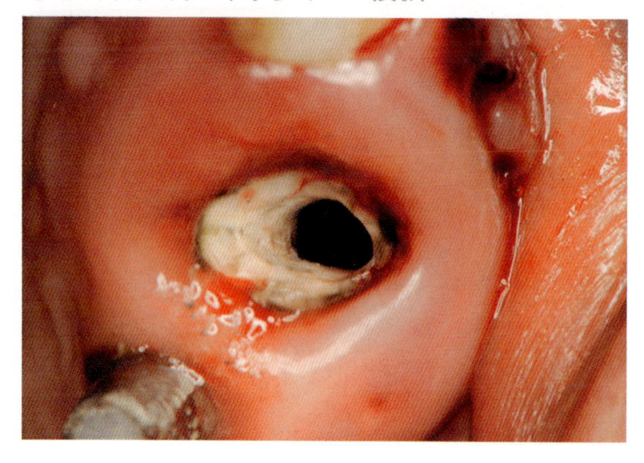

図 3-7-4　上顎犬歯のポストクラウンが脱離した歯．大きく漏斗状に拡大され，歯質の抵抗形態がないため歯根破折を生じている．

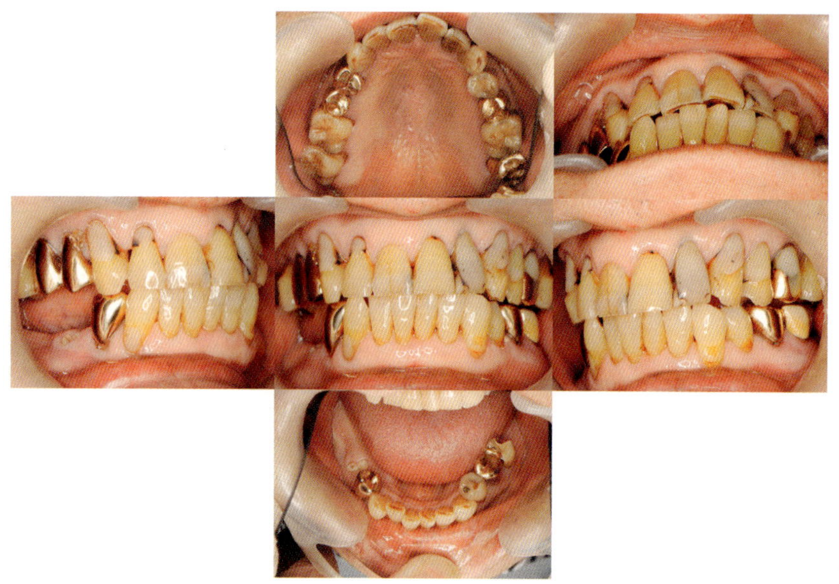

図 3-7-5　オーバー・ロードに長期間さらされてきた口腔内の状況．すべての歯でクラックやアブフラクションが進行し，下顎臼歯部も喪失している．上顎右側第一小臼歯の歯根は破折している．

形成時の歯質の残し方を検討する必要があります．根面からの立ち上がり部分を全周にわたり残すことができれば，クラウンに加わる咬合力は歯を内方に向かう締め込み力となり，根破折の危険を回避することにつながりますから，クラウン形成のプレパレーションデザインとともに，ポスト形成時のデザインに配慮が必要となります（図 3-7-4）．

V　経年的変化により破折リスクは高まる

これらの課題をクリアして，何年か問題が発生しなかったからといって安心できないのが無髄歯治療の難しさです．

プレパレーションデザインや，咬合調整が上手くできていたとしても，経時的な変化と日々のオーバー・ロードに対しては無髄歯の補綴物はあらがうことできません．時間は天然歯のエナメル質でさえ削りとり，臼歯離開していたはずの歯であっても，対合歯と接触するようになってしまいます．

当然のことながら，エナメル質や象牙質といった生体素材と金属やセラミックなどの人工素材では摩耗スピードが異なります．生体素材と人工素材の咬耗スピードの時間差は補綴物による干渉を引き起こすため，歯根に対しては時に破折にいたるオーバー・ロードとなって襲い

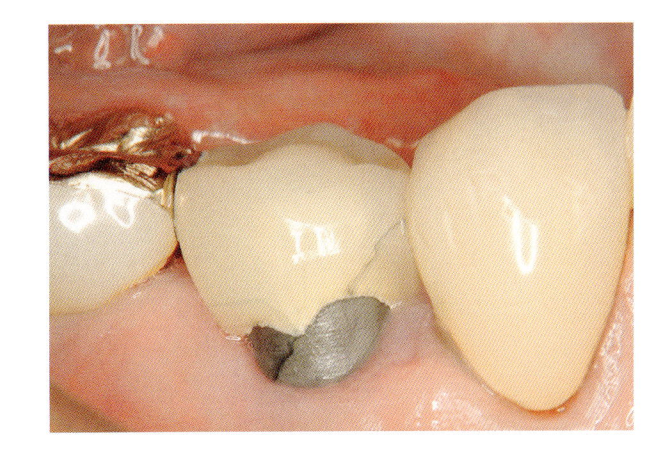

図 3-7-6　装着して間もないセラモメタルクラウンだが，セラミックだけでなくメタルコーピング材にまでクラックが入っている．上下ともに第一小臼歯部分には強靱な負荷が加わることを理解しておく必要がある．

かかります(図 3-7-5)．

セラミック補綴のように高額な治療を行った歯が「割れてしまった(図 3-7-6)」では処置内容の言い訳に四苦八苦することになりかねません．補綴処置，とくに根管治療を施した歯に対しては，歯根破折の可能性を含め定期検診の大切さを十分に患者に説明しておくことが重要になります．

Treatment Edition 8

顎関節症に対するアプローチ

Ⅰ　顎関節症（顎関節内障）の分類と特徴

顎関節症（顎関節内障）は，しばしば雑誌やテレビなどで取り上げられることから，それをみた患者が自己の症状と照らし合わせて来院してくる「自己診断型顎関節症」が増えています．いわゆる顎関節症は，日本顎関節学会においてⅠ～Ⅳ型に分類されていますが（表3-8-1），「自己診断型顎関節症」で訪れる患者の多くはⅠ型に属する筋症状を主体とするものです．

これらの患者は，閉口筋群の痛み以外にも偏頭痛や慢性的な肩こり，首の痛み，背中や腰の痛み，ときには膝の痛みまでもかたくなに咬み合わせに原因があると思い込んでいる場合もあるため，その痛みと咬合に因果関係があるのかを調べる必要があります（図3-8-1）．またⅠ型ほどではありませんがⅡ型（関節包や靱帯に障害がある場合）や，Ⅲ型（関節円板障害を呈しているケース）にもしばしば遭遇しますが，この場合には痛みの部分を尋ねると明確に顎関節部をピンポイントで示すほか，関節の雑音（クリックを含む）や開閉口障害が主訴であることが多く，全身的な不定愁訴は二次的な側面としてみられることが多いようです（図3-8-2）．

Ⅳ型では顎関節の器質的な変性が認められるケースであり，場合によっては姿勢の異常や，全身的な問題を有していることもあります（図3-8-3）．

これらは咬合そのもの以外に，骨格的問題や外傷などの複合的な要因も考えられるため，X線診査のほか，顎機能診査，CT，MRIなどの診査・診断を行ったほうが良いでしょう（図3-8-4）．

また，精神疾患が疑われる場合には，個人開業医レベルでの対処は難しいことから，心療内科などと相談しながら治療を進めることが推奨されます．

表3-8-1　顎関節症の病態分類

<table>
<tr><td>Ⅰ型</td><td colspan="2">咀嚼筋痛障害（myalgia of the masticatory muscle）</td></tr>
<tr><td>Ⅱ型</td><td colspan="2">顎関節痛障害（arthralgia of the temporomandibular joint）</td></tr>
<tr><td rowspan="2">Ⅲ型</td><td rowspan="2">顎関節円板障害（temporomandibular joint disc derangement）</td><td>復位性（with reduction）</td></tr>
<tr><td>非復位性（without reduction）</td></tr>
<tr><td>Ⅳ型</td><td colspan="2">変形性顎関節症（osteoarthrosis/osteoarthritis of the temporomandibular joint）</td></tr>
</table>

（日本顎関節学会：2013）

●レジン冠の摩耗による下顎偏位の症例

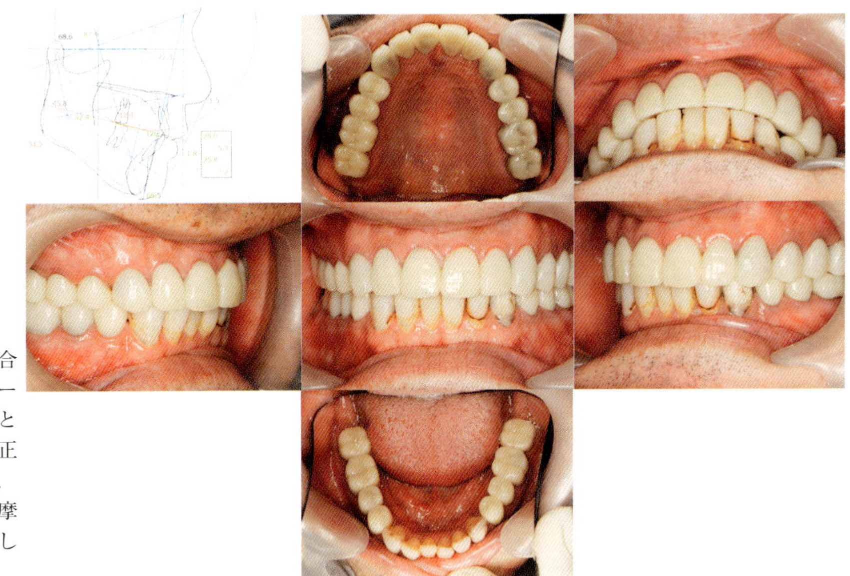

図 3-8-1a 身体の不調は自身の咬み合わせに原因があると思い込み，インターネットで調べた全国の歯科医院を転々とした患者の口腔内写真とセファロ図．正中の偏位はなく骨格的な問題もないが，長期間のレジン冠の使用により咬頭が摩耗し下顎位が不安定となり，強く咬みしめると下顎の偏位が認められた．

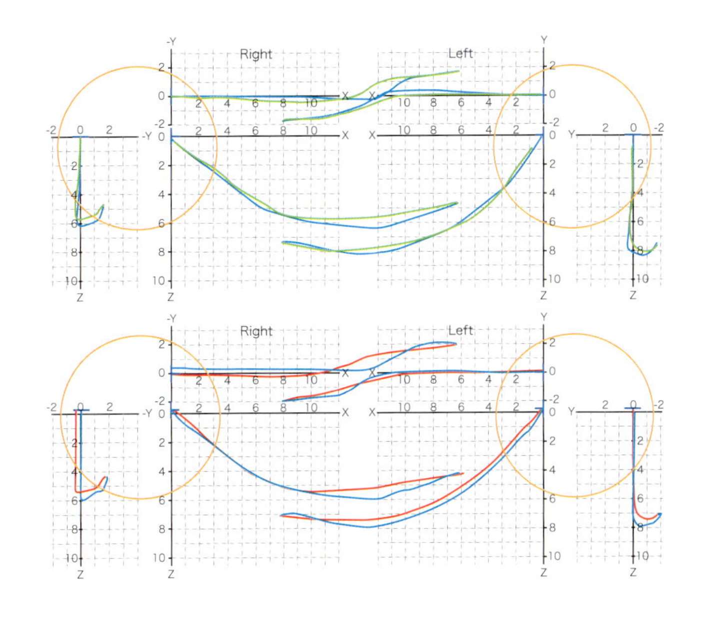

図 3-8-1b 上段はRPからの開閉口運動路．左右ともにキャラクターチェンジが認められる．下段は強く咬みしめてからの開閉口運動路．運動の始点と終点がRPから偏位していることがわかる．また最大開口時はオーバー・ローテーションとなっていて，長期間調整しないままにプロビジョナル・レストレーションで経緯したことによる顎関節のルーズニングが考えられる．

具体的な障害があるⅡ～Ⅳ型に対するアプローチは一般的な初期診査から筋診査，咬合の診査，顎機能診査の順で診査・診断を行い，顎関節に過剰な負荷が加わらない下顎位（治療目標下顎位）を設定したうえで，その位置にスプリントを製作することから治療をスタートするのが良いでしょう．勘に頼った治療や根拠のない下顎位での最終補綴治療は症状を悪化させることがあるので非常に危険です．

スプリントの製作は新しい下顎位（咬合位）をつくるわけですから，フェイスボウ・トランスファーを行い，RPバイトでマウントした模型を用いて咬合器上で正確に誘導されるよう，スプリント上に誘導路を設定すること，偏心運動時には臼歯が干渉しないようにディスクルージョン（臼歯離開）させることが求められます．

こうして製作されたスプリント（リポジショニング・スプリント）を口腔内に装着し，新たな

●下顎臼歯部の不良補綴物による低位咬合の症例

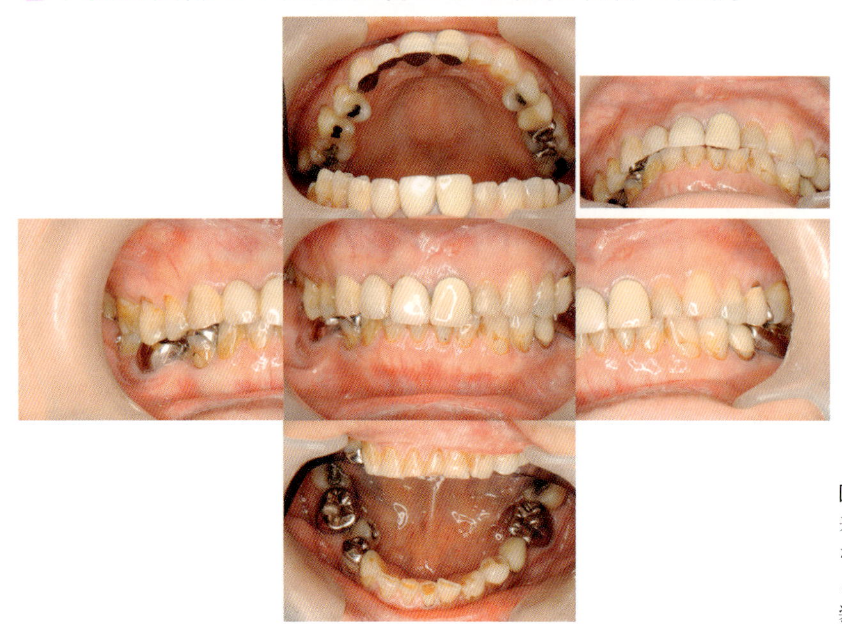

図3-8-2a　開口障害と全身の不定愁訴で来院した患者．臼歯部で上手く咀嚼できないため前方歯部で食事しているとのこと．下顎臼歯部には不良補綴物が長期間装着されたままで低位咬合が考えられる．

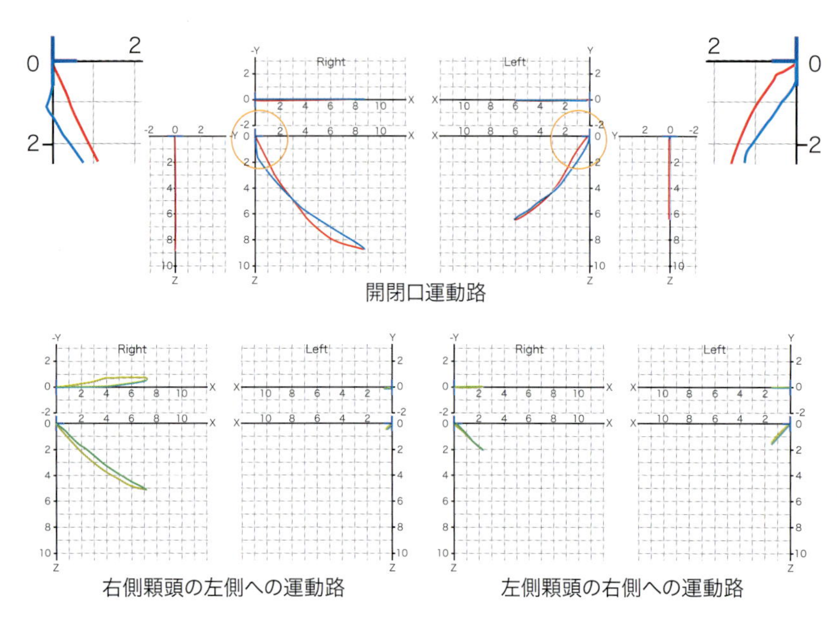

図3-8-2b　下顎運動路を診査すると両側下顎頭は運動の前後において基準位に戻っていない．左側の運動制限が認められる．

下顎位が生体に順応（適応）するか8週間程度を目安に確認します．この段階で筋症状や痛み，顎機能の改善が認められれば，矯正治療や補綴治療など，最終治療計画を立てることが可能になります．もし改善が認められない場合でも，スプリントは可撤式で元の状態に戻せますから，精神的な問題が疑われる患者にも有効なステージとなります．

II　自己診断型顎関節症

意外に難しいのが最初に述べたI型の「自己診断型顎関節症」に属する患者です．このグループは雑誌やTVなどのメディアを見聞きし，自分に当てはまる症状を寄せ集めて「咬み合わせが原因の顎関節症に違いない」と思い込んでいる場合が少なからずあるからです．この

●咬合治療すべきではない症例

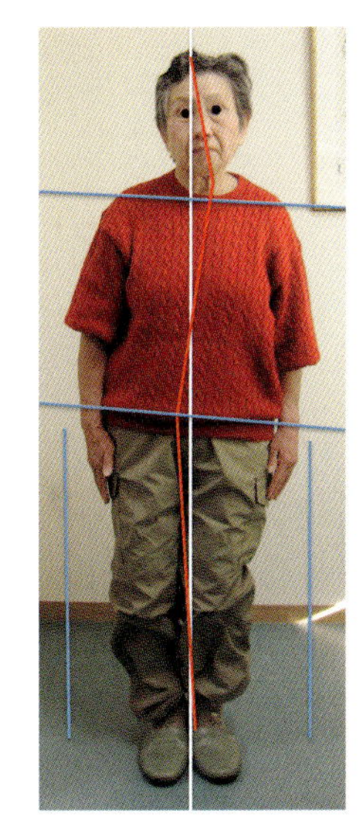

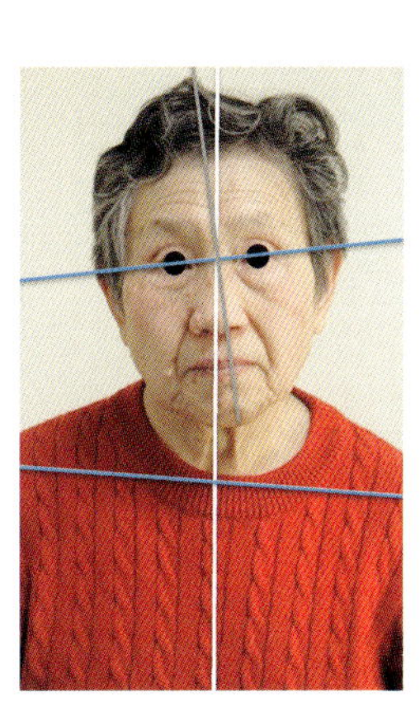

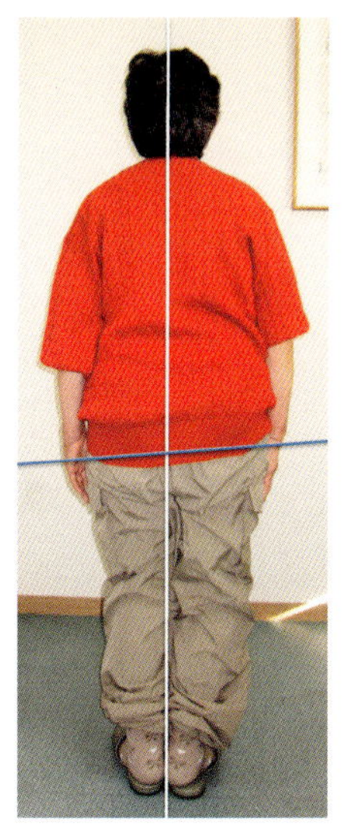

図 3-8-3a　姿勢の異常と筋痛があり，整体医院から咬み合わせに問題があるといわれ来院した患者．問診をすると左足の膝を手術した経緯があり，足の長さに合わせ靴底の厚さを調節しているとのこと．現在の咬合はこの姿勢を維持するために必要と考え，リスクのともなう咬合治療はすべきでないと判断した．

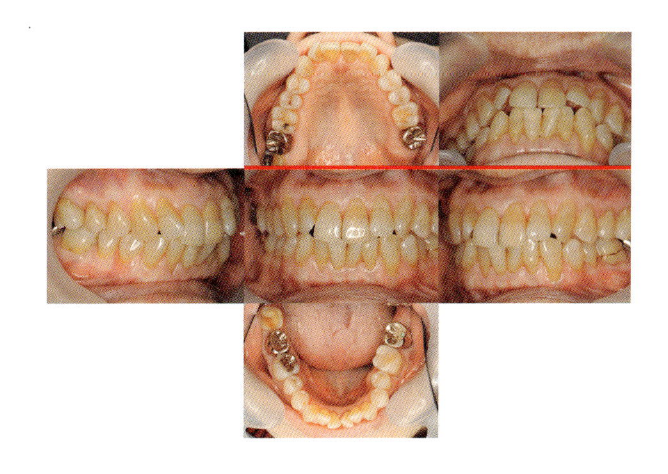

図 3-8-3b　やや正中の偏位は認められるが，咬合は安定し，顎機能に問題や歯周組織や歯の病的な咬耗はほとんどみられない．年齢を含め患者の履歴を十分に考慮する必要がある．

ような自己診断型に対しては，訴えている症状と部位をひとつずつ確認しカルテに記載していくことからはじめる必要があります．

すべての訴えを聞き取ったあと，痛みの程度と部位を記入したカルテを患者とともに再確認し，「痛みの部位と咬み合わせに相関性があるか否か」を歯科医学的な根拠をもとに解説しながら，患者の自己診断と対比させ，顎関節症で陥りやすい誤解を正しい知識に置き換えていくという根気のいる作業が続くことになります．

I 型の場合は筋症状が主ですので，筋症状の緩和を目的としたスタビライゼーション型スプリントによるアプローチ（図 3-8-5）を試み，先に患者とともに確認した症状が改善したか否かを毎回カルテに記入していくことを数週間続けることになりますが，劇的な症状の改善は期待せず，根気強く患者の思い込みを解消していく必要があります．

●骨格や外傷の診査

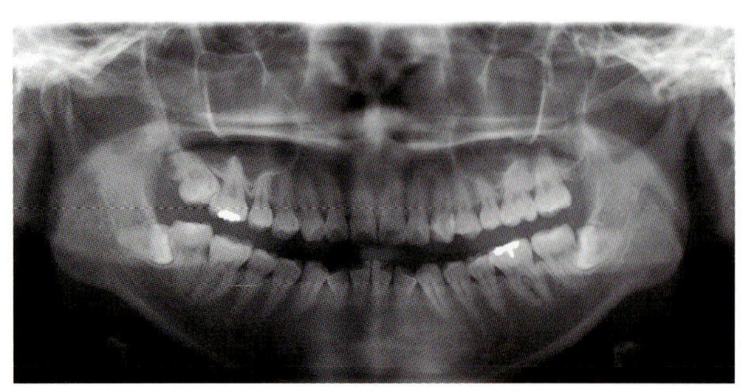

図 3-8-4a　左側下顎頭の変形が疑われるが，パノラマX線像だけでは確定診断できない．

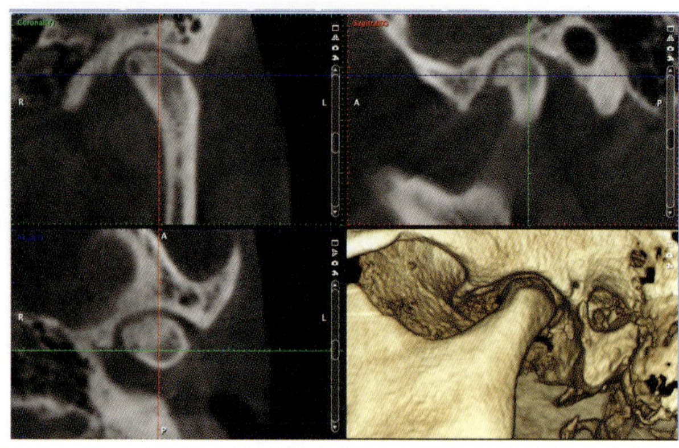

図 3-8-4b　CT による画像診断は下顎骨の器質的な診断に有効なだけでなく，患者自身が顎関節に起きている障害の程度を画像でみることができるので説得力がある．

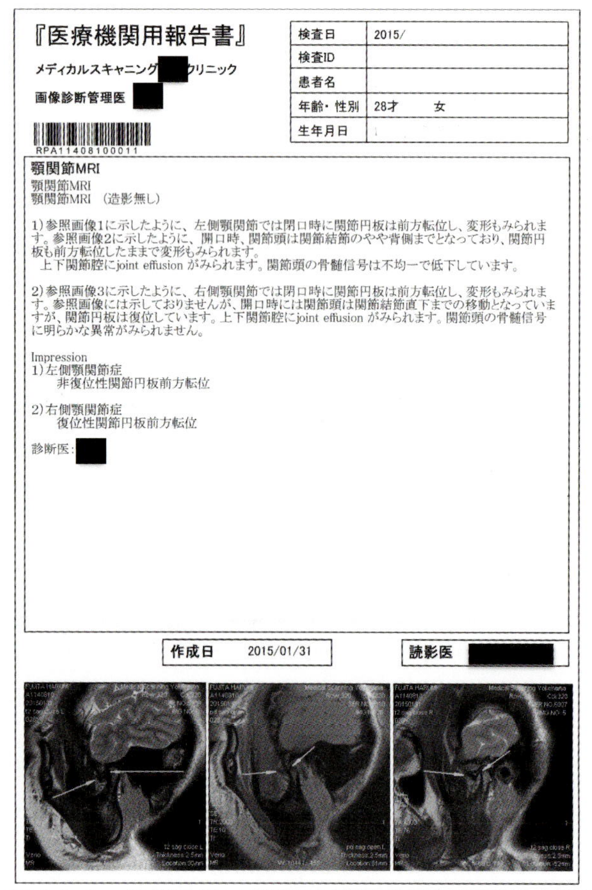

『医療機関用報告書』

メディカルスキャニング　クリニック

画像診断管理医

RPA11408100011

検査日	2015/
検査ID	
患者名	
年齢・性別	28才　女
生年月日	

顎関節MRI

顎関節MRI
顎関節MRI　（造影無し）

1）参照画像1に示したように、左側顎関節では閉口時に関節円板は前方転位し、変形もみられます。参照画像2に示したように、開口時、関節頭は関節結節のやや背側までとなっており、関節円板も前方転位したままで変形もみられます。
　上下関節腔にjoint effusion がみられます。関節頭の骨髄信号は不均一で低下しています。

2）参照画像3に示したように、右側顎関節では閉口時に関節円板は前方転位し、変形もみられます。参照画像には示しておりませんが、開口時には関節頭は関節結節直下までの移動となっていますが、関節円板は復位しています。上下関節腔にjoint effusion がみられます。関節頭の骨髄信号に明らかな異常がみられません。

Impression
1）左側顎関節症
　非復位性関節円板前方転位

2）右側顎関節症
　復位性関節円板前方転位

診断医：

作成日　2015/01/31　　読影医

図 3-8-4c　関節円板と下顎頭の関係はCTでは判別できないので必要に応じてMRI診断を依頼する．

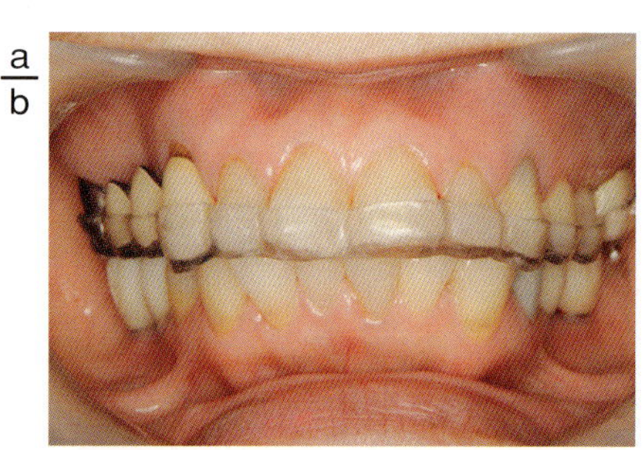

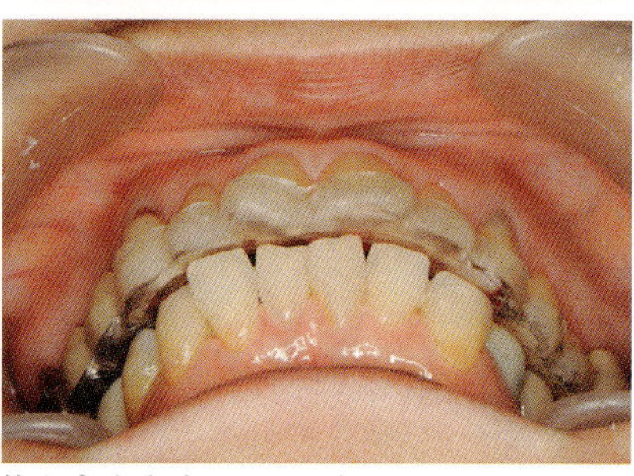

図 3-8-5a，b　筋症状が主なときはスタビライゼーション型スプリントを用いて筋の緩和を図る．

Tea Time ④　「歯ぎしり」などの「パラファンクション」とストレスの関係

パラファンクションの「パラ」とは「擬似の」「副の」という意味です．「ファンクション」は「機能」という意味なので，パラファンクションは「本来の機能ではない」という意味になります．

「歯ぎしり」や「食いしばり」は，以前から咀嚼や発音などといった本来の機能とは別で，一部の人だけが行っている機能として考えられてきましたが，最近の研究ではこの「歯ぎしり」「食いしばり」は，多かれ少なかれ私たち全員が行っていることが確かめられました．なぜ行うのかという原因はまだ不明ですが，脳すなわち中枢からの指令で口腔周囲筋が収縮して歯ぎしりが行われていることがわかっています．ここで注目すべきことは，脳からの指令で筋肉が働くということは私たちの体が本来もっている機能の１つと考えられるのではないかということです．

ある歯ぎしり関連の論文によれば，精神的に安定している人は，精神が不安定な人に比べてより多く歯ぎしりをすることがわかっています．このことは，歯ぎしりによってストレスを発散している可能性があることを示しています．ストレスの発散は健康の維持に非常に重要です．

しかし，歯ぎしりによるストレスの発散で健康を維持するとしても，その歯ぎしりで歯・歯周組織の破壊や顎関節や神経系，口腔周囲筋の問題が生じるのも困ります．そこで，歯ぎしりでストレスを発散しながら口腔が破壊されるのを食い止めるような咬合治療の基本的な方法はないかと考えるわけです．

この答えとなりそうな咬合様式を提唱しているのがR. Slavicek先生の順次誘導咬合というわけです．本書はそのエッセンスを生かして書かれています．

「歯ぎしり」や「食いしばり」をいつまでも「パラファンクション」と言って目をそらすのではなく，機能運動(ファンクション)という観点から見直す時期に来ているのではないでしょうか．

武井歯科医院
武井順治

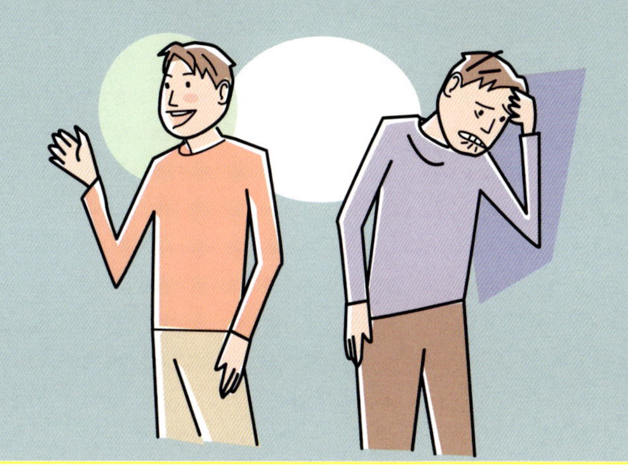

Treatment Edition 9

咬合挙上を行うときの注意点

I　咬合高径をむやみに変えるのは危険

咬合挙上を考えるときに重要なことは，なぜ咬合挙上する必要があるのかという明確な理由です.「なんとなく咬み合わせが低そうだから」とか，咬耗が著しくて「歯冠が短くなっているから咬合が低くなっているに違いない」とか，「ディープ・バイトだから」などの理由では咬合挙上を行うための必要十分条件とはいえません.

咬合挙上が求められる場合とは，顎口腔機能における生理的問題(咬合低下による下顎安定位が得られない，顎機能に問題が生じている，咬合機能の低下によりうまく咬めない，発音障害があるなど)が存在し，これを改善するうえで咬合挙上が有効であると判断された場合です.

安易な咬合高径の変更には危険がともなうので注意が必要です.

咬合高径が問題となるケースは総義歯のように歯が全喪失している場合や，残存歯があっても臼歯部の咬合支持が失われているような場合が多く(図3-9-1)，このようなケースでは下顎が後方に偏位していることが考えられるため，関節円板転位(DRP)の可能性も考慮しておく必要があります.

また，咬合支持が失われたまま長期間放置されていると，下顎前歯が上顎前歯の舌側歯頸部に深く咬み込み，前歯が歯間離開を引き起こしている場合や，オーバージェット，オーバーバイトの度合いが大きくなっている可能性があります(図3-9-2).

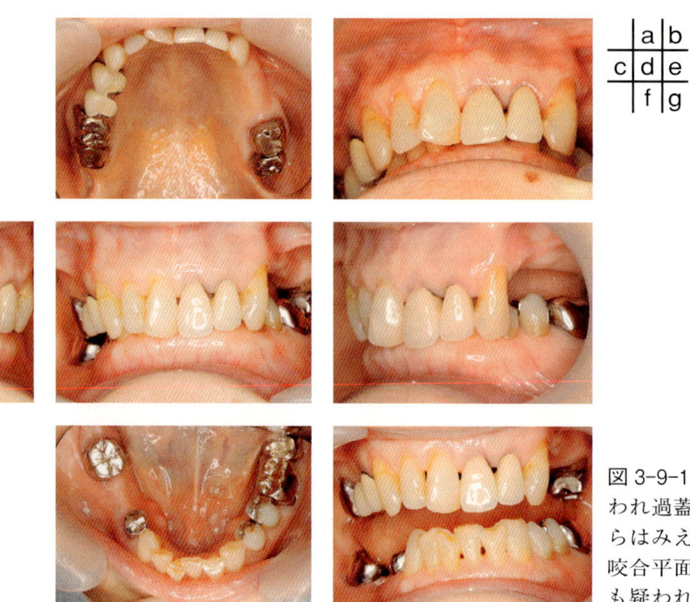

図3-9-1a～g　左右臼歯の咬合支持が失われ過蓋咬合となり，下顎前歯は正面からはみえない状態になっている．下顎の咬合平面も左右で大きく異なり，顎偏位も疑われる.

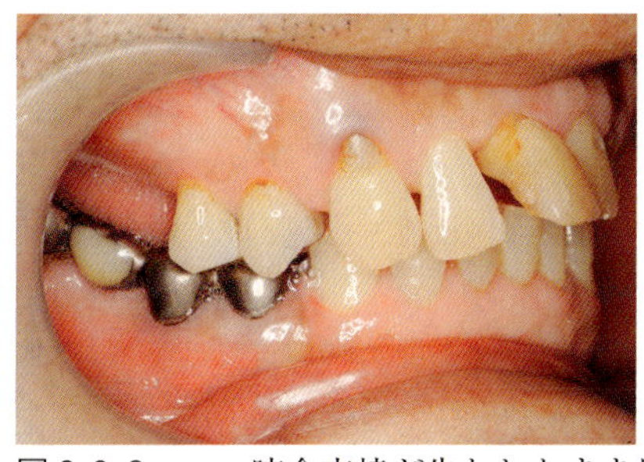
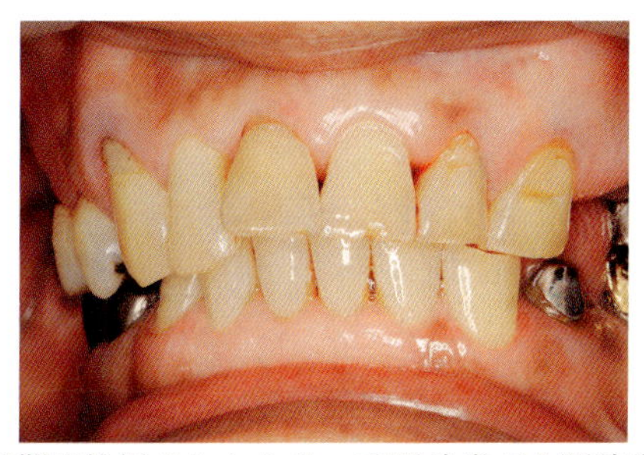
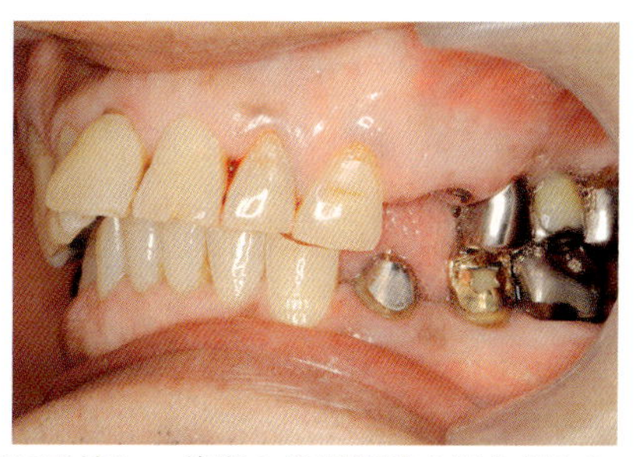

図 3-9-2a〜c　咬合支持が失われたまま長期間放置されたため，下顎前歯が上顎前歯に干渉し，前歯の歯間離開を引き起こしている．
a|b|c

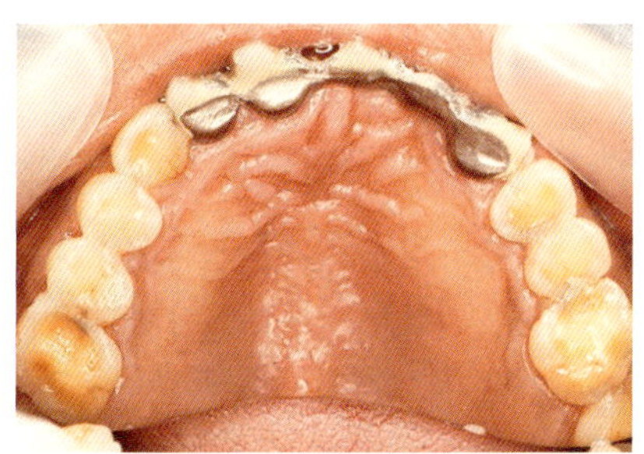
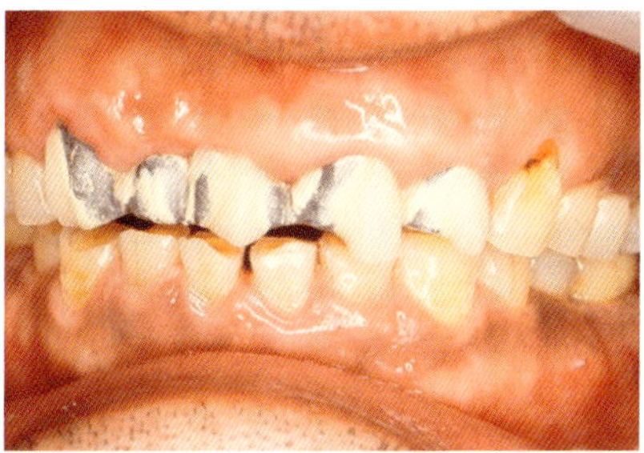
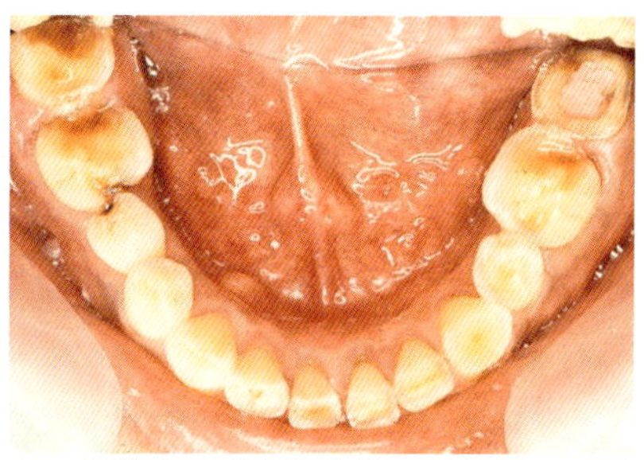

図 3-9-3a〜c　咬耗が著しいが，それだけで低位咬合とは判断できない．この症例からは歯槽骨の垂直的代償と考えられる骨膨隆が認められる．
a|b|c

単に咬耗が著しいだけであれば，歯冠が短くなるまでの期間に，歯冠の挺出とそれにともなう歯槽骨のコンペンゼーションによって咬合高径が補正されている場合も少なくないので，咬耗が著しいという理由だけで咬合挙上するとオープンバイトや顎関節障害などの新たな問題を引き起こすことになりかねません（図 3-9-3）．

II　骨格パターンを十分に考慮する

咬合高径を変える必要があるか否かの重要な決定要素は顎機能が正常か否かであり，顎機能が正常であれば安易に咬合高径は変えるべきではないということです．

顎機能が正常な状態にあるとき，咬合高径を数ミリ挙上するだけで下顎頭は回転運動から滑走運動の曲面に移り，下顎頭が前方に移動（滑走）することになります．こうなると安定した下顎頭位（PRP）から逸脱してしまうため，咬合の改善は困難となります．

もうひとつ，咬合高径と密接に関係する要素に骨格パターンがあります．セファロ分析における咬合高径の評価のひとつが下顔面高（Lower Facial Height）で，標準的な骨格（メジオ・フェイシャル）におけるこの角度は日本人では約 49° ですが，ブレーキー・フェイシャル骨格ではこの角度は小さく，ドリコ・フェイシャル骨格では大きくなる傾向がありますから，咬合挙上を考えるときには骨格パターンを十分に考慮することが必要になります（第 2 部咬合診断編 Edition 2 参照）．

セファロ資料がない場合には，スプリントを用いて少しずつ咬合挙上を行い，想定している高さに下顎位が適応できるかどうかを患者の反応をみながら行うしかありませんが，このような方法はあくまでも対症療法的なアプローチであって，科学的な根拠に基づくものではないので注意が必要です．

Treatment Edition 10

インプラントに付与する咬合の考え方
～インプラントの上部構造と天然歯に与える咬合は同じで良いのか～

I　患者の感覚頼みの咬合調整は危険

インプラントの補綴では，咬合が少し高い状態であるにもかかわらず患者からはちょうど良いと言われることがあります．

この理由は，骨結合タイプのインプラントでは歯根膜が存在しないために，その感覚が天然歯に比べて大きく劣ることによるものと考えられます．そのためインプラント補綴においては患者の感覚だけを頼りに咬合調整することは危険です．

患者の言うことだけを鵜呑みしないで，客観的な判断基準をもって最終確認をすることが重要です．

II　天然歯の生理的な垂直的沈下量

ここでインプラントと天然歯の生理的な垂直的沈下量を整理しておきましょう．天然歯同士が嵌合する場合の沈下量は50μ，天然歯とインプラントでは30μ，インプラント同士で嵌合する場合では10μ沈下するとされています（表3-10-1）．

また正常な天然歯に加重が加わると50～100μの範囲で咬合時の衝撃を吸収（緩衝効果）する許容量がありますが，インプラントにおいては10～50μ程度であると言われています[14]．

しかし，これは歯槽骨の歪みによる二次的な変位であって，実質的な被圧変位量は上下的に3～5μ程度であり，かぎりなくゼロに近いと考えておくべきでしょう．

こうして天然歯とインプラントの咬合圧下での沈下量を比較すると，インプラントでは天然歯の沈下量のおよそ1/10であることがわかります．

III　天然歯とインプラントが混在している症例

以上のことを前提として，インプラントの上部構造に与える咬合を考えると，天然歯とインプラントが混在している症例（図3-10-1）においては，残存している歯と同じ強さで咬合接触させてしまうと，クレンチングのような強い咬合

表3-10-1　対合歯の種類による垂直的沈下量（単位：μ）[14]

対合歯の種類		沈下量
天然歯	天然歯	50
天然歯	インプラント	30
インプラント	インプラント	10

●天然歯の沈下とインプラント上部構造の高さを考慮した症例

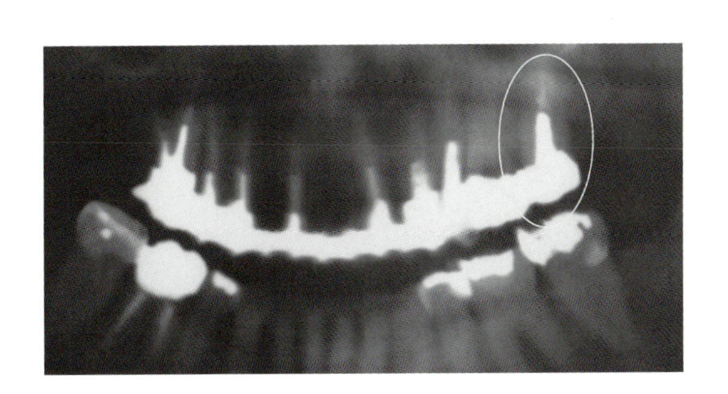
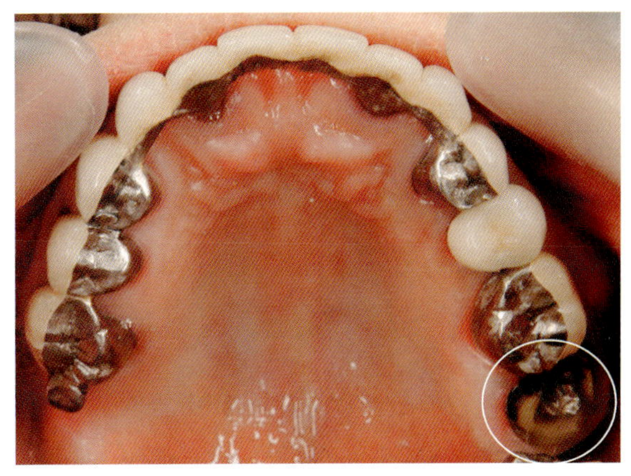
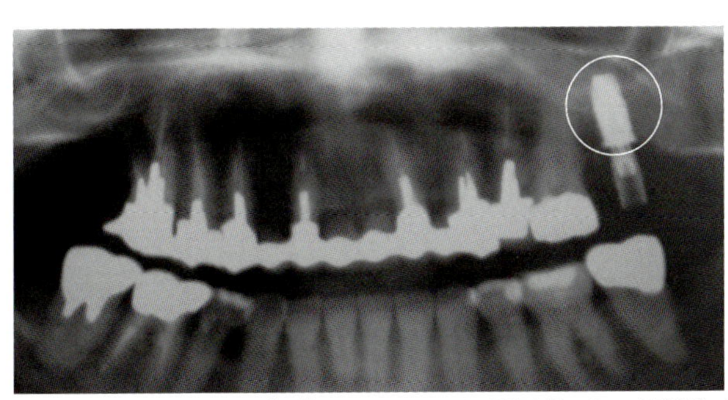
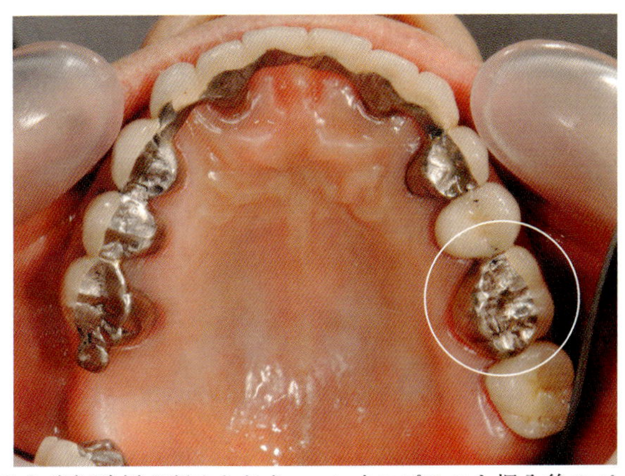

図3-10-1a〜d　a：術前のパノラマX線写真．b：補綴物を除去すると歯根破折が認められた．c：インプラント埋入後のパノラマX線写真．d：左側第二大臼歯部のインプラント上部構造を装着後の口腔内写真．手前の第一大臼歯咬合面や反対側の臼歯部咬合面には明瞭なファセットが存在することから，インプラントの咬合調整は偏心運動時の干渉を回避し，かつ強く嵌合したときのみ3点接触できるようにしている．

a|b
c|d

圧がインプラントに加わった場合には，歯根膜に取って代わる緩衝機能がないためにフィクスチャーとその周辺骨はオーバー・ロードの危険にさらされることになります．また，左右側どちらかに1本だけインプラントが埋入されている場合では，その部にとくに強い負荷が加わることのないようにあらかじめ天然歯の沈下量を考慮しておく必要があります．

具体的な対策としては，対合する咬頭の接触する部分をメタルにするなど，修復材料によるリスク回避とともに，咬合調整時には強く咬みしめた(天然歯が咬合圧で沈下した)状態でインプラントの上部構造の高さを合わせるようにし，偏心運動時には十分な離開量を確保しておく必要があります．

左右の臼歯部にインプラントが埋入されていて，天然歯が混在している場合には，咬合支持(バーチカルストップ)としての役割が重視されなければなりませんから，咬合時の顎関節保護の観点から決して低すぎる上部構造であってはならず，また高すぎる上部構造を装着しては補綴物が支点となり，下顎頭を下方に引き出す(ディストラクション)危険があるので，左右側ともに天然歯の最大沈下量(30μ)以内に咬合安定位を与えるべきでしょう．

咬合力のチェックには，通常の天然歯の調整に用いている薄手の咬合紙(10〜20μ程度のもの)を用い，残存している天然歯と同じ強さで

●リツルーシブ・ガイド

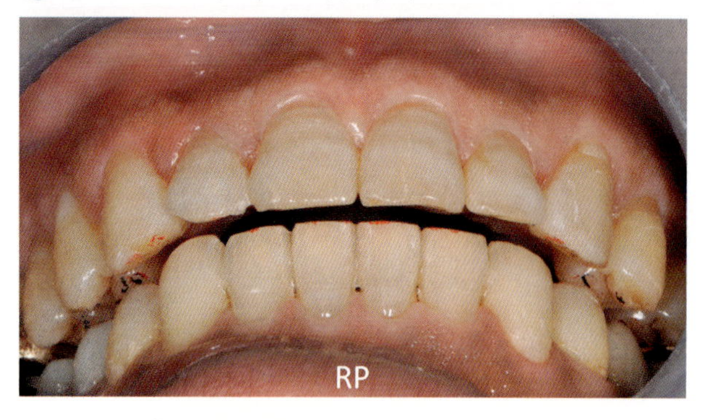

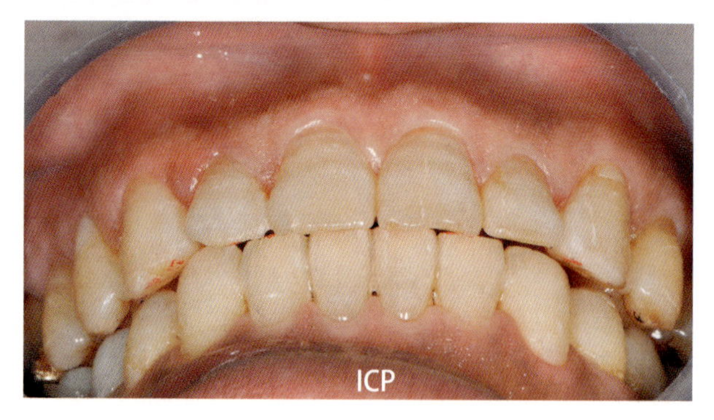

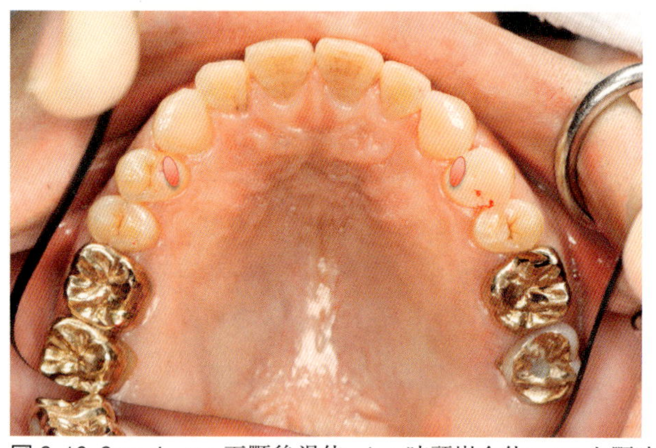

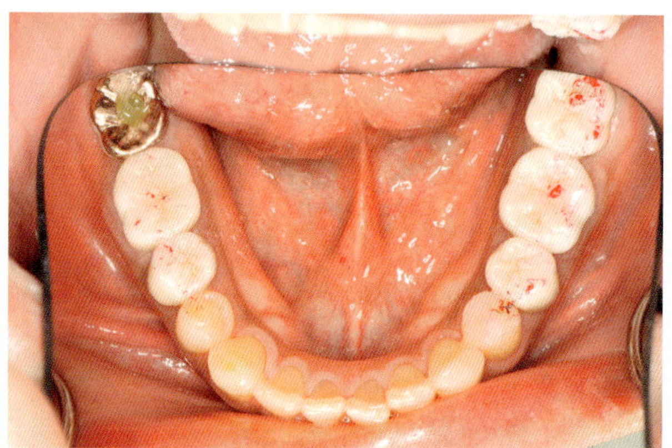

図3-10-2a〜d　a：下顎後退位．b：咬頭嵌合位．c：上顎咬合面観と第一小臼歯舌側咬頭近心内斜面のリツルーシブ・ガイド．d：下顎咬合面観と咬合接触の状態．

●ブラックスチェッカーによる咬合の確認

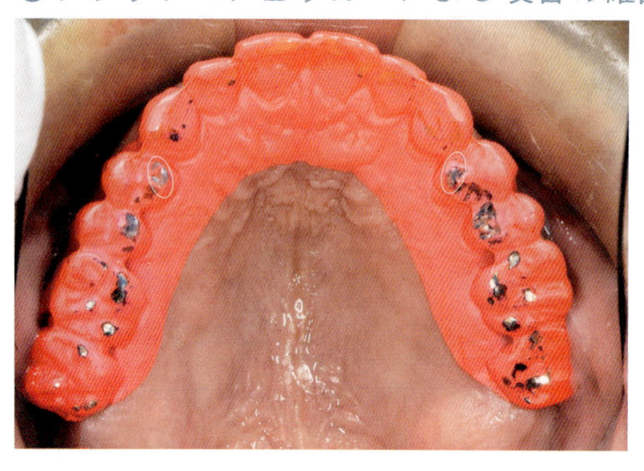

図3-10-3　ブラックスチェッカーによる咬合の確認．睡眠時ブラキシズムにもリツルーシブ・ガイドが機能し，大臼歯部の干渉を回避できていることが確認できる．

咬合するように調整しておけば，顎関節や残された天然歯に対する問題は回避することができるはずです．

ただし，無意識下の過剰な咬合負荷（睡眠時ブラキシズムなど）によって，インプラントの上部構造体の破折の可能性は否定できませんから，修理やメインテナンスの観点から上部構造体は着脱可能にしておくことが望ましく，患者にもこれらのリスクを十分に説明しておく必要があります．

ブラキシズムに対しては適正な咬合誘導路の付与と同時に，下顎が後方運動した場合の干渉回避を目的としたリツルーシブ・ガイダンス（図3-10-2）を付与することで，ある程度の効果を期待できますが，ブラキシズムの程度やマテリアルの種類により上部構造体の破折リスクはつねに存在するので，補綴物装着後には定期的にブラックスチェッカー（図 3-10-3）を用いて干渉の有無を確認することです．

Ⅳ 全顎インプラント補綴の注意点

全顎インプラント補綴の場合にはすべてがリジッド（骨とフィクスチャーが一体化している）であることから，診断の段階で顎機能診査とセファロ診断を行い，治療目標下顎位（TRP）と適正な咬合高径を求め，顆路角と調和した咬合誘導路を付与した上部構造物を製作するべきです．

この場合はインプラント支台の上に咬合再構築を行うわけですから，インプラントによる咬合支持（顎関節の保護＝アンロード）と，臼歯を保護するための咬合誘導路（アンテリア・ガイダンスとリツルーシブ・ガイダンスの確立）が確保されていなければなりません．

最終補綴物が口腔内に装着されたのちに，これらの機能状況を確認するためのブラックスチェッカーを用いると良いでしょう．睡眠時ブラキシズムが危険なレベルにあることが確認されたときには，マウスピースの夜間着用を選択肢の１つとして考慮する必要があります．

Treatment Edition 11

プロビジョナル・レストレーションは治療目標下顎位を確認する最終過程

I　プロビジョナル・レストレーションとテンポラリークラウン（テック）の違い

補綴治療のなかでよく耳にする単語の１つに「プロビジョナル・レストレーション」があります．Provisional を辞書で引くと「仮の」「暫定的な」とあり，Temporary の意味と同義語なのですが，臨床では隣接歯の移動や対合歯の挺出防止など，最低限の歯の機能保全を目的として，チェアーサイドで製作したものを「テック」と呼び（図 3-11-1），最終補綴同様に印象を採得し，フェイスボウ・トランスファーを行った咬合器上で最終補綴物さながらの機能を付与して製作されたものをプロビジョナル・レストレーション（図 3-11-2）と称しています．

このように歯科臨床の場で両者が使い分けられている背景には，プロビジョナル・レストレーションは必要に応じて顎機能診断データや，RP バイトを採得し，咬合器上で定めた治療位を用いて製作するため，術者は「テック」とは別次元のもの，仮想最終補綴物（プレファイナル）としての意味合いで「プロビジョナル・レストレーション」が重視されているのです．

II　プロビジョナル・レストレーションの材料

プロビジョナル・レストレーションに用いる材料は，一定の硬さと製作時の自由度があれば良いので，レジンでも金属でも自由に選択できますが，審美領域が含まれる場合にはレジン系を，長期間の経過を観察する必要がある場合にはレジン前装冠や金属冠といった具合にマテリアルを使い分けるのが一般的です（表 3-11-1）．

３か月程度の仮着期間であれば，レジン系のマテリアルの材質が向上しているので，部位によって使い分けるなどという必要はとくにありません．

●テックを用いた咬合調整

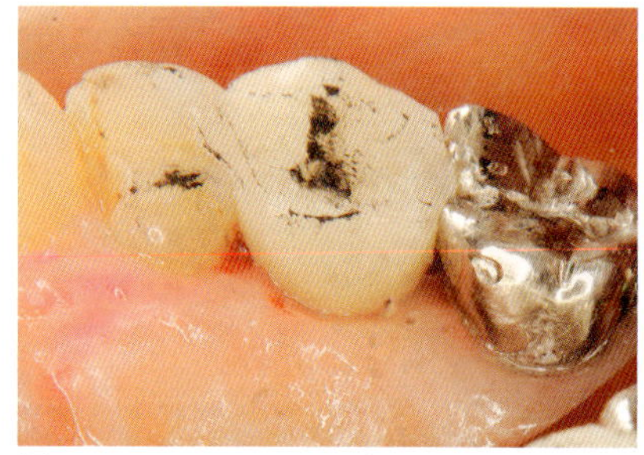

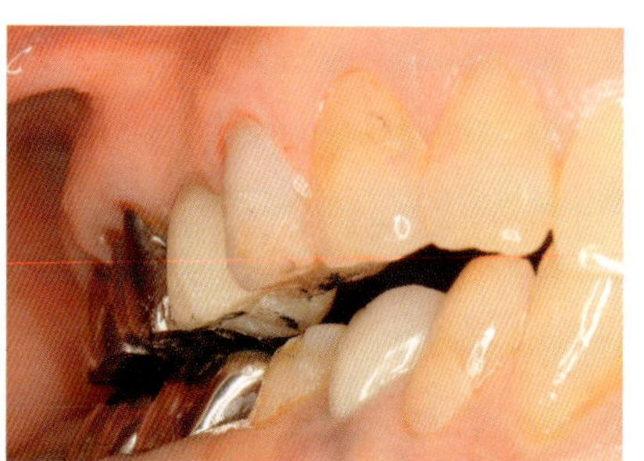

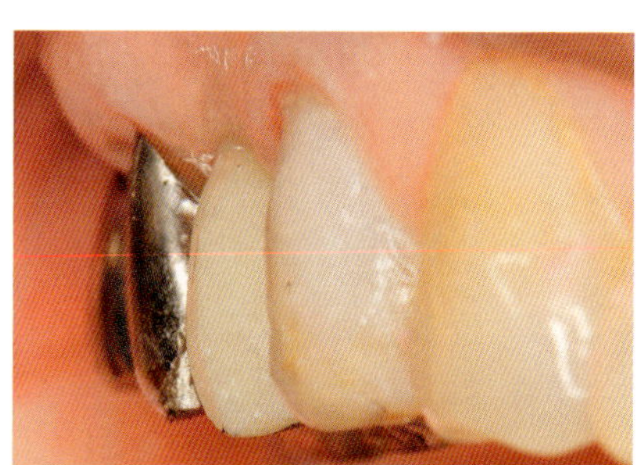

図 3-11-1a〜c　テンポラリークラウンは通常チェアーサイドで製作し，口腔内で直接調整する．a：口腔内で隣在歯と高さが一致するように調整中のテック．b：偏心運動時に干渉しないか確認．c：カントゥアを合わせて完成したテック．

a|b|c

●プロビジョナル・レストレーションによる咬合調整

	a	b
c	d	e
f	g	h

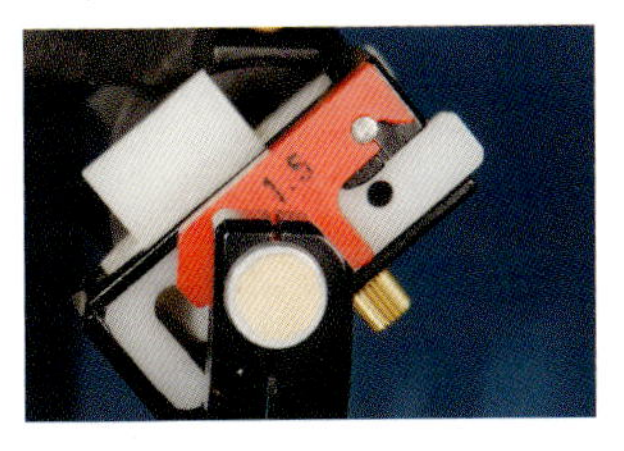
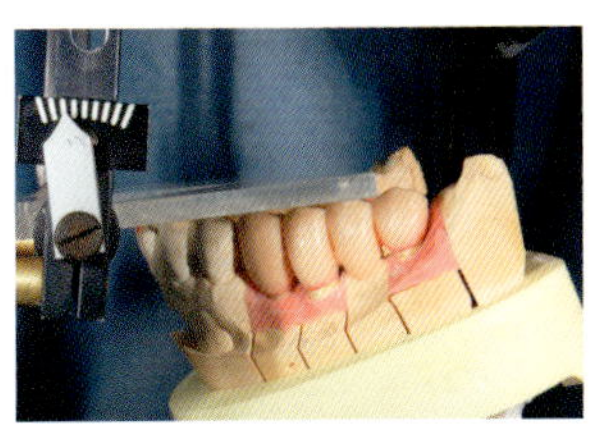
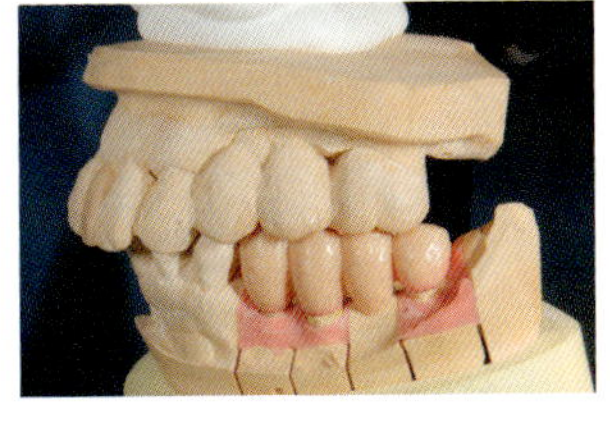
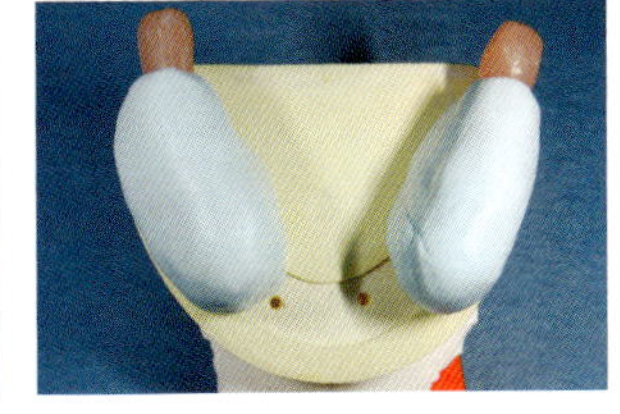
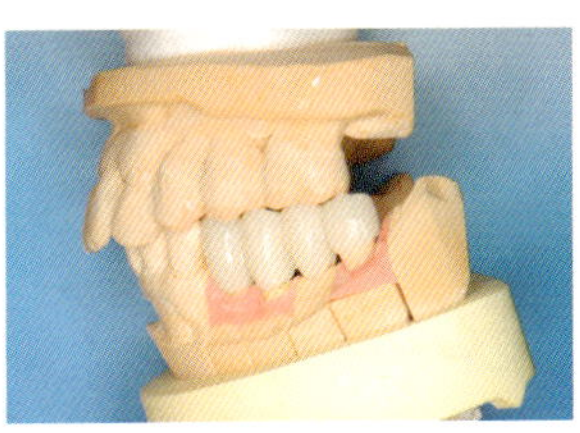
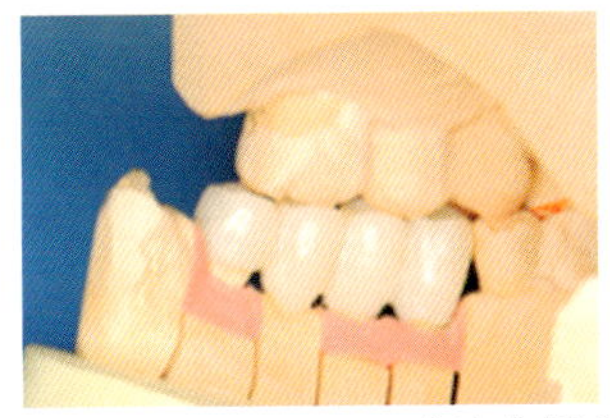
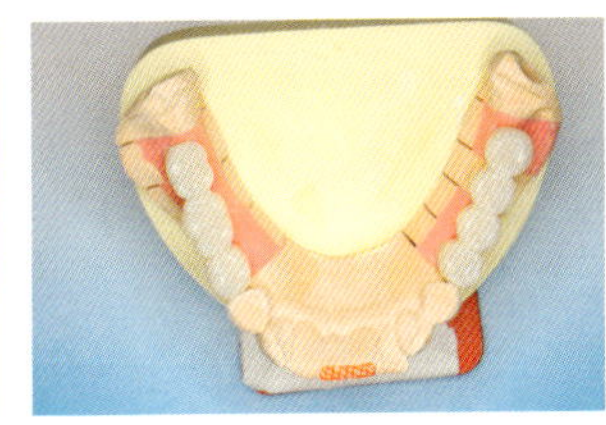
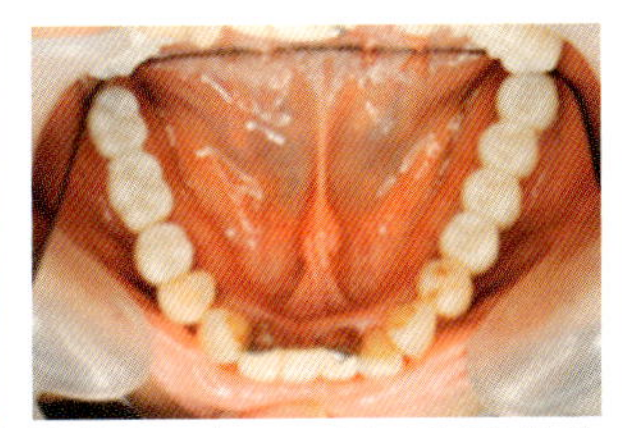

図3-11-2a〜h　プロビジョナル・レストレーションは咬合器上で最終補綴物と同じ精度で咬合接触を与える．図は顎機能診査により治療目標下顎位を設定し，咬合器上で咬合誘導路をワクシングしたのちに流し込み法を用いて製作したものを口腔内に装着したケース．

プロビジョナル・レストレーションでは臼歯においては咬合接触の与え方が適正であるか否か，前歯部において「歯周組織の回復」「発音」「食事時の使用感」「スマイルライン」を含めた審美観と「アンテリア・ガイダンス」の確認ですが，「患者とイメージを共有」しながら治療を進めていくメリットはとても大きいものです．

しかし，コストの問題から保険治療でプロビジョナル・レストレーションが用いられることは多くありません．

III　費用の問題

プロビジョナル・レストレーションの製作料金は，技工を担当するテクニシャンにとっては材料が違うだけで，最終補綴物と同じ精度の製作物が要求されるため，技術料を安価に設定することは難しいのが現状です．

そこで患者には歯科医院側で「治療のチャージはプロビジョナル・レストレーションを含めた料金」でカウンセリングしておく必要があります．小規模の補綴治療であれば「テック」でも事足りることが多いでしょうが，治療期間が半年から1年超が予測される場合には，最終補綴の前にプロビジョナル・レストレーションの期間をおくというのが「治療成功への必須のステージ」だからです．

IV　最終補綴物に出現する問題を事前にキャッチできる

プロビジョナル・レストレーションは顎関節に問題のないケースであれば，数週間でその役目を終えることもありますが，顎機能に異常がある場合には，いかに診断結果に基づいた治療目標下顎位であってもそれを盲信することはできません．

顎関節に問題のあるケースでは関節のスタビ

表3-11-1　プロビジョナル・レストレーションの目的と経過観察のポイント

目的	経過観察期間
①最終補綴物の形態	この時点で咬頭嵌合位(ICP)が安定していると考えられる例であり，これらは数回の来院で診断できる内容が多く，アクリル系レジンの暫間歯冠修復材を用いることができる．
②歯周組織形態との調和	
③患者の口腔清掃状態	
④補綴物に与える誘導路の適否	
⑤顎機能ならびに神経筋機構との調和	顎機能の回復状況によって期間はまったく異なるが，おおむね数か月から半年やそれ以上の期間を要することも少なくない．したがって，早い時期からコンポジットレジン系の暫間歯冠修復材を用いる場合や鋳造冠を暫間歯冠修復材として使用することもある．
⑥咬頭嵌合位(ICP)の安定性(設定した下顎位への適応)	
⑦ブラキシズムやクレンチングなどの確認	最終補綴物を危うくする因子であり，早期にプロビジョナル・レストレーションが脱落や破損を繰り返す場合には，補綴物の設計から再検討する必要がある．

最終補綴物へ移行する前にプロビジョナル・レストレーションで何を診断したいのか．目的によって経過観察のポイントは異なる．

リティーが悪いうえ，下顎の運動路が定まらないことも多いので，治療目標下顎位で製作したプロビジョナルをいったん口腔内に仮着し，咀嚼だけでなく発音や審美などの機能とともに，睡眠時のパラファンクションによる影響がないかを注意深く観察する必要があります．

そのため最終の治療目標下顎位を確定するには長期間の使用となることが多いうえ，何度か再製作を要することもありますが，プロビジョナル・レストレーションの使用中に抽出された問題(破折やファセットの出現部位など)は，最終補綴物を製作する際の貴重な臨床データとなります．

V　壊れる原因を把握しておく

プロビジョナル・レストレーションが破損する原因としては，支台歯の削除量不足，誘導路の不調和，咬頭嵌合位(ICP)が不安定，暫間歯冠修復材の強度不足，強いブラキシズム，クレンチングなどが考えられますが，同じ部位が何度も脱落や破折を繰り返すような場合には，その原因を探る必要があります．

早期に破折する場合は，咬合力なども含めて早急に最終補綴物の設計を再検討する必要がありますが，ある程度時間が経った場合の破折は素材の強度以外にも，仮着剤の状態や破折部位への応力集中や転覆力が加わっていないかなど，それぞれの原因をひとつずつ解決していく必要があります．

VI 最終補綴に移行するタイミングは

プロビジョナル・レストレーションのチェックポイントで大事な点は，内面の仮着剤の状態を絶えず確認することです．仮着剤もテンポラリーパックのような軟らかいものからハードタイプのテンポラリーセメントまでさまざまありますが，最終補綴に移行するタイミングを判断するときには一番軟らかな仮着剤を使用すると良いでしょう．

安定したプロビジョナル・レストレーションであれば，軟らかな仮着剤であっても容易に脱落することはありませんが，早期に仮着剤が溶けたり，脱落するようであれば，支台歯の状況や咬合の与え方などを含めて最終補綴の設計を再検討する必要があります．

VII 期待した咬合関係が得られない場合

プロビジョナル・レストレーションを装着したら，今まで問題なかった咬頭嵌合位（ICP）が逆に定まらなくなったという場面にも遭遇します．このような場合には，2つの問題に分けて確認します．

1. 下顎運動や神経筋機構に問題がない場合

プロビジョナル・レストレーション製作用模型を咬合器に装着する際のテクニカルエラーか，咬合採得の失敗（正確な位置に下顎を誘導できなかった）が原因として考えられます．

2. 下顎運動や神経筋機構に問題が生じた場合

たとえば，クリックが出始めたなど，今まで気づかなかった問題が露呈した場合は（本来は初診時に診断すべきですが），この時点で顎機能診査を行い，下顎頭の位置や運動経路を再確認する必要があります．

再度，生理的な下顎頭の位置（治療目標下顎位）を設定し，あらためて与えるべき咬頭嵌合位（ICP）に咬合器上で修正したプロビジョナル・レストレーションを口腔内に再度仮着し，経過観察します．

VIII インプラント補綴におけるプロビジョナル・レストレーションはとくに重要

インプラント補綴において，プロビジョナル・レストレーションはもっとも重要なステージでと考えるべきです．

インプラントは天然歯と異なり，その周囲に歯根膜感覚受容器がなく，緩衝空隙も存在しません．つまり，術者の咬合採得のエラーや補綴物製作時のわずかなミスがダイレクトにフィクスチャーに加わるため，補綴物そのものにも被害を及ぼすことになりかねませんから，テクニカルエラーには細心の注意を払って治療にあたらなくてはなりません．

このような厳しい条件をクリアするためには精度の高いマテリアルを用いることは当然のことですが，最終補綴物と同等レベルのプロビジョナル・レストレーションを用いて問題の有無を確認することがもっとも安全な方法といえます．

またフィクスチャーレベル，あるいはアバットメントからの立ち上がりの形態や歯肉の状態，舌感やブラシの清掃域の確認など，最終補綴物になってからではできないことも多々ありますので，プロビジョナル・レストレーションにおける観察，評価が重要になります．

Treatment Edition 12

削らない咬合治療とは

I　第一選択は矯正治療

咬合治療の理想は，歯を削ることなく骨格や顎機能と調和する咬合を再構築することです．

咬合の不調和は，①臼歯における咬合支持の不足により顎関節や前歯部に過剰負荷が加わる．②臼歯離開が十分でないために干渉が存在する．③顎関節に問題がある(ルーズニングや運動制限のいずれか，あるいはこれらの複合的な問題がある)場合に起こります．

これらはう蝕や歯周病などの後天的な問題に起因して起こることもありますし，成長発達の過程に問題(歯の萌出異常や食生活習慣，態癖など)がある場合もあるので，その原因を突き止める必要があります．そのうえで，歯の支持組織に問題がなければ，残存歯を削ることなく治療を進めていくということを考えると，歯列矯正による咬合再構築が第一選択肢となるでしょう．とくに発達段階における問題，あるいは治療目標下顎位と咬頭嵌合位との差(移動距離)が大きい場合は矯正治療を行い，そのうえで補助的に補綴や修復処置を施したほうが生体に対する侵襲は小さくてすみます．

補助的処置はハイブリッドレジンやCAD/CAMで製作した歯冠修復物を直接歯の表面に接着する方法がありますが，エナメル質を保存するだけでなく，歯周環境にとっても優しい治療法といえます．この方法は十分に臨床に耐えられる強度をもったものですが，どのような人工素材であっても経年変化や劣化が生じるので，一定年月で再製作する必要があることは従

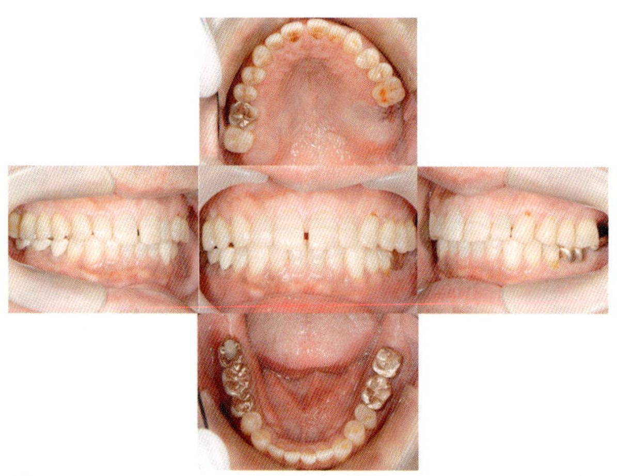

図3-12-1　ブラキサーの口腔内所見．本人もブラキシズムを自覚している．

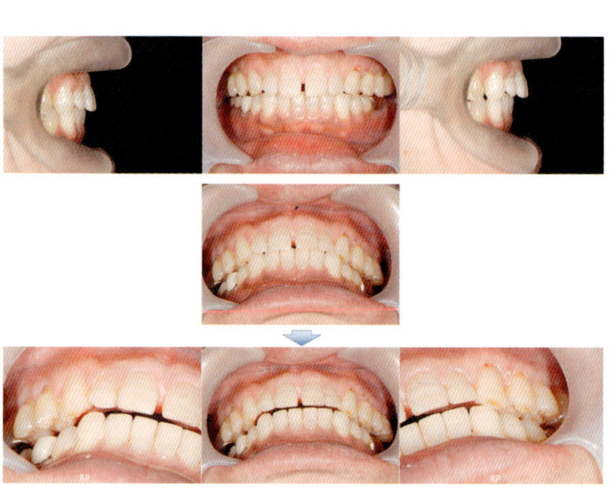

図3-12-2　RP（下図）と咬頭嵌合位（ICP）に大きなずれが存在する．

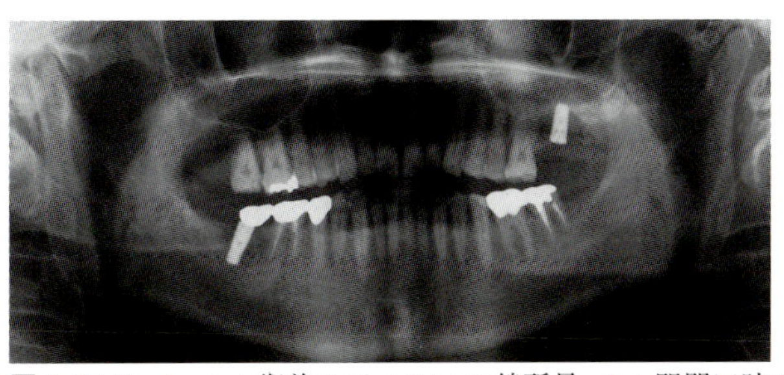

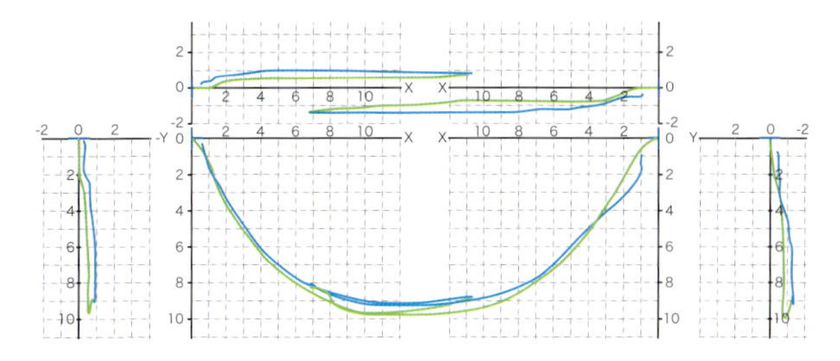

図 3-12-3a, b　a：術前のパノラマ X 線所見．b：開閉口時の顎機能運動路．下顎頭が左側は外方に，右側が内方に偏位している．

a|b

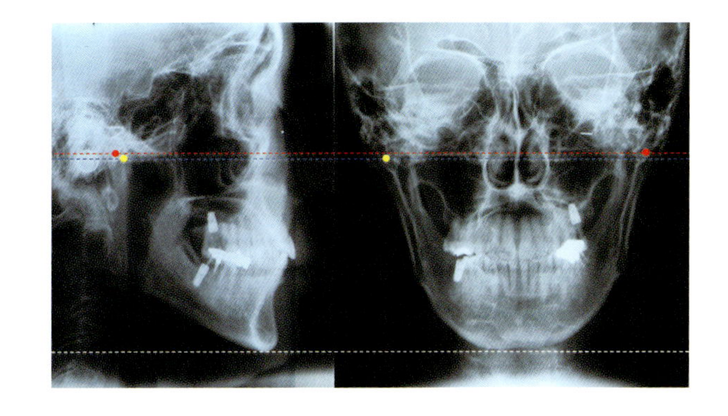

図 3-12-4　側方セファロと正面からのセファロでも左右の下顎頭の偏位が認められる．赤丸：左側顆頭点，黄色丸：右側顆頭点．

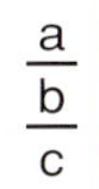

a
b
c

矯正中

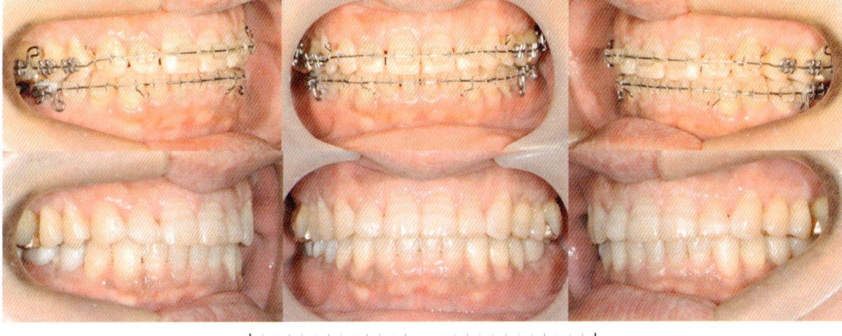

矯正後

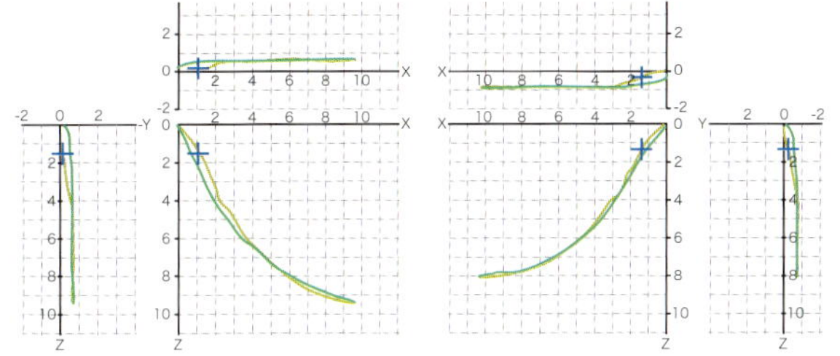

図 3-12-5a〜c　a：歯列矯正で顎位の変更．b：歯列矯正後の咬合状態．c：矯正後の下顎運動路と TRP．

来の補綴物と同様，定期的なチェックやメインテナンスは欠かせません．

II 確実な操作と歯冠/歯根比率の確認

歯の表面のエナメル質を削合した従来の補綴物にみられる二次う蝕は，不適合部や合着セメントの溶解部分から一気に象牙質にいたる危険がありますが，エナメル質を温存可能な接着補綴にすることでそのリスクが大きく減少させることができます．

近年の接着素材の発達は，歯面処理に関してもかつてのようにエッチングして水洗，乾燥，

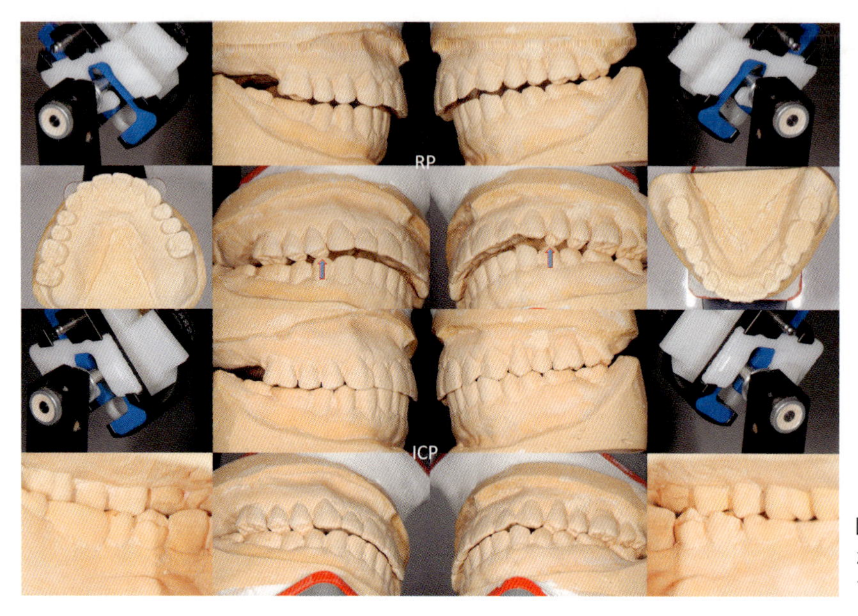

図3-12-6　小臼歯部の咬合面が咬耗したことによりRP↔ICP間のリツルーシブガイダンスが失われている．

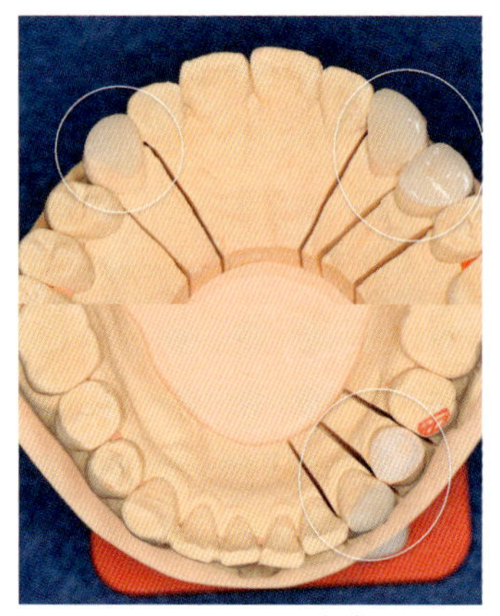

図3-12-7　ICPでの安定と臼歯離開に必要な小臼歯の咬合面形態と，犬歯の機能回復のための形態をラミネートベニアで製作する．

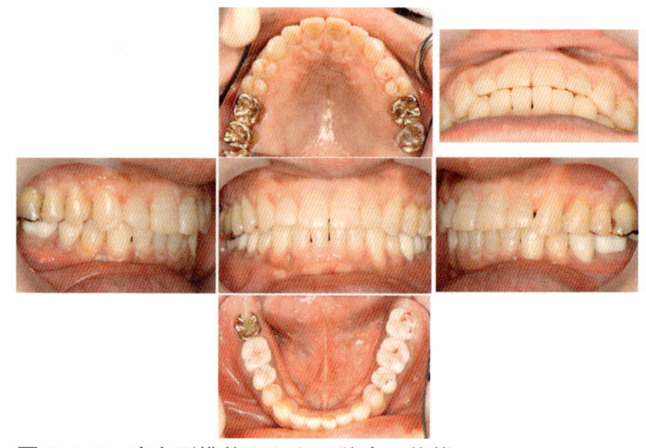

図3-1-8　咬合再構築された口腔内の状態．

ボンディング操作や補綴物の内面処理までの一連の作業が簡素化され，十分に臨床に耐えうるレベルに達しているので，接着補綴は審美的な観点からもますます広がる可能性を秘めています．

もっともシステム自体が簡略化されても，確実に接着操作がなされていない場合(エッチング不足やエアーブローの不足，マテリアルが十分に行きわたっていないなど)には補綴物の破折や脱落の原因となるので，メーカーの指示に従った正確な操作が必要です．

現在では少数歯ブリッジであれば，ほとんど歯を削合しない接着補綴が可能となっています．また切端や咬合誘導路が失われているケースでは，残されているエナメル質を保存するだけでなく，残存歯質を維持しつつ機能と審美の回復に用いることができるのは接着補綴の大きな利点です．

このように接着テクニックの応用による歯科治療の未来は有望ですが，接着補綴による咬合は歯冠／歯根比率を悪くすることから治療前の診査・診断，とくに歯周組織(骨レベル)と歯根長，歯根形態の確認が重要になります．

重度の歯周病や歯根が短いケースには安易に歯冠／歯根比率を悪くするような設計は避けるべきであり，咬合再構築を行う場合には顎機能の改善→咬合支持の確立→ポステリア・ガイダンスを基準とした咬合誘導路を与え，臼歯離開を確保（干渉の排除）することを忘れてはなりません．

Treatment Edition 13

インターデシプリナリーで治療の選択肢は広がる

I　補綴，保存治療だけでは限界がある

咬合治療を必要とする症例では，下顎位(顎偏位)や咬合高径に問題を抱えている場合が，多いのですが，とくに顎偏位が生じている場合には不適合な補綴物以外にも，歯列不正による咬合異常や，咬合支持の問題などを疑う必要があります．

咬合治療の最終目標は顎咬合機能の回復ですが，そのためには全顎的な咬合再構成が必要な場合もありますので，術前の診査を十分に行っておくことが大切です．

●他科による手術を受けていた症例

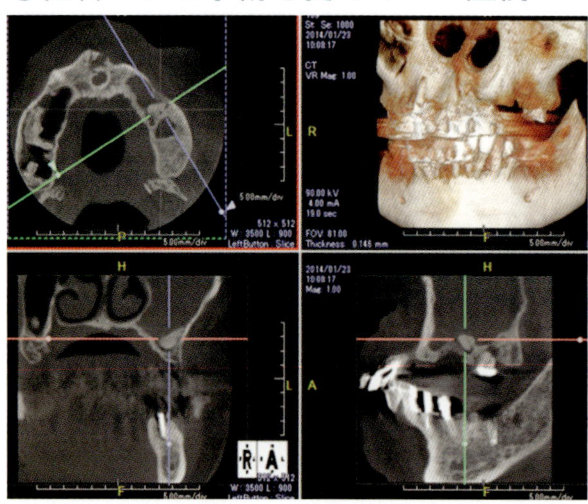

図 3-13-1　左側上顎洞炎．インプラント手術前に耳鼻科に手術を依頼した．このような症例はハイリスクである．

顎咬合機能の維持安定には下顎を生理的な位置に導いたうえで咬合支持を確保し，臼歯が干渉しないような咬合誘導路の付与や，ときには咬合平面を変える必要もあります．

しかし，咬合治療に必要な知識と診断能力があっても，歯列不正や咬合平面の改善にはさらに専門的な歯列矯正の知識と技術が求められる場合や，歯の欠損に対する咬合支持の回復，さらに前歯部を含む多数歯欠損のようにインプラントを含む高度な外科的処置が必要な症例など，難易度の高い症例では咬合治療そのものがハイリスクとなる場合もあります(図 3-13-1)．

また咬合異常を訴えて来院する患者には心療内科的アプローチが求められることも少なくありません．

専門医のアドバイスや技術が必要とされる高難度な症例までをも一人でこなそうとしても，それができるようになるまでの時間とコストを考えると，インターデシプリナリーな治療体系を構築したほうが咬合治療成功の近道といえます(図 3-13-2)．

II　矯正医との連携

近年，若年層の咬合異常が増加傾向にあります．これは若年層のう蝕の減少は，必ずしも健康な咬み合わせを意味しないことを表しています．現代人の柔らかい食事を好む傾向は顎の発達不全を助長し，ディスクレパンシー不足によ

- 成長期の歯科医療 → 小児科、場合によっては幼稚園や小学校の協力が必要
- 歯列不正 → 矯正医との連携
- 難易度の高い歯周疾患や上皮移植など → 歯周病科との連携
- 難易度の高い埋伏歯や顎堤再建、腫瘍が疑われる場合など → 口腔外科との連携
- インプラント → 口腔外科あるいはインプラント専門医との連携
- 顎関節症 → 口腔外科や心療内科、リエゾン診療科、CTやMRIを依頼できる病院を紹介
- 重度の身体障害を有する患者 → 障害者歯科を紹介
- 極度の心身症やパニック障害 → 心療内科、リエゾン診療科、場合によっては麻酔医による静脈内鎮静法のできるクリニックを紹介
- 睡眠障害や無呼吸症候群のある患者 → 睡眠内科、逆流性胃炎が疑われるときは消化器内科を紹介
- 全身的疾患(心疾患、循環器系疾患、糖尿病、肝臓疾患など)を有する患者 → 各専科とのコミュニケーションが求められる

図 3-13-2　インターデシプリナリーの例．歯科クリニックもメディカルコミュニティの一部という発想が必要である．

●咬合誘導の必要な症例

a	b	c
d	e	f

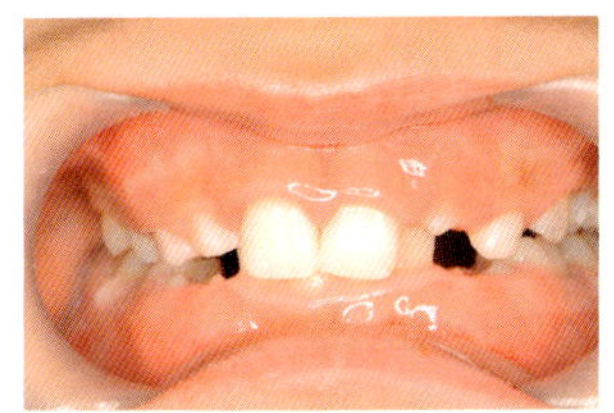
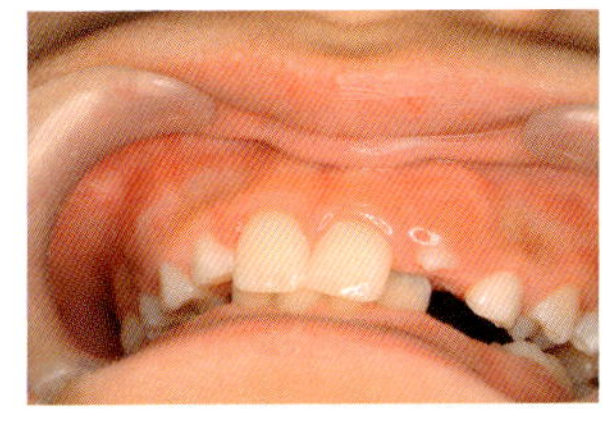
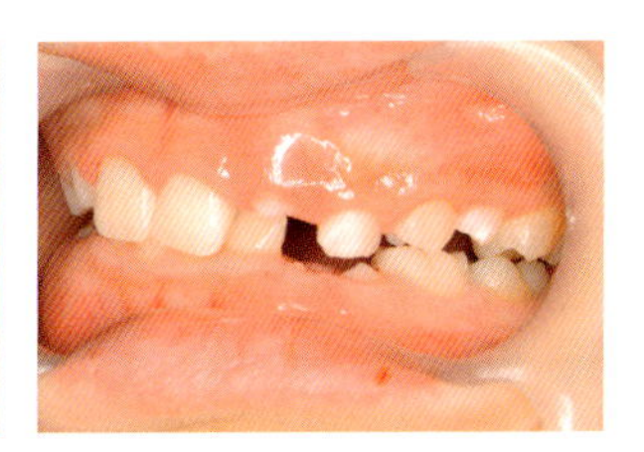
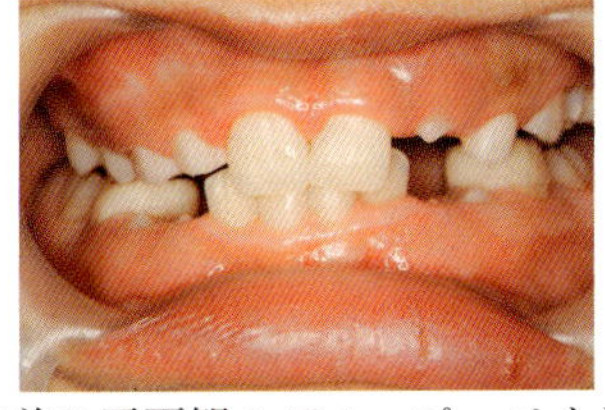
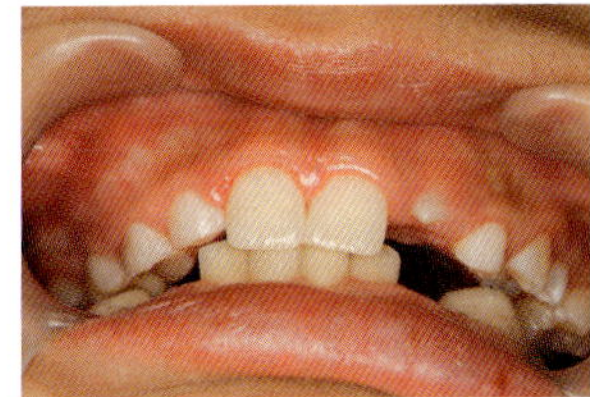
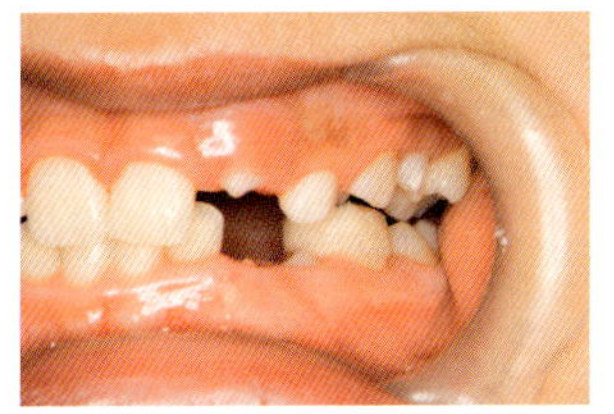

図 3-13-3a～f　a：側方歯群交換前の正面観：ディープ・バイトで下顎が左側に偏位している．b：下方からみると約 2.5 mm 左側に偏位しているのが確認できる．c：左側面観．このままではⅡ級咬合となってしまう可能性が高い．d：即時重合レジンで乳歯冠を製作し，下顎の正中が一致するように左右の高さを調整する．e：下方からみると左側偏位が改善されているのが確認できる．f：左側面観．乳歯冠によって咬合が挙上されている．

る歯列不正，さらには咬合異常を増加させる原因となっています．

こうした状況を打破するためには幼児期，とくに6歳臼歯萌出時期からの摂食指導や，偏った習癖の改善を積極的に行うことはもちろんですが，この時期から歯科医師は咬合管理に目を配り，必要に応じて(とくに顎偏位のある場合には早期の改善を目指して)矯正医と協力して成長発達時期に咬合誘導を進めることが望まれます(図 3-13-3)．

6歳臼歯萌出完了時にⅠ級関係が確立していない場合，たとえば片側Ⅱ級になっているときには，永久歯列萌出完了後もこの関係(不正咬合)が維持されていることが多く，両側偏位の場合も同様であることから，6歳臼歯咬合の偏位を発見した場合にはできるだけ早いアプローチ(Ⅰ級関係を確保する)が求められます．

この段階の偏位であれば，偏位側の咬合を挙上するだけで下顎位が改善されることも多いので，上下の正中が一致するように6歳臼歯の前

●矯正歯科医とのインターデシプリナリーが必要な症例

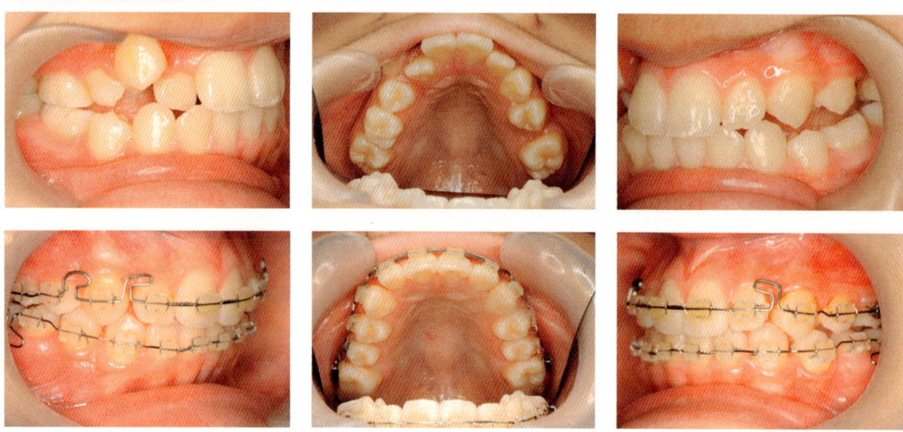

図 3-13-4a〜f　図 3-13-3 の症例は矯正の知識がなくても対処できるが，本症例のように永久歯の萌出スペースが不足している場合には歯槽基底の拡大を含めた歯列矯正が必要になるため，矯正歯科に依頼することが望ましい．歯列弓の拡大と第一大臼歯までの排列と咬合が確立されてきた(d〜f 参照)．

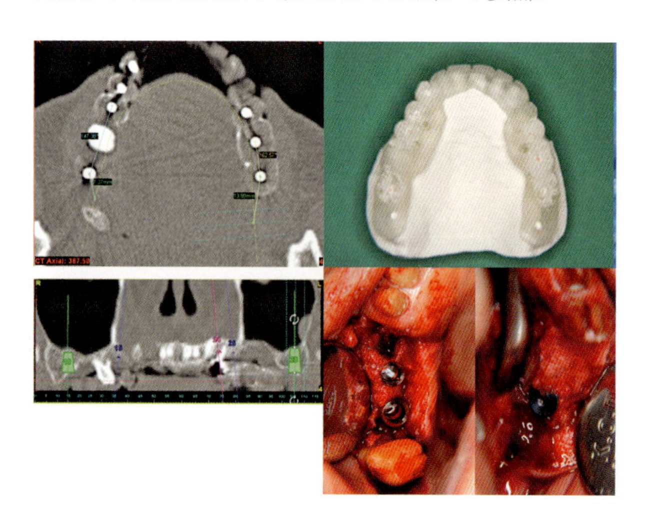

図 3-13-5　咬合器上の下顎治療位でシミュレーションした補綴物形態をもとに，CT で埋入位置と方向を決定し手術用ステントを製作することが求められるような症例は高難度である．インプラントの埋入は正確に行われなくてはならない．

方歯(E)に高さを補正する乳歯冠を装着するとともに，悪習癖(寝癖やかみ癖など)がある場合にはこれを矯正する指導を続け，Ⅰ級咬合関係を確保するように冠の調整を行います．

数か月経っても改善が認められない場合には矯正医の力を借りましょう(図 3-13-4)．6 歳臼歯は最後方乳歯(E)の後ろに萌出するため，乳歯列の隣接面う蝕や乳臼歯の欠損があると本来の位置より近心に 6 歳臼歯が萌出することや，乳歯の咬合面う蝕により顎位が偏位している場合もありますので，乳歯といえども歯列の管理には気配りが必要です．

成人の歯列不正はさらに難しく専門的知識が求められます．傾斜した臼歯のアップライト(整直)や捻転を改善させる程度なら大丈夫だろうと，安易に MTM（マイナーツースムーブメント）を行う先生もいますが，かぎられた領域で理想的な位置に歯を移動することは意外に難しいものです．事前に模型上で歯を排列したうえで，移動のメカニクスを考え，難しい場合には MTM であっても専門医に任せたほうが治療全体の時間短縮につながる場合もあります．

Ⅲ　インプラント外科医との連携

成人，とくに高齢者に多くみられる著しい歯槽堤の吸収や上顎洞底までの距離がなくインプ

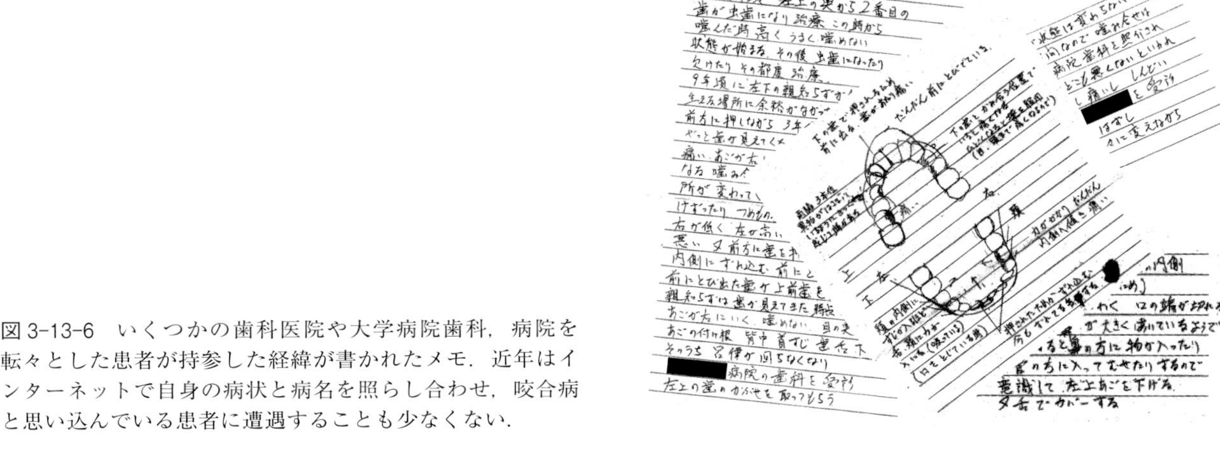

図 3-13-6　いくつかの歯科医院や大学病院歯科，病院を転々とした患者が持参した経緯が書かれたメモ．近年はインターネットで自身の病状と病名を照らし合わせ，咬合病と思い込んでいる患者に遭遇することも少なくない．

ラントの植立そのものが難しい症例では，理想的な位置にフィクスチャーを埋入することは専門医にとってもやさしいことではありません(図 3-13-5)．

咬合治療でインプラントに求めるものは，上部構造(補綴物)に与える咬合を基準とした位置と方向を決定し，フィクスチャーが正確に植立されることです．そのためにはフェイスボウ・トランスファーを行った咬合器上でシミュレーションを行うことが必要不可欠となります(インプラントの手術を専門医に依頼する場合には上部構造がどのような設計になるかを伝え，互いの情報を共有しておく必要があります)．

IV　心療内科との連携

咬合に違和感を訴えて来院する患者には，咬合調整を行っても，スプリントを入れても，数日すると同様の違和感を訴えて再来院を繰り返すことがあります．このようなとき患者の「歯に原因がある」との訴えであっても，術者はつねにその背景にあるものを考えなければ，治療は前に進みません．とくに心因的な問題が疑われる場合には，客観的な評価(咬合診断・筋診断・顎機能診断など，治療前と治療後あるいは途中における変化の有無を数値化するなど)が重要になります．

多くの歯科医院を転々と巡っている履歴があり，かつ細かく各医院での処置内容を記憶(記録していることも多い)しているような場合には(図 3-13-6)，精神的な疾患のスクリーニングテストを兼ねた問診表を用いると良いでしょう．隠れていた咬合以外の問題を知ることができます．

Treatment Edition 14

インプラントと矯正による咬合再構成
～咬合支持とアンテリア・ガイダンスの回復を目的とした治療～

I　術前所見

患者は57歳の女性．主訴は「噛むと左側のブリッジが痛む．噛むたびに左右のブリッジが動き，噛むところがない」とのこと．

これまで通院していた歯科医院からインプラントはできないといわれ，義歯を勧められたため，友人の紹介により当院を受診．患者は「何とか固定式の歯をいれてほしい」と希望しましたが，残存する上顎ブリッジ支台となっている左右の第一大臼歯と下顎の左側第一大臼歯の歯槽骨吸収が著しく，咬合支持が喪失した状態となっていました．さらに上顎前歯群はフレアーアウト（唇頬側に傾斜）し，下顎の左右中・側切歯が失われ，犬歯も根面板となっておりアンテリア・ガイダンスが機能していない状態でした．

顎機能診査を行ったところ偏心運動時の運動制限が認められ，開閉口運動においても運動量に左右差が認められました．また水平面（Y軸）の評価では，前方／後方運動において右側が内方に，左側は外方への偏位が認められ，また左側方運動時に前方2mm付近で内側に偏位，右側方運動においては出発点と終点が不一致であることから，左右側の関節に何らかの問題のあることが疑われました．

II　治療方針ならびに治療計画

患者の希望がインプラントによる固定式の補綴物であることから，①保存不可能，あるいは予後不良と判断した上顎右側犬歯，左側第一・

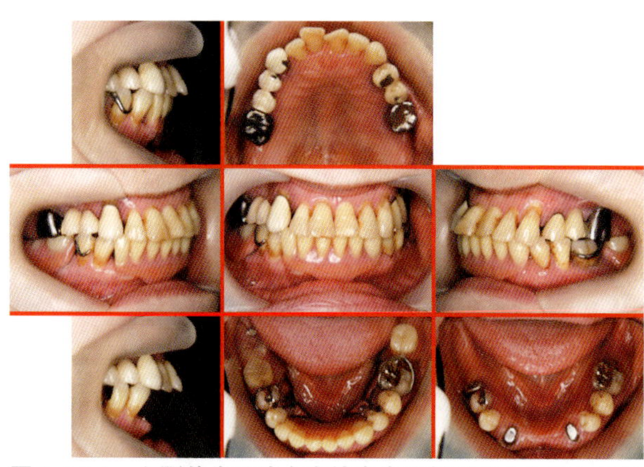

図3-14-1　上顎前歯は咬合支持喪失に起因すると思われる唇側傾斜を呈している．

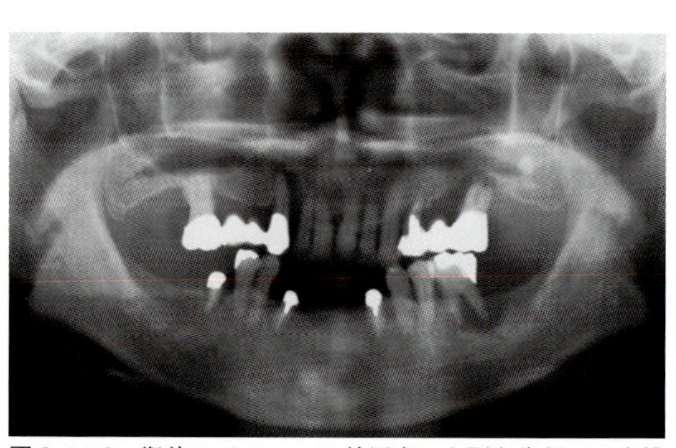

図3-14-2　術前のパノラマX線写真．上顎臼歯部では歯槽骨吸収が進行し，上顎洞底までの距離が失われインプラント支持に必用な骨量が不足している．

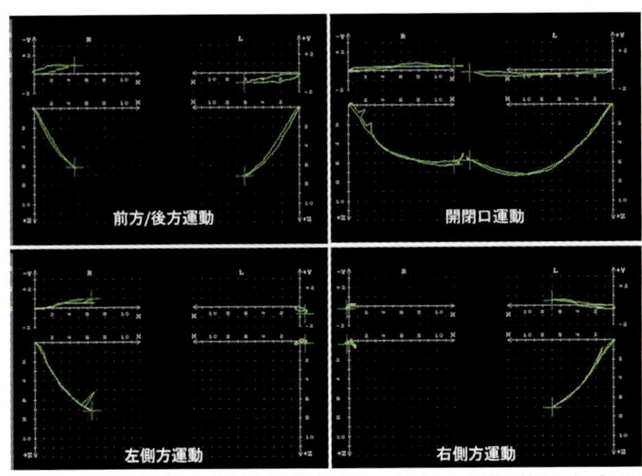

図 3-14-3　術前の顎機能運動路．左右の下顎位はともにDRP である可能性が高いと考えられる．

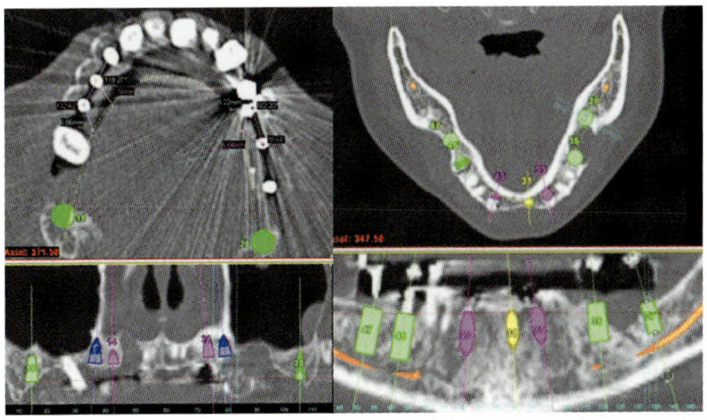

図 3-14-4　ステントを口腔内に装着し，CT によるフィクスチャーの埋入部位とサイズのシミュレーションを行った．

●処置および治療経過

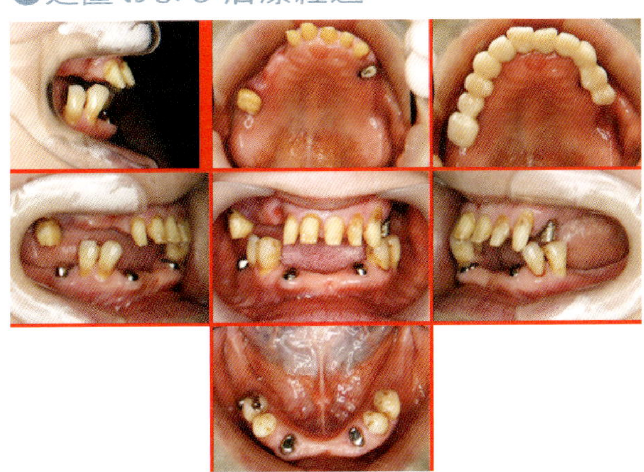

図 3-14-5　インプラント埋入前準備として上顎に固定式の暫間補綴物を製作しておく．抜歯後，インプラント埋入前に上顎歯を形成し，製作しておいた暫間補綴物を口腔内に装着．下顎は旧義歯の咬合面を改修し用いた．

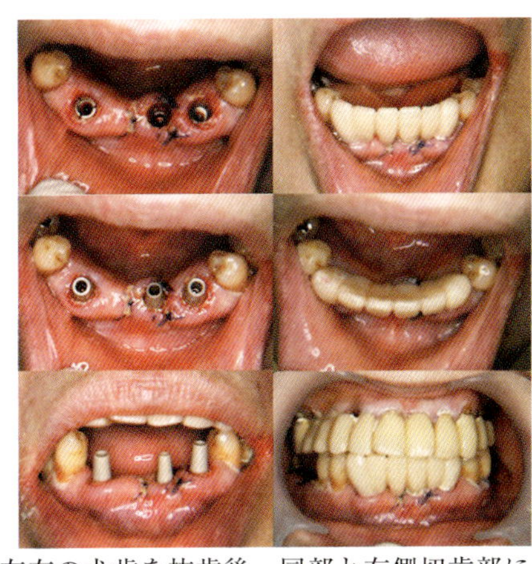

図 3-14-6　下顎左右の犬歯を抜歯後，同部と右側切歯部にインプラントを埋入．下顎前歯部のインプラントは十分な骨密度があり，早期のテンポラリー装着に耐えうると判断したので，ブリッジタイプの即時暫間補綴物を装着した．

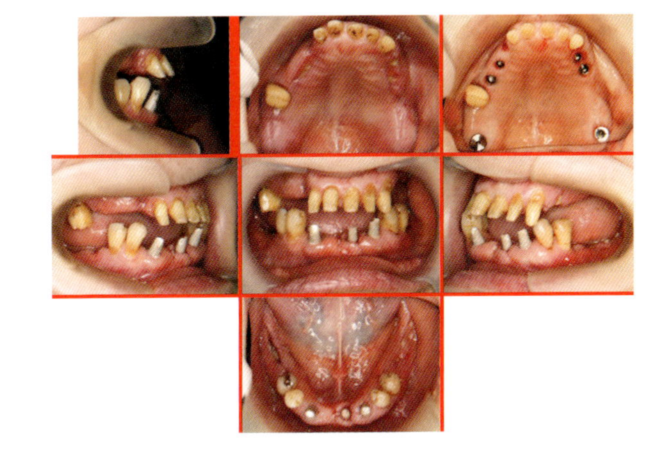

図 3-14-7　上顎は小臼歯部と第三大臼歯部にインプラントを埋入．下顎は左右大臼歯部に各 2 本のインプラントを埋入．図は抜糸後の口腔内の状態である．下顎前歯部にはテンポラリーアバットメントが装着されている．

第二小臼歯，下顎右側犬歯と第一大臼歯近心分割根，左側犬歯ならびに第一大臼歯の抜歯を行い，インプラントを埋入する．②フレアーアウトした上顎前歯はインプラントを支台とした歯

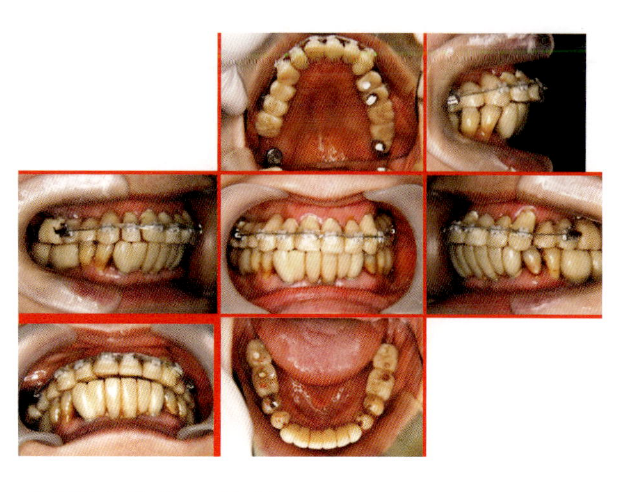

図3-14-8　インプラントの治癒を待って，①前歯歯軸方向を改善することで抜髄を回避．②口蓋側歯周ポケットの改善を目的に上顎歯列の矯正．上顎前歯部は1歯ごとに分割しブラケットを取り付け，上顎前歯のテンポラリークラウンの幅径を小さく削合しながらアンテリア・カップリングを図った．

●矯正前後の比較

①上顎前歯歯軸は8°整直
②下顎前歯を2mm後退
③左右咬合平面10°(FH)とした

SNA(82.52)：82.0°
SNB(78.90)：81.0°
U1 to FH Plane(111.15)：115.0°
Occl. plane(11.42)：10.0°
LFH(49°±4°)：51°

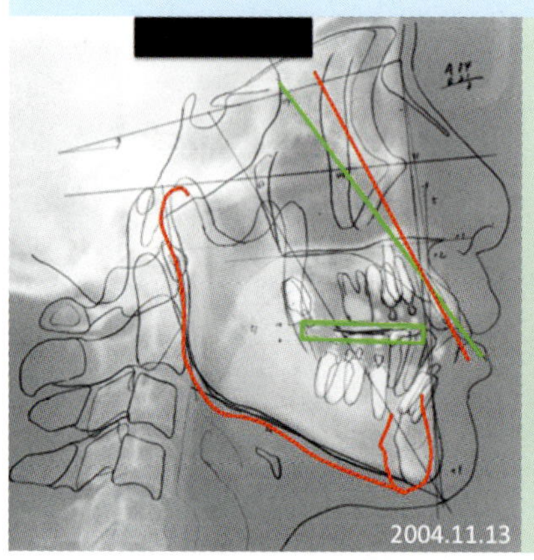

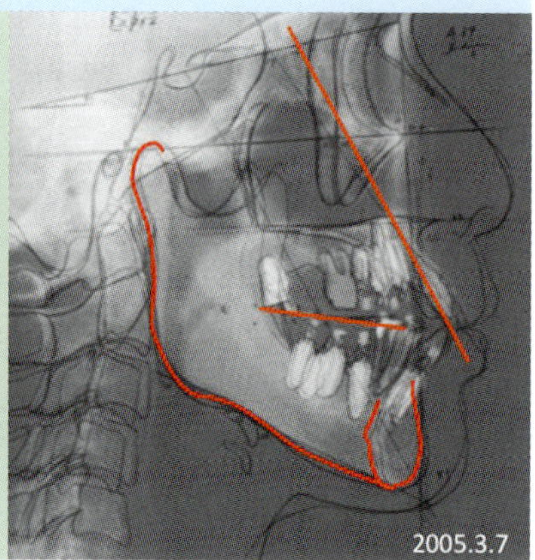

図3-14-9　矯正期間3.5か月．大きく骨格を変えることなく歯軸を約8°改善することができた．また左右の咬合平面の差や角度にも問題は認められなかった(緑：矯正前，赤：矯正後)．上顎中切歯は平均値よりも+4°となっているがⅢ級骨格傾向であることを考えるとアンテリア・ガイダンスを構築するためには良い．咬合平面10°，LFHが51°という値もⅢ級骨格であることを考慮すれば問題のない数値であるため，暫間補綴物で経過観察したのち印象採得と咬合採得を行い，補綴物の製作に移行した．

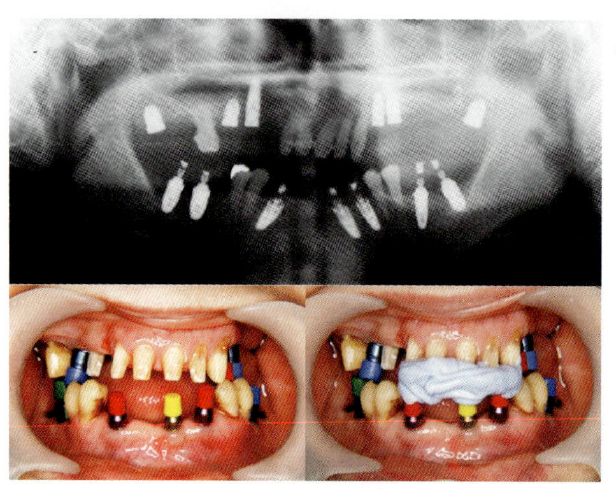

a
b|c

図3-14-10a～c　a：インプラント埋入後のパノラマX線写真．b, c：最終補綴のための印象と咬合採得を行う．

列矯正により歯軸の改善とともに歯髄の保存を図る．③顎機能診断結果にもとづいて治療目標下顎位(TRP)を設定し，補綴的に咬合再構成を行うこととしました．

	Right			
	TA	I-Table	T-S1	T-S2
1	56.3°	56°	43°	63°
2	56.3°	56°	44°	66°
3	46.3°	58°		
4	33.9°	45°		
5	26.9°	38°		
6m	20.8°	30°		
6d	19.2°	29°		

Left			
TA	I-Table	T-S1	T-S2
56.3°	56°	44°	66°
56.3°	56°	43°	66°
46.3°	61°		
33.9°	48°		
26.9°	41°		
20.8°	35°		
19.2°	34°		

図 3-14-11　顎機能診断から得られたデータをもとに咬合器のセットアップを行い，ピンモデル上で SCI を基準とした順次誘導咬合様式のワクシングを行った．

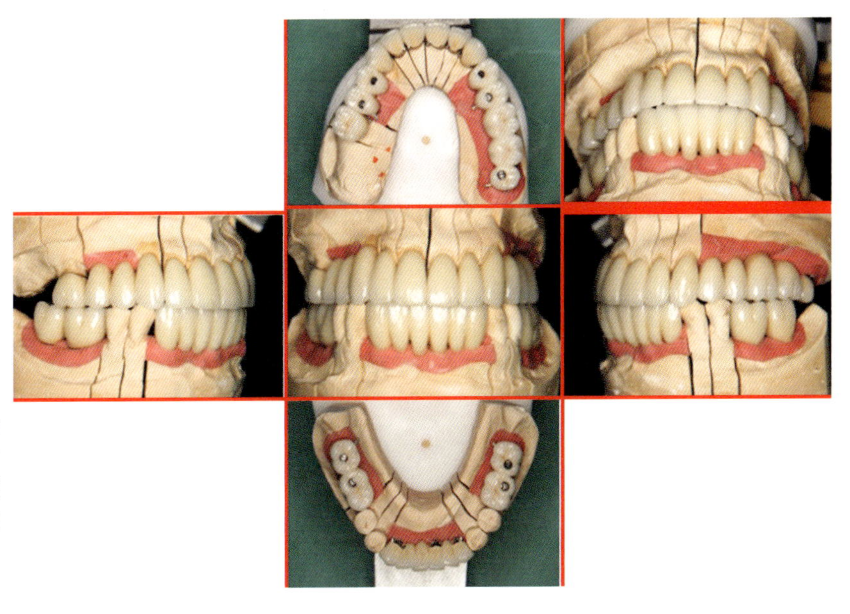

図 3-14-12　最終補綴物の素材はセラミックで製作し，上顎ならびに下顎臼歯部はスクリューリテインによる固定，下顎前歯部は着脱可能なインプラント用仮着剤を選択した．上顎左側は第一大臼歯が保存できたことにより咬合支持が得られた．

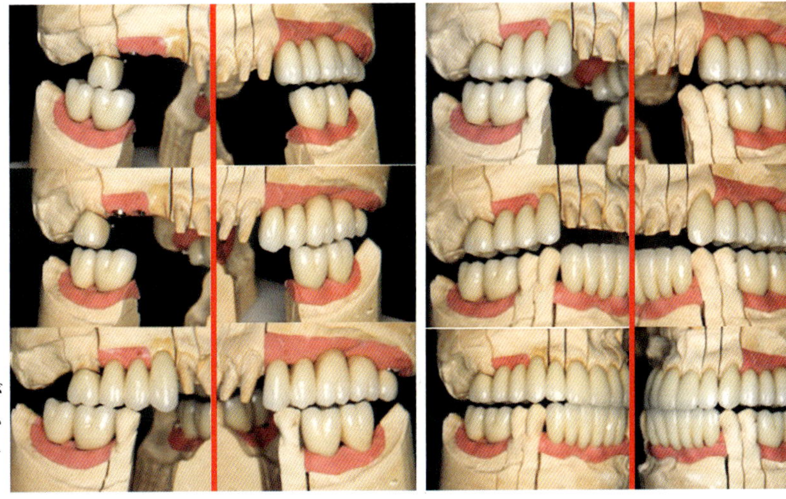

図 3-14-13　咬合器上で順次誘導咬合が確立されているか，ピンモデルを用いて，後方臼歯部から左右のディスクルージョン（離開）の状態を確認していく．

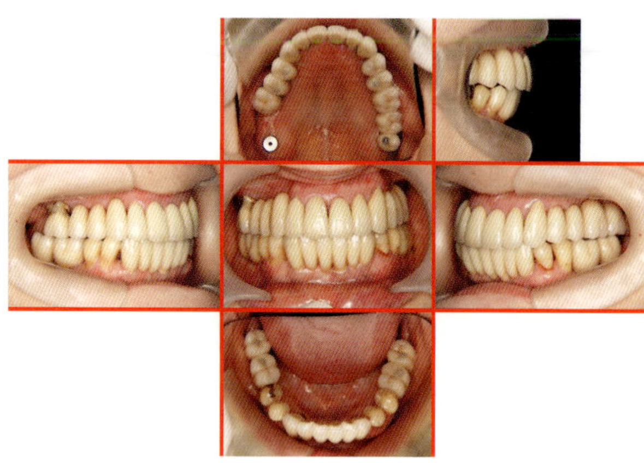
図3-14-14　口腔内に装着された状態の補綴物．上顎右側智歯部に埋入されたインプラントはスリーピングとした．

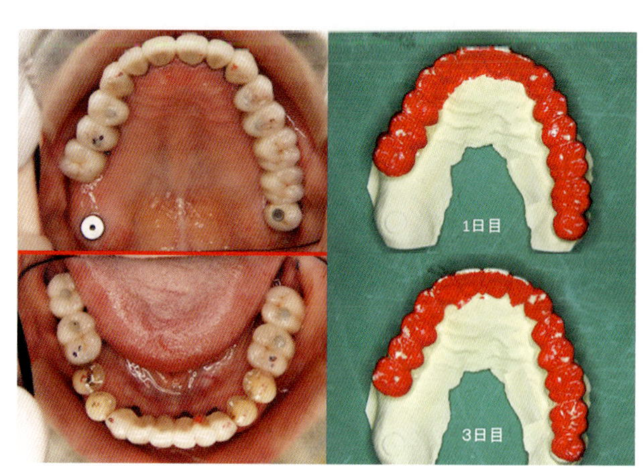

図3-14-15　最終補綴物を口腔内装着後，夜間のパラファンクションによる問題が回避できているか確認するため3日間ブラックスチェッカーを使用した．咬合支持とアンテリア・ガイダンスの機能が調和し，臼歯部における干渉は回避されていることが確認できた．

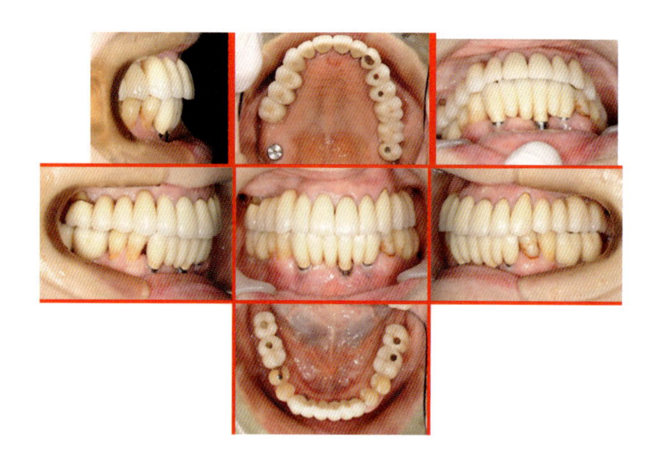
図3-14-16　術後10年を経過しているにもかかわらず，インプラントによる咬合支持とアンテリア・ガイダンスの機能が保たれ，咬合ならびに歯周組織の状態は安定した状態が維持されている．

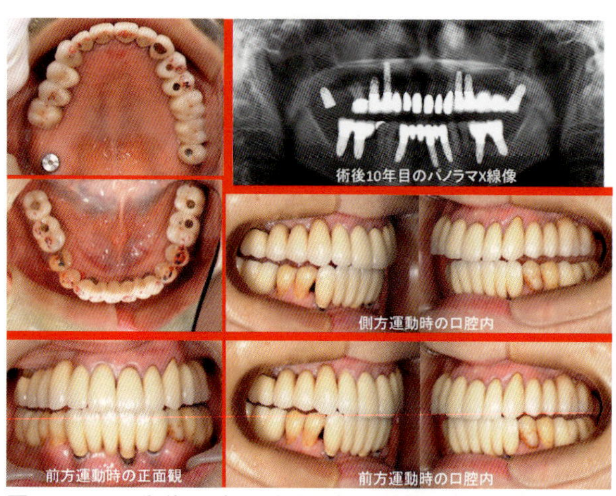

図3-14-17　術後10年の咬合接触の状態と偏心運動時の咬合誘導路の確認．上下咬合面の接触面積はやや大きくなったようにみえるが，咬合誘導路が機能しているので臼歯は偏心運動時に離開する．そのためとくに問題となる干渉は認められない．

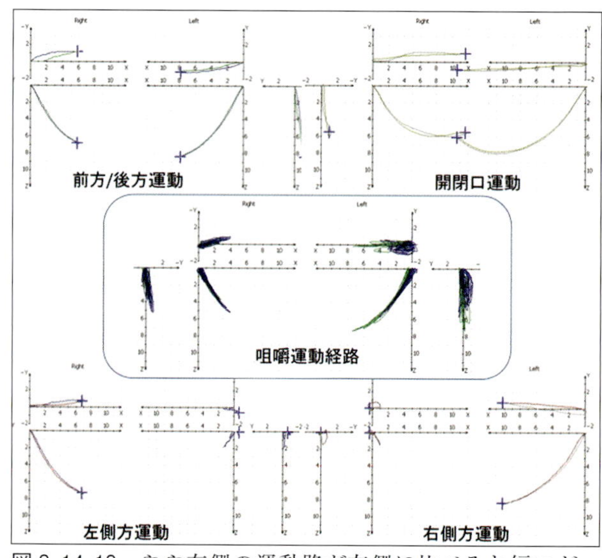

図3-14-18　やや右側の運動路が左側に比べると短いが，すべての運動路はスムーズで大きな問題は認められない．咀嚼運動経路もほぼRPに収束し機能的な問題は認められない．

● 10 年後のセファロ

a|b

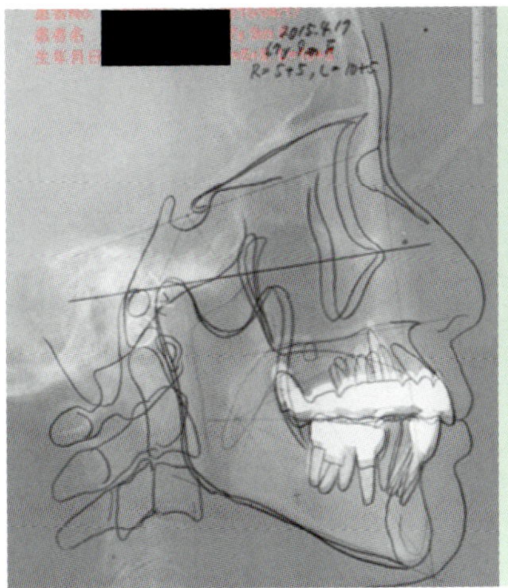

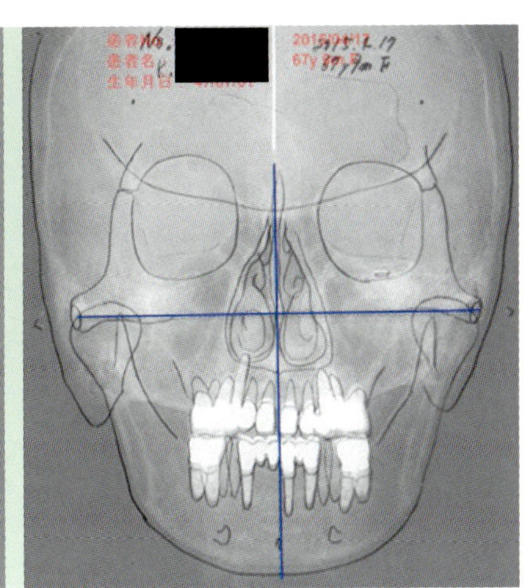

図 3-14-19a, b　術後の側方と正面からのセファロ写真のトレース図．a：補綴物の前歯部とリップシールが適切に位置している．b：下顎は正中に対しほぼ偏位することなく安定した位置にある．

III　結果と考察

セラミックを用いた咬合面オクルーザル補綴が長期的な使用に耐えうるか若干の不安がありましたが，10 年経過しても咬合支持が維持され，歯周組織の状態も良好です．

とくに大きな問題もなく長期に口腔内で機能している理由として，患者の SCI を基準とした咬合誘導路をそれぞれの歯に付与した順次誘導咬合様式が機能していることが挙げられます．

術後 10 年経過しても偏心運動時の干渉を回避する誘導路が機能し，顎機能の健康が維持されていることが顎機能診査によっても確認できています．また，セファロ分析による骨格診断においても大きな変化(異常)は認められませんでした．

Treatment Edition 15

姿勢異常を有する成長期児童に対する咬合からのアプローチ

I　術前所見

ヒトは出生時，脳頭蓋部では成人の約60％の大きさであるのに対して顎顔面部は20％未満できわめて未熟な状態で生まれてきます．このことは，正常な顎口腔機能の成長のために後天的要因がいかに重要であるかを示唆しています．

しかし若年者，とくに幼児期における咬合の成長ステージの重要性が周知されているとは言い難く，さらに永久歯（6歳臼歯）萌出にはじまる混合歯列期の歯列不正や顎偏位の兆候を見過ごしてしまう，あるいは何らかの理由により治療時期を逃してしまうと，顎顔面の変形や姿勢の異常を引き起こすことがあります．

若年者における咬合治療の難しさの原因には，経済的理由を含め容易に顎機能診断ができないこと，また顎偏位にともなう関節円板転位の有無や治療に必要な情報を得られないことが挙げられます．

こうした若年性の咬み合わせに起因すると思われる姿勢の不正に対して，矯正学的手法による分析を用い，日常臨床でのアプローチで可能な手法をもって咬合ならびに姿勢の改善をみた症例と技法を以下に紹介します．

患者は８歳８か月の女児．前歯の歯並びが気になるとの主訴で来院しました．既往歴はとく

●術前顔貌所見

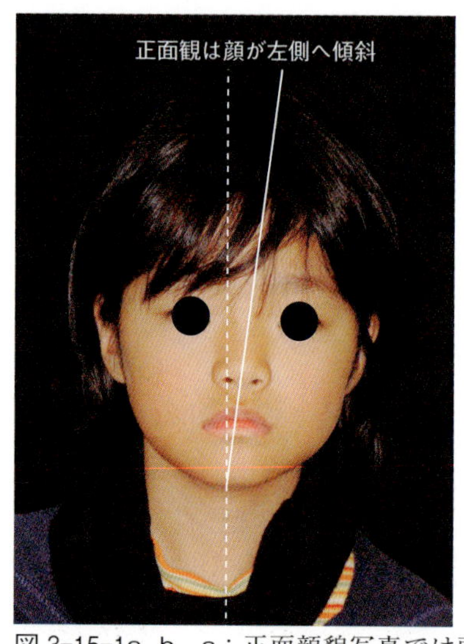

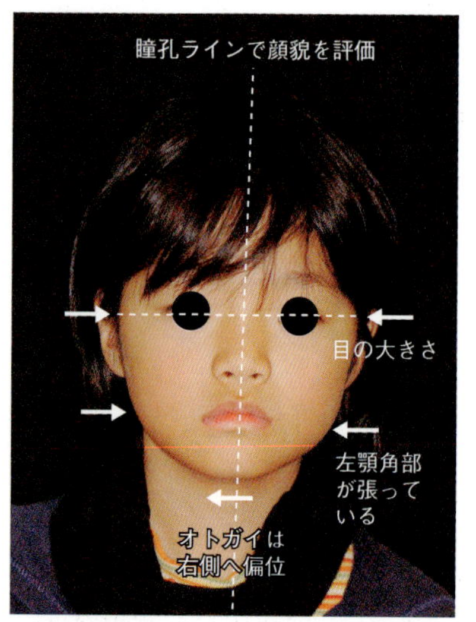

図3-15-1a, b　a：正面顔貌写真では頭部の傾斜が認められる．b：同じ写真を用いて正中と瞳孔ラインが垂直に交わるように調整し，評価すると顔貌の変形の特徴が著明になる．オトガイが右側に偏位し，左側下顎角部は偏咀嚼習癖があることから咬筋肥大が疑われた（症例提供：高知市開業・宮崎功一先生）．

a|b

●初診時口腔内所見

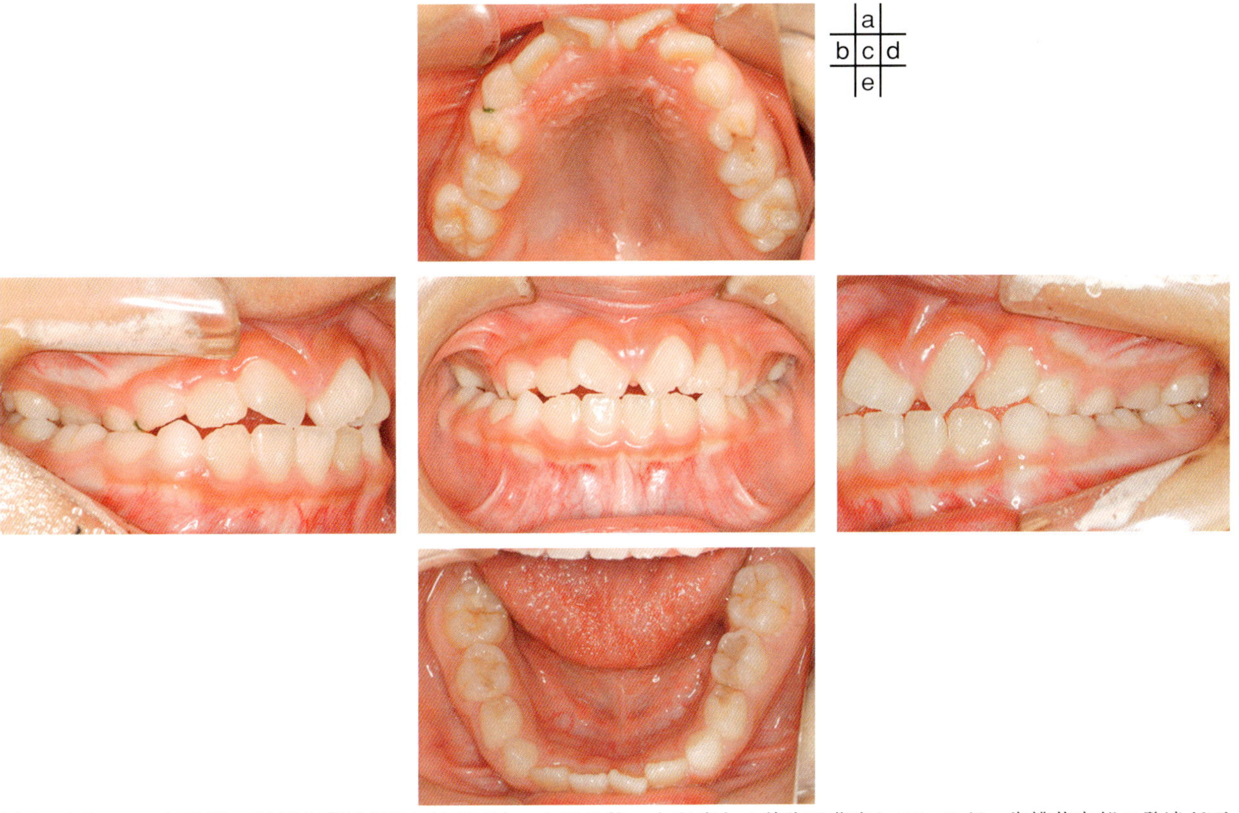

図 3-15-2a〜e　初診時の口腔内所見(2011 年 12 月)．上下の第一大臼歯と 4 前歯は萌出しているが，歯槽基底部の発達が不十分なため，永久歯の萌出スペースが不足し叢生が生じている．前歯は切端咬合，右側臼歯部は交叉咬合となっている．

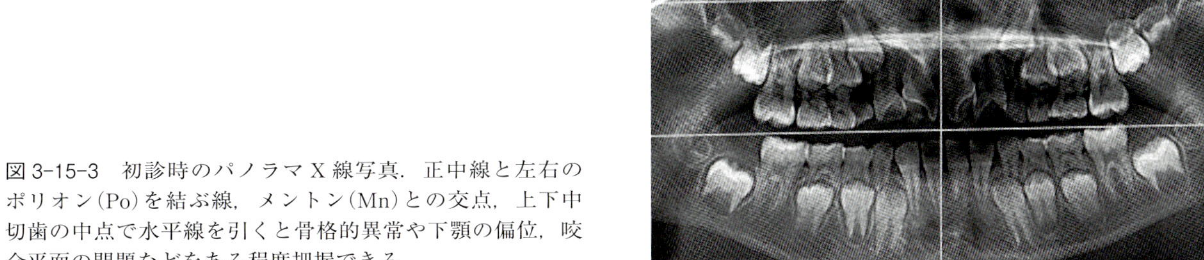

図 3-15-3　初診時のパノラマ X 線写真．正中線と左右のポリオン(Po)を結ぶ線，メントン(Mn)との交点，上下中切歯の中点で水平線を引くと骨格的異常や下顎の偏位，咬合平面の問題などをある程度把握できる．

にありませんでしたが，左側偏咀嚼癖とうつ伏せ寝の習慣があり，右側乳臼歯交叉咬合となっていました．

II　治療方針ならびに治療計画

そこで，まず，うつぶせ寝の習慣による弊害(全身に及ぼす影響)を患者と家族に認知させる

●初診時の立位とセファロによる顔面骨格の評価

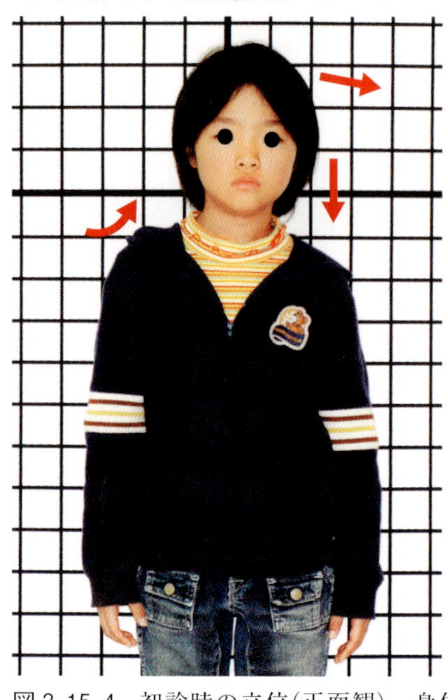

図 3-15-4　初診時の立位(正面観). 身体の中心線に対し顔面正中が左側に偏位し頸椎も左側に傾斜している. 肩の位置にも左右差が認められるが, 片側咀嚼習癖(この症例は左咀嚼習癖)がある場合には同側頸部筋群が短縮することに加え, 左下・横向きの睡眠習慣が椎骨に影響を及ぼした結果, 生理的側湾と首の傾斜や捻れが生じたものと考えられる.

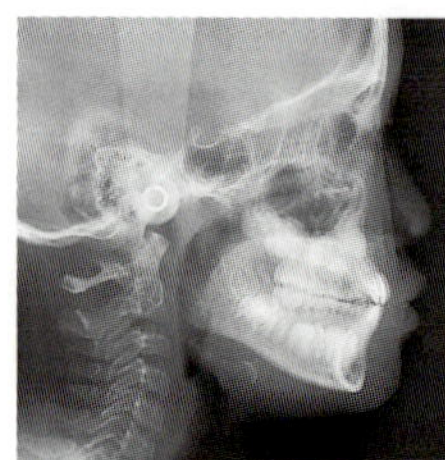

計測項目	治療前	平均値
ODI	75.5	72.0
APDI	87.0	81.0
LFH	39.0	47 ± 4
FM-MP	25.0	25.9
PP-MP	22.0	24.6
OP-MP	14.0	13.2
AB-MP	72.0	71.3
A'-P'	40.5	50.0
A'-6	22.5	23.0
U1-AB	33.0	31.7
U1-AB(mm)	4.5	9.5
L1-AB	27.5	25.4
L1-AB(mm)	4.0	6.2
SNA	77.0	82.3
SNB	76.0	78.9
ANB	1.0	3.4
Facial angle	84.0	84.8
AB plane	− 2.0	− 4.8
Go.angle	115.5	122.2

図 3-15-5　セファロによる顔面骨格の評価(2011 年 12 月). クラスⅡ傾向を示し, 下顔面高は Low angle, Low vertical であった(大臼歯の咬合関係は右側がⅡ級, 左側はⅠ級咬合). 前歯の切端咬合は A 点の劣成長によるものと考えられるので, 前方への発育を誘導すると同時に咬合高径の増加を促すことにした.

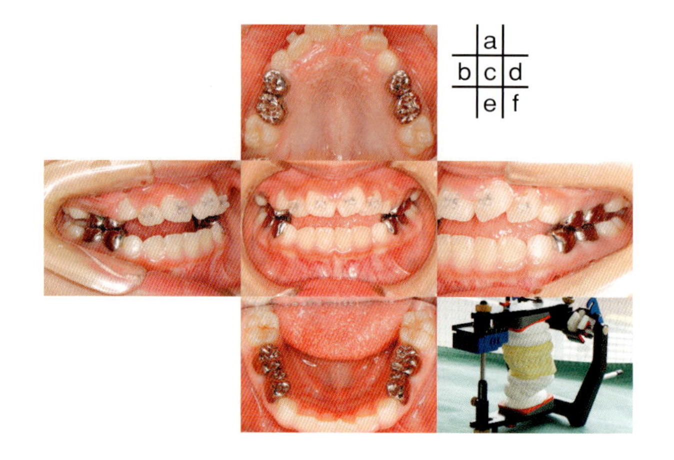

図 3-15-6a〜f　乳臼歯に金属製オーバーレイ・クラウン装着した口腔内の状態. 左右の咬合高径を合わせ, 咬合平面を整えることで下顎の側方偏位を是正する. 治療目標下顎位は咬合器上で上下正中が一致するように右側に 2 mm のプロツルーシブインサート用い, 咬合高径は 6 mm 挙上しつつも咬合平面の傾斜度を維持できるように上下乳臼歯 8 本に鋳造冠を製作した(2012 年 2 月). 補綴物の製作には, 咬合挙上しても顆路角を一定に保つ必要があることからアルコン型咬合器を用いた. 上顎歯列にはディスクレパンシー解消のため矯正用ブラケットを装着.

ことから治療をはじめました. 咬合高径不足, 偏咀嚼による交叉咬合に対しては, 乳臼歯の被蓋改善と下顎位の補正を目的として, 上下乳臼歯への金属製のオーバーレイ・クラウンを用いました.

治療目標下顎位は, 上下正中が一致する位置に求め, 右側のみ 2 mm のプロツルーシブインサートを装着. 咬合高径は LFH が極端に小さいため 6 mm 挙上でも適応可能と判断し, 咬合平面の傾斜度を変えないように上下メタルオーバーレイを製作しました.

第一段階の目標として, 咬合挙上処置と主訴

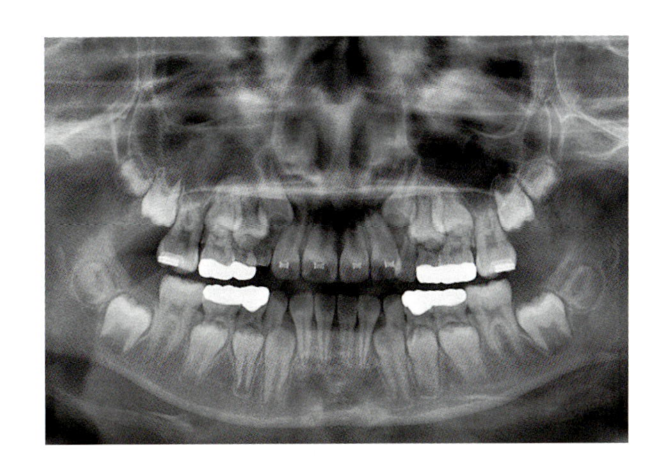

図 3-15-7　上下 8 本の乳歯臼歯に鋳造メタル・オーバーレイクラウンを装着後のパノラマ X 線写真.

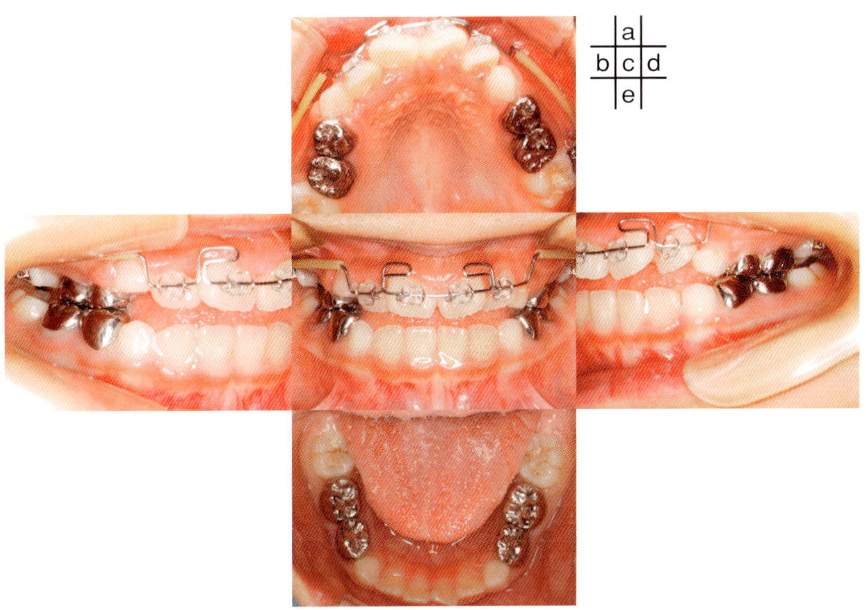

図 3-15-8a〜e　上顎歯列には歯列弓の拡大によるディスクレパンシーの解消と前歯の排列，大臼歯のⅠ級咬合関係を確立するためにホリゾンタル・ループを組み込んだユーティリティ・アーチワイヤーを装着．上顎前歯群の圧下と反作用として生じる第一大臼歯の挺出という生理機序を利用しての前歯の整列と咬合挙上を期待した(2012 年 3 月).

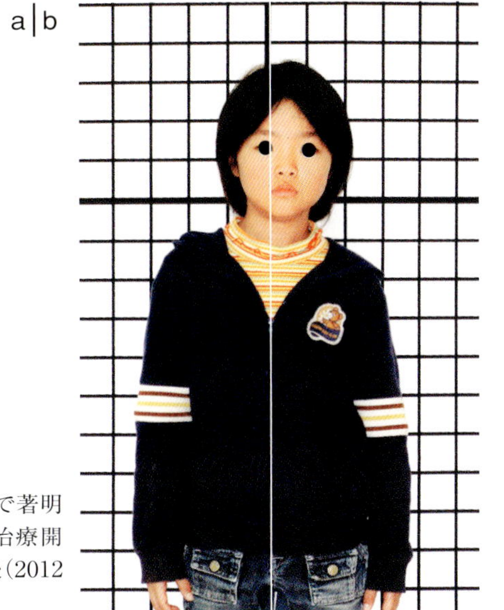

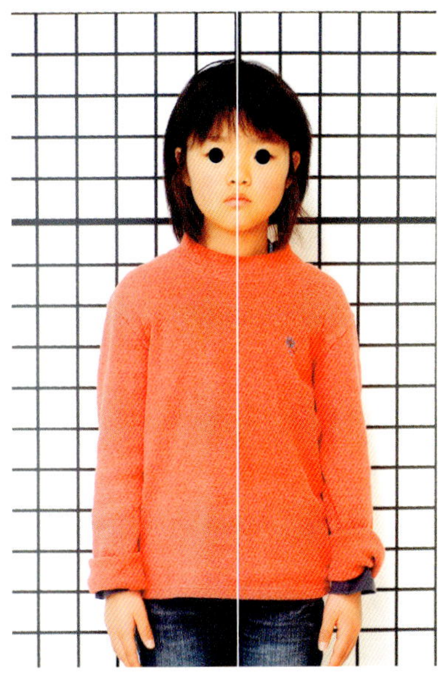

図 3-15-9a, b　治療開始後，約 3 か月で著明な姿勢の改善効果が認められた．a：治療開始時(2011 年 12 月)．b：治療開始後(2012 年 3 月).

（前歯の歯並びが気になる）の改善のため上顎のみユーティリティ・アーチワイヤーおよびダブル・アーチワイヤーを用いました.

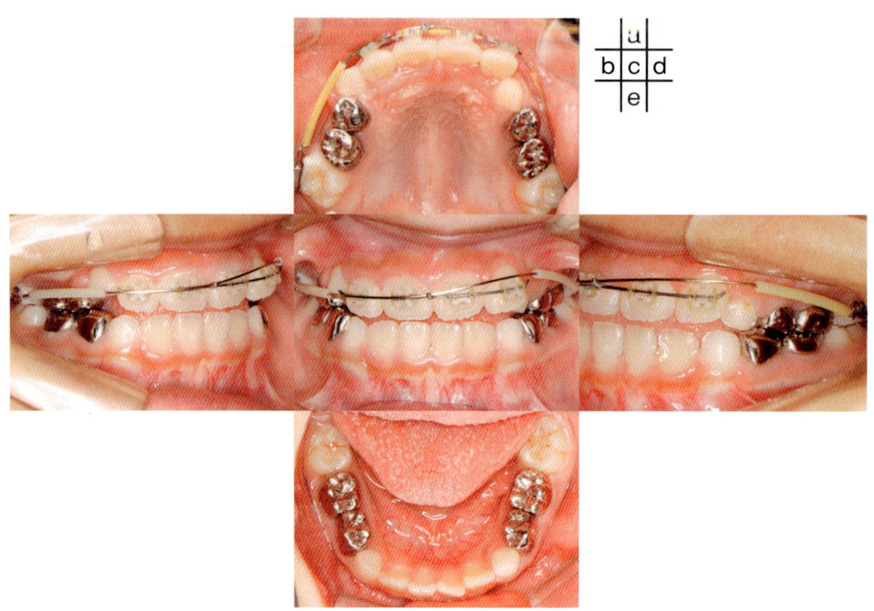

図3-5-10a～e　上顎4前歯の排列はほぼ整ったが，さらなるディスクレパンシーの改善と，咬合平面のコントロールのためダブル・アーチワイヤーに交換した(2012年6月)．

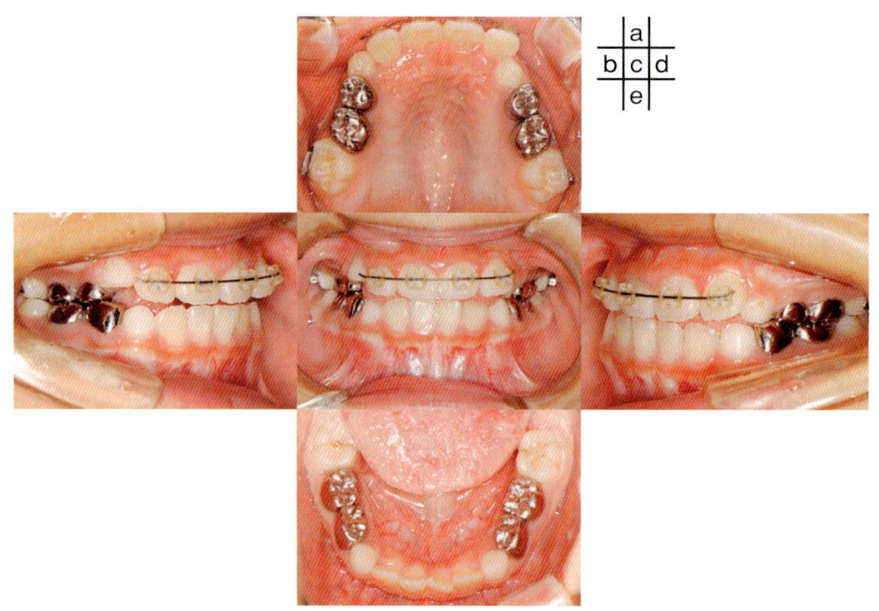

図3-15-11a～e　上下第一大臼歯のⅠ級関係が確立し，乳歯のオーバーレイ・クラウンの咬合高径に揃ってきたが，側方歯群が永久歯に交換するまでの期間矯正装置を付けておくことのリスクを考え，この段階でいったん装置を除去して経過観察することにした(2012年8月)．

Ⅲ　結果と考察

顎位が変わるとすぐに姿勢の改善が認められました．治療中のセファロ分析ではLFHは39°から43°に，APDIは87°から85°と改善され，A'－6'は22.5mmから25.0mmへと増大しました．

一方，ODIには大きな変化が認められませんでした．これは下顎前歯の干渉が解消した結

●初診から 11 か月後のセファロによる顔面骨格の評価

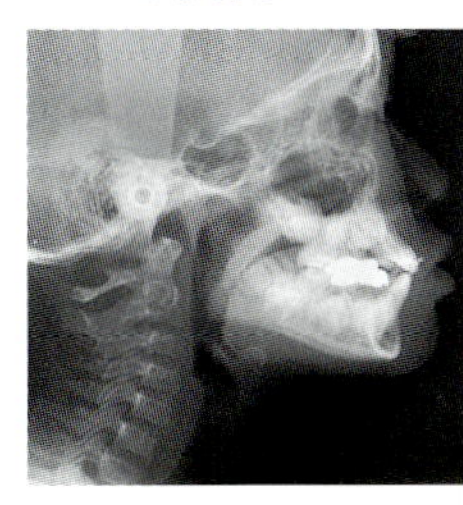

計測項目	治療前	治療中	平均値
ODI	75.5	75.5	72.0
APDI	87.0	85.0	81.0
LFH	39.0	43.0	47±4
FM-MP	25.0	25.5	25.9
PP-MP	22.0	22.5	24.6
OP-MP	14.0	13.5	13.2
AB-MP	72.0	72.5	71.3
A'-P'	40.5	41.0	50.0
A'-6	22.5	25.0	23.0
U1-AB	33.0	33.0	31.7
U1-AB(mm)	4.5	6.5	9.5
L1-AB	27.5	23.5	25.4
L1-AB(mm)	4.0	3.0	6.2
SNA	77.0	78.0	82.3
SNB	76.0	76.0	78.9
ANB	1.0	2.0	3.4
Facial angle	84.0	84.5	84.8
AB plane	−2.0	−2.5	−4.8
Go.angle	115.5	117.5	122.2

図 3-15-12　初診から 11 か月後(2012 年 11 月)のセファロによる顔面骨格の評価．A 点や LFH の数値が改善傾向にあることから，上顎歯列の前方方向への成長や咬合高径は生理的に調和のとれた方向へと改善しつつあると考えられる．

果，上顎骨の本来の成長により A 点が前方発育したことによるもと思われます．

偏咀嚼習慣については，右側でもかなり咀嚼できるようになりましたが，上顎右側小臼歯の歯胚は口蓋側にあることが予想されるため，永久歯交換を待って対応することとしました．

また家族から「うつぶせ寝はなくなった」との報告を受けています．

現在は，上顎骨のさらなる前方成長を促すため，臼歯自然挺出による咬合挙上を期待して下顎前歯部に就寝時のみ切歯斜面板を装着し，経過観察しています．

なお本項の執筆に際しては，宮崎功一先生からご協力をいただきました．

Treatment Edition 16

順次誘導咬合の考え方に基づく咬合治療

I　術前所見

咬合治療の主目的は咬合機能の回復ですが，歯を含めた顎口腔系臓器（咀嚼器官）は単なる咀嚼のための器官というだけでなく，情動ストレス発散に欠かせない役割を担っていると考えられています[11]．とくに睡眠時ブラキシズム運動は情動ストレス発散の重要な機能と考えられ，グライディングやクレンチングは咬合機能のなかでもっとも生体力学的負荷が大きいことから，咬合治療成功のためにはブラキシズムに対応した咬合の概念の確立，ならびに的確な咬合診断が必要です．

咬合診断では，ブラキシズム運動時のグライディング・パターンやクレンチング時の筋活動状況などを含めた分析と咬合崩壊状況（欠損や咬耗などによる歯冠崩壊の程度，楔状欠損や外骨瘤の有無，歯周組織の状況など），顎顔面頭蓋と咬合様式の分析，顎機能に影響を与える咬合支持や咬合誘導路が確保されているかなどの診査が欠かせません．

そこで，日常臨床現場でも比較的簡便に使用できる顎機能診断装置と，フェイスボウを使って咬合器に装着された診断模型，セファロデータに基づく一連の咬合再構成の過程とブラックスチェッカーを用いた咬合確認までの症例を以下に提示します．

患者は57歳の男性．下顎右側第一大臼歯の破折を主訴に来院．全身的既往歴はとくになく，歯科的既往歴は数年前までは欠損もなく，すべて有髄歯でしたが，上顎左側と下顎右側第二大臼歯を歯冠破折で抜髄後，歯冠補綴処置を行い，その後の歯根破折で抜歯となりました．

●術前の顔貌とパノラマX線

a|b|c

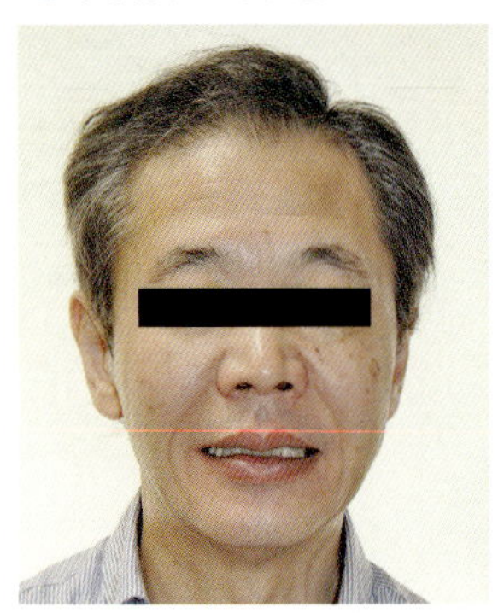

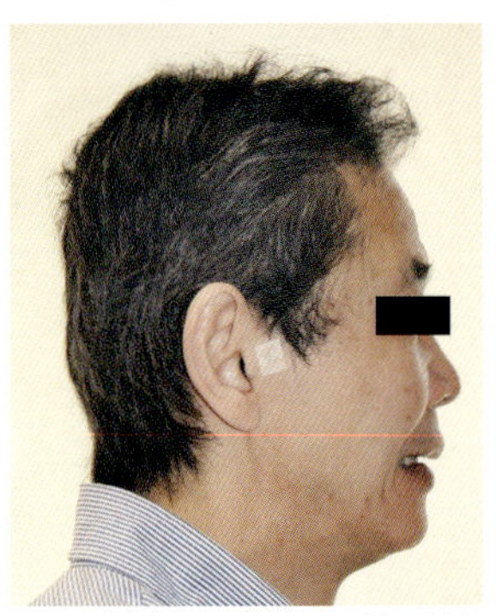

図3-16-1a〜c　術前の顔貌写真と初診時パノラマX線所見．主訴である下顎右側の第一小臼歯と第一大臼歯（補綴物破折）は生活歯であるが，歯槽骨のダメージは軽度である．同側の下顎第二大臼歯と左側上顎第二大臼歯が喪失している．左側の下顎大臼歯には補綴物が装着されているが，咬合平面が急峻である．左右の下顎角部の発達が著明で両側の下顎頭も変形をきたしているようにみえる．

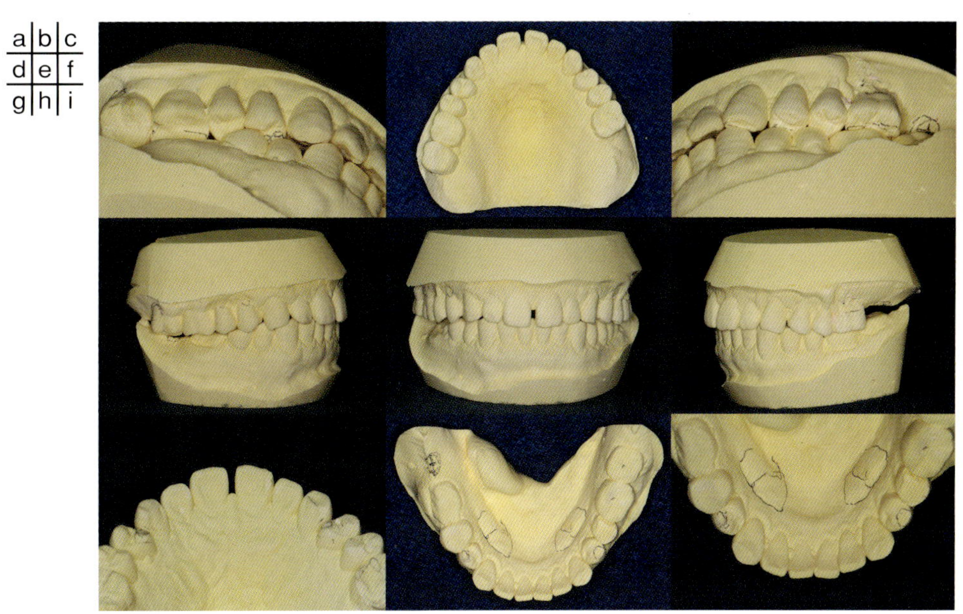

図 3-6-2a〜i　術前に相談依頼のあった歯列模型．いわゆる㊥で，これでは咬合崩壊の状況を詳しく分析することができない．この模型から得られる情報は下顎右側の第二大臼歯と上顎左側第二大臼歯が喪失し，下顎右側の第一大臼歯の歯冠が破折していること，上下歯列のカップリングがうまくできていない，さらに上顎中切歯に正中離開があること，下顎舌側歯槽骨にクレンチングを疑わせる骨隆起が存在するほか，咬合面に著しい咬耗があり，咬合の不調和が予測されるが，㊥からではこれ以上のことはわからない．

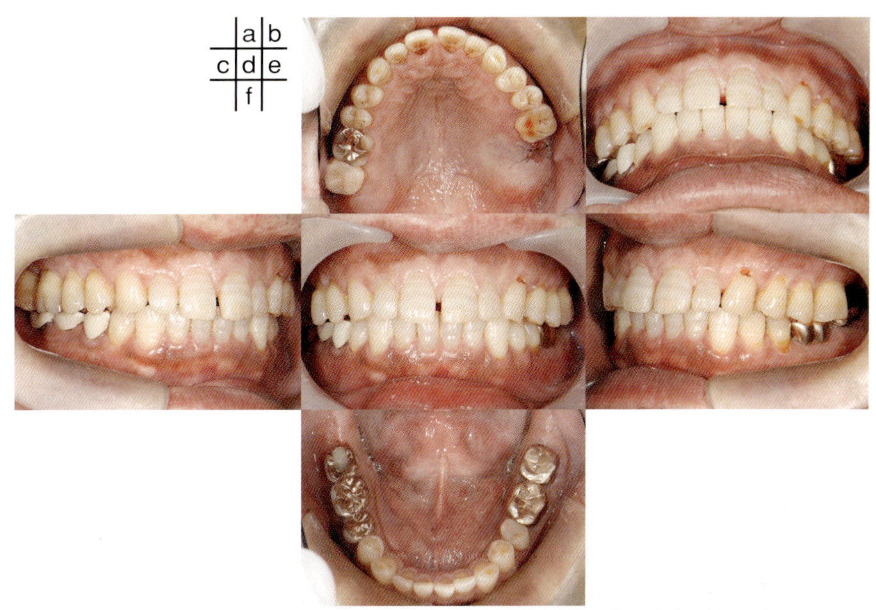

図 3-16-3a〜f　初回治療（2011 年 8 月）において上顎右側第二小臼歯，第一・二大臼歯に支台歯形成と印象採得を行い，レジンテンポラリークラウンを装着．上顎左側第二大臼歯，下顎第二大臼歯にはインプラント埋入を行った．図は術後 1 か月，下顎第二小臼歯，第一・二大臼歯にメタル暫間クラウンを装着した状態．

また正中離開も現在ほどではなかったとのことです．

本人はブラキシズムを自覚しており，咬合崩壊が進行中です．

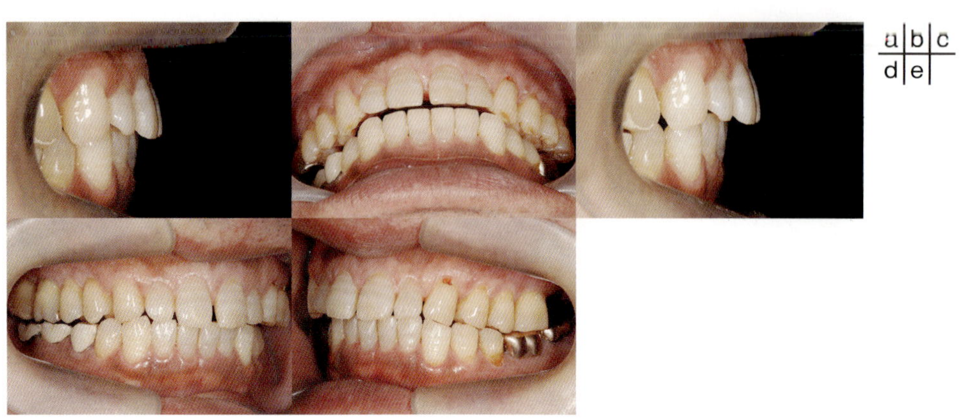

図3-16-4a〜e　咬頭嵌合位(ICP)とRPでは約1mmの誤差がある．下段はICPからの側方運動時の咬合接触状態であるが，左側の上下犬歯は右側に比べ咬耗が著しく，上顎犬歯と下顎第二小臼歯に顕著なアブフラクションが認められる．a：ICP側面観．b：RP．c：RP側面観．d：右側方運動．e：左側方運動．

●インプラント埋入後のパノラマX線

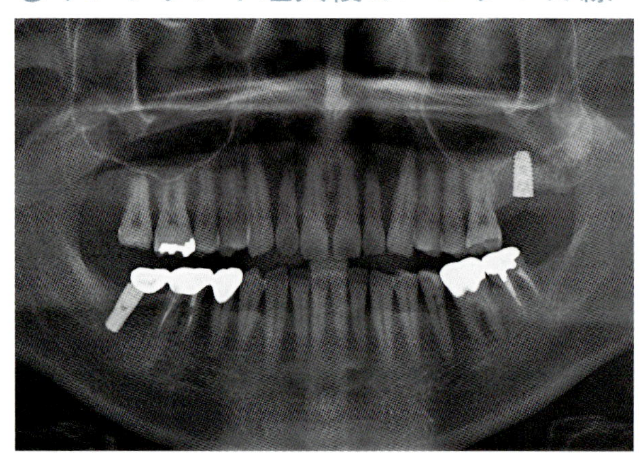

図3-16-5　初診から1か月後のパノラマX線所見．同日に右側第二小臼歯と第一大臼歯を連結した暫間金属冠を仮着している．上顎のインプラントはオッセオインテグレーションが確立するまで待つことにした．

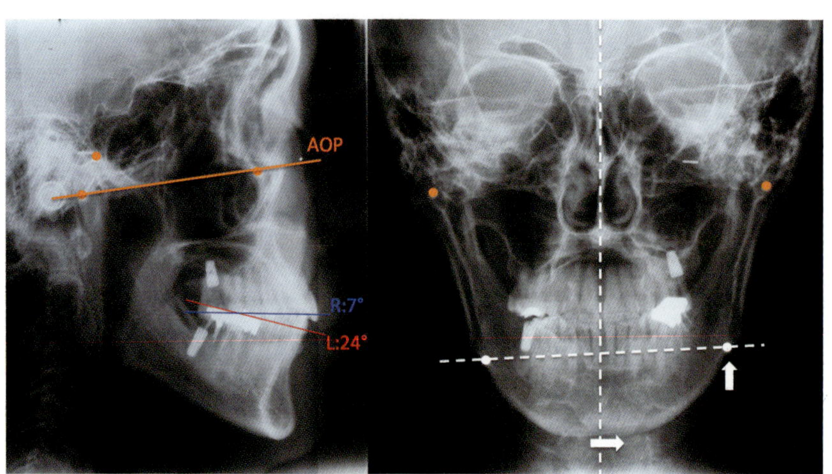

図3-16-6a, b　骨格はⅠ級，上顎中切歯の歯軸はやや前突(U-1 to FM：112°)傾向があるが，下顎中切歯の歯軸(L-1 to Mandibural Plane：90°)は標準値，LFHも48°と骨格的には大きな問題は認められないが，咬合平面が右は平坦(AOP-OP：7°)であるのに対し，左はかなり急峻(AOP-OP：24°)であり，下顎下縁平面が左上がりで下顎はやや左に偏位している．

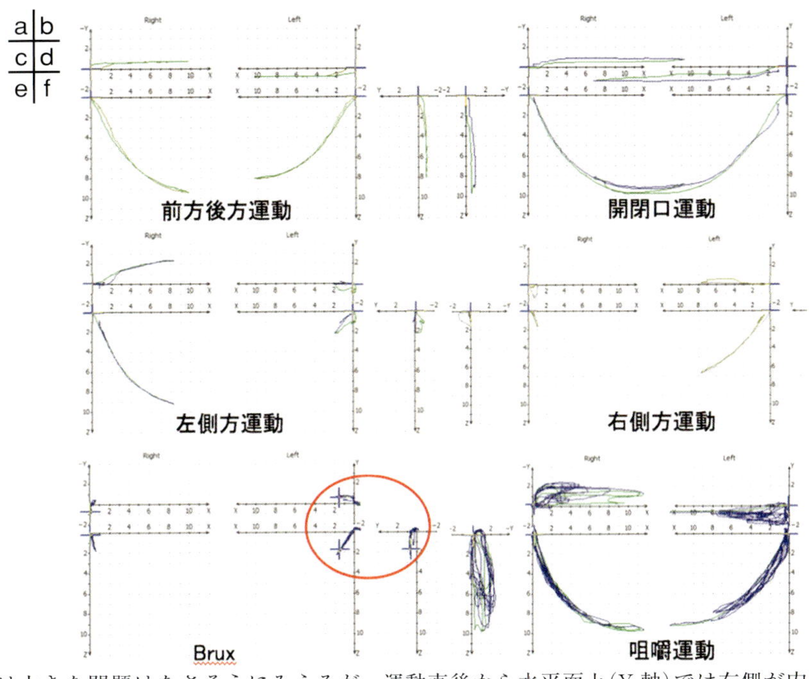

図 3-16-7a～f　a：前方／後方運動画面では大きな問題はなさそうにみえるが，運動直後から水平面上（Y 軸）では右側が内方，左側が外方に偏位している．矢状面においても 0 点（RP）から 2 mm は弧が上向きの動きがみられることから下顎頭は関節円板の狭窄部に位置していない可能性が高い．b：開閉口運動の軌跡においては回転運動が加わり運動量も大きくなっているが，水平面上の運動パターンは同じである．矢状面では運動の始点と終点が左右とも一致していない．とくに左側は往路と復路の軌跡が大きく異なり，復路の終盤で関節円板から下顎頭の逸脱を疑わせる特徴的な動きをみせている．c：左側方運動時の右側下顎頭の運動軌跡であるが，矢状面では一見すると大きな異常はみられないが，水平面と前頭面の軌跡をみると前方に 1 mm ほど動いたあと急激に内方に偏位している．このときの左側下顎頭の動きをみると，通常は大きく動くことのない作業側運動（いわゆるベネット運動）軌跡が不規則に広範囲に動いている．これは開閉口運動軌跡で指摘したように左側下顎頭が関節円板上にとどまっていない（DRP）ことによる挙動と考えることができる．d：右側方運動では左側下顎頭の運動制限がみられるだけでなく，これまでと異なる水平面上の動きをみせている．矢状面における軌跡では運動量が少ないだけでなく，始点と終点が不一致であり，左右の運動軌跡の対称性もないことがわかる．e：擬似ブラキシズム運動時の軌跡である．右側の軌跡に比べると左側の動きは不規則で大きく，内方のみならず後方の動きまで認められる．f：咀嚼運動時の軌跡をみると，水平軸上の動きの幅が大きく，左側に偏ったチューイングパターンとなっている．

II　顎機能診査による評価

顎機能運動診査の目的は前方／後方運動，左右側方運動の滑走主体の問題点を抽出して上関節腔の問題を診断することです．開閉運動は回転運動と滑走運動のコンビネーション運動であるため，回転と滑走の動きに不調和がないか，レシプロカル・クリックが存在しないかなどをみることで，下顎頭と関節円板の状況を診査できます．

これらの 4 つの運動軌跡からは左右の対称性，運動量，再現性，顎偏位の有無などを把握することができ，さらにブラキシズム運動や発音，嚥下時の軌跡などを加えることで顎機能のより詳細な分析が可能となります．

今回の分析結果からは左側下顎頭の復位をともなう関節円板転位の可能性が高いと判断しました．また顎関節内症の確定診断には MRI による画像診断が有効で，本症例の顎機能診断結果も MRI 診断によって確定診断することができました．

MRI による診断

顎関節 MRI
【所見】
〈閉口位〉
左下顎頭に軽度の変形，骨棘を認めます．
左顎関節の関節円板は前方転位を認めます．
右下顎頭の変形は認めず，関節円板の位置は正常です．
〈開口位〉
左下顎頭は前方に移動し，関節結節と下顎頭の間に関節円板の中央狭窄部があり復位を伴う前方転位です．
右側は下顎頭の移動と関節円板の滑走は正常です．

【まとめ】
左顎関節症：復位を伴う関節円板の前方転位，変形性顎関節症

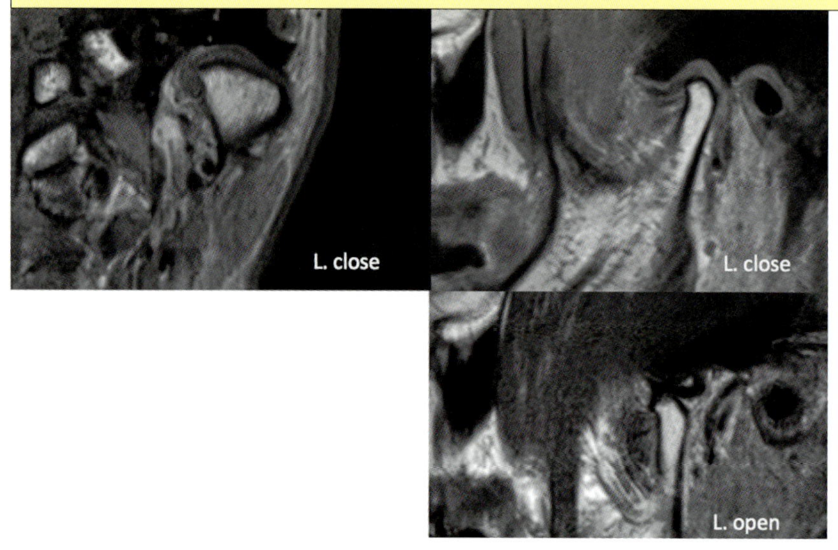

図 3-16-8a〜c　MRI 画像から，右側顎関節は正常，左側は復位をともなう関節円板の前方転位，ならびに変形性顎関節症と診断された．

プロブレムリスト

1. 咬合の崩壊＝顎偏位と垂直顎間距離の低下
   a. 上顎左側第二大臼歯，下顎右側第二大臼歯が欠損
   b. 残存臼歯（とくに上顎第一大臼歯の舌側咬頭の崩壊が著しい）
   c. 左右犬歯尖頭の咬耗が顕著
2. 偏心運動時に臼歯部で干渉がある
3. 左側の咬合平面が右側に比べ急峻（AOD に注意）
4. 顎機能（とくに左側）に問題がある
5. 正中離開と上下アーチフォームの不調和がある
6. ブラキサーで日常的に強いストレスがある

図 3-16-9　咬合器付着模型による咬合診査の写真と CT 資料は割愛した．診断の結果プロブレムリストにある 1〜5 の項目に関しては技術的な問題として解決可能と判断したが，治療の成否は最後の項目にある「強いストレスとブラキシズム」にいかに対応できるかが問題となる．診断結果とプロブレムリストで明らかであるが，進行中の咬合崩壊を食い止め，咬合を再構成するためには失われた咬合支持の回復は必須である．しかし崩壊にいたった主たる原因と考えられる臼歯の干渉を回避するため，咬合平面の改善とブラキシズムにより失われた咬合誘導路を構築する必要がある．顎機能診断の結果からは現在の下顎位は DRP であり，下顎が後方に偏位したために上下歯列の不調和や正中離開にいたったと考えられる．治療はあらたな治療目標下顎位（TRP）における咬合関係を構築するため欠損部位にインプラント埋入を先に行い，オッセオインテグレーションを待つ間に咬合平面と歯軸の改善のための歯列矯正を開始することにした．歯列改善後に再度咬合診断を行ったのち，TRP におけるプロビジョナル・レストレーションから最終補綴に移行する．

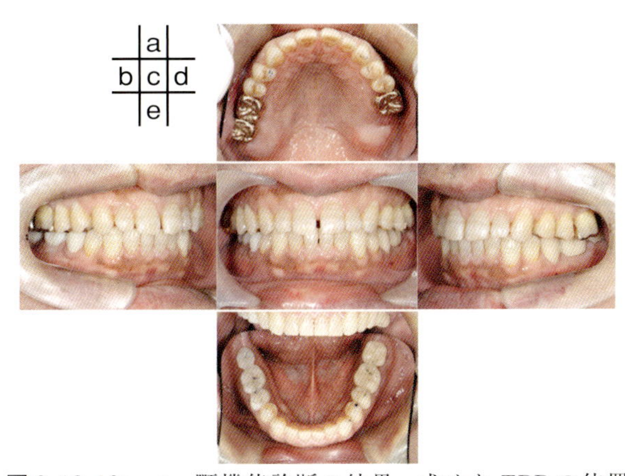

図 3-16-10a～e　顎機能診断の結果，求めた TRP の位置に上顎(右側第一・二大臼歯，左側第一大臼歯)にメタル 4／5 冠を製作し仮着．下顎(左側第二小臼歯，第一・二大臼歯と右側第二小臼歯，第一・二大臼歯)の暫間金属冠は矯正ブラケット装着時を考慮しレジン冠に交換した．TRP は両側 1.5 mm 前方とし，新たな下顎位におけるポステリア・サポートを確保した(2012 年 1 月)．

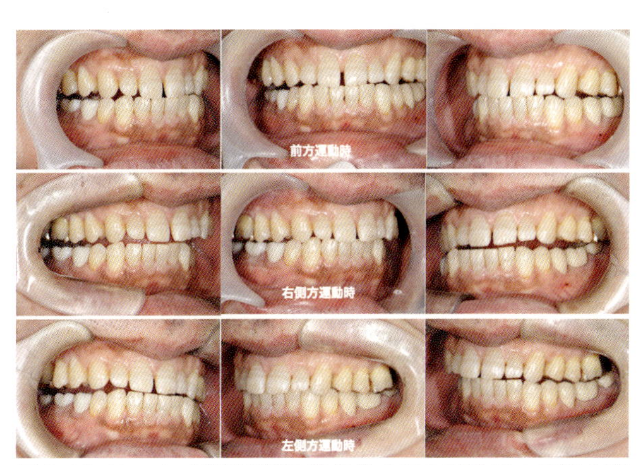

図 3-16-11a～i　暫間補綴物装着後の偏心運動時の口腔内所見．右側の咬合平面は平坦なため臼歯離開できているが，左側はスピー湾曲が強い(咬合平面が臼歯部になるほど急峻となる)ために大臼歯での干渉が認められる．

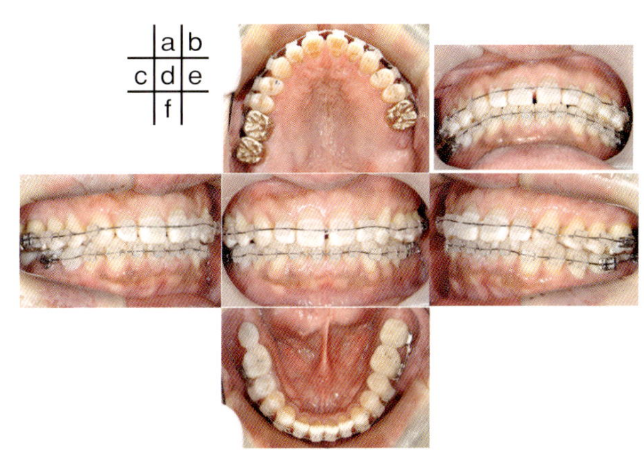

図 3-16-12a～f　初期治療完了後(初診から 4 か月)．左右の咬合平面の改善，ならびに上下歯列弓の調和(カップリング)を目的とした歯列矯正を開始．

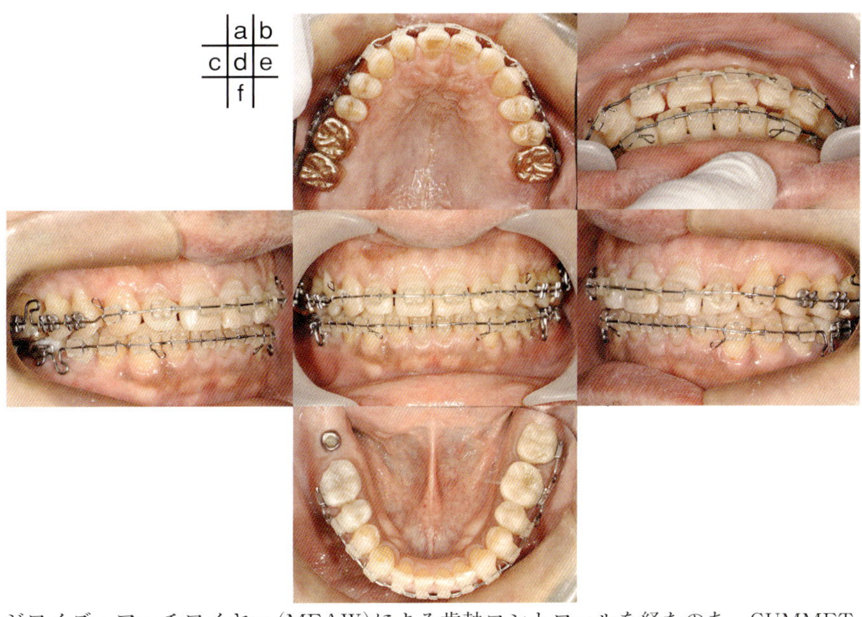

図 3-16-13a～f　マルチループ・エッジワイズ・アーチワイヤー(MEAW)による歯軸コントロールを経たのち，GUMMETAL を用いたアーチワイヤーに交換．右側のインプラントの暫間補綴物は臼歯の歯軸をアップライトするためにいったん除去している(2012 年 4 月)．

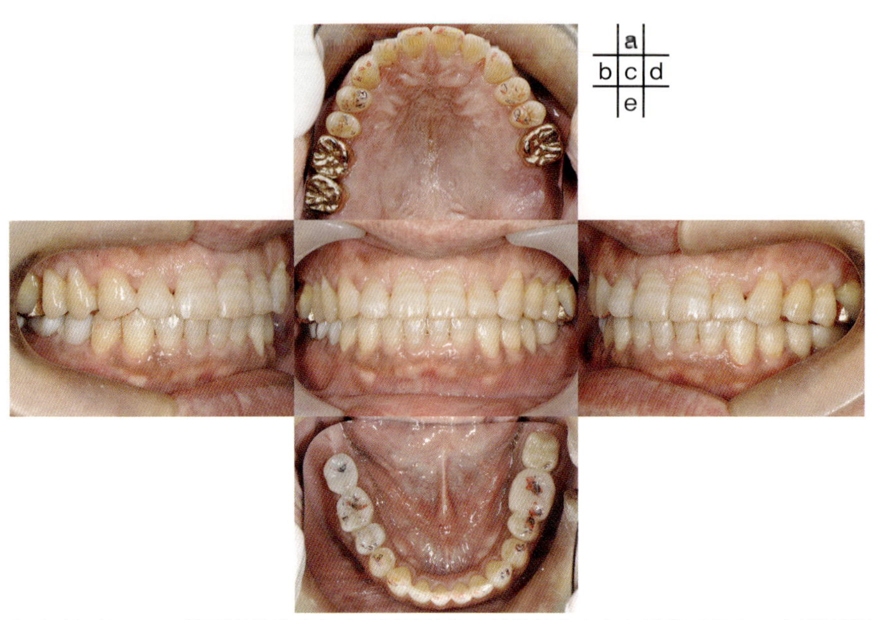

図3-16-14a〜e　矯正開始後5か月で矯正治療の目的はおおむね達成できたため矯正装置除去．臼歯部や咬耗によって失われた咬合誘導路は補綴することが前提なので，装置除去後は保定を兼ねたプロビジョナル・レストレーションに移行することにした(2012年5月)．

●リツルーシブ・ガイダンスの付与

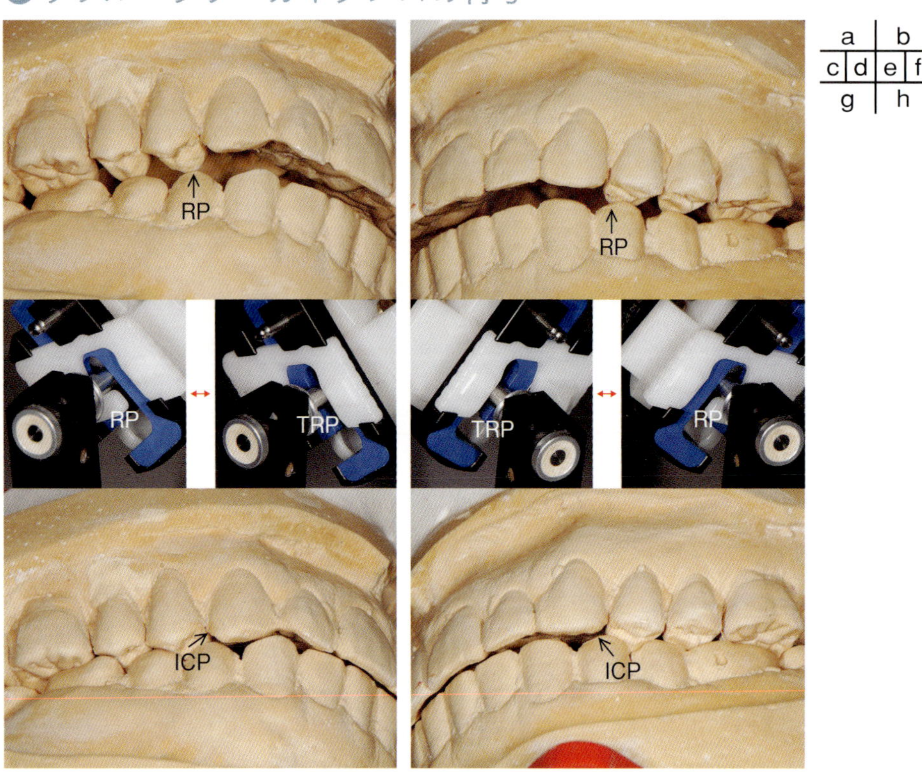

図3-16-15a〜h　短期間で治療目標下顎位における咬頭嵌合位(ICP)に移行する場合，ささいな習慣や姿勢で下顎頭はDRPに逆行する危険がある．とくに今回の症例のように咬頭の摩耗が著しい場合，ICPで維持安定させるためには上下第一大臼歯の咬合接触関係を回復することが求められる．また第一小臼歯にリツルーシブ・ガイダンスを付与しブラキシズム時に臼歯の干渉回避や犬歯とともに偏心運動時の誘導機能を再構成する必要がある．図の矢印部分にリツルーシブ・ガイダンスが付与される．

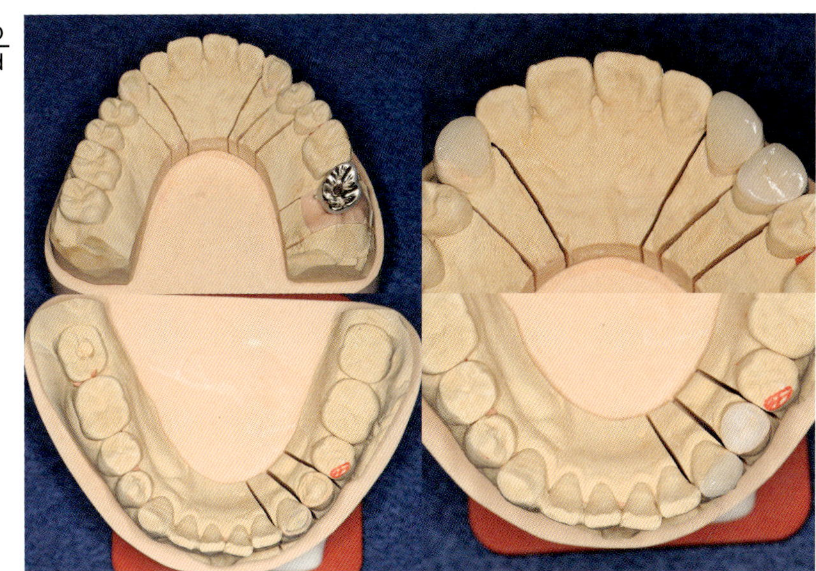

図 3-16-16a〜d　咬耗で失われた下顎の機能咬頭(アクティブ・セントリック)と，上顎左右の犬歯舌面ならびに右側第一小臼歯咬合面をラミネートベニアで修復．上顎右側第二大臼歯部のインプラント上部構造の咬合面はメタルで製作した．

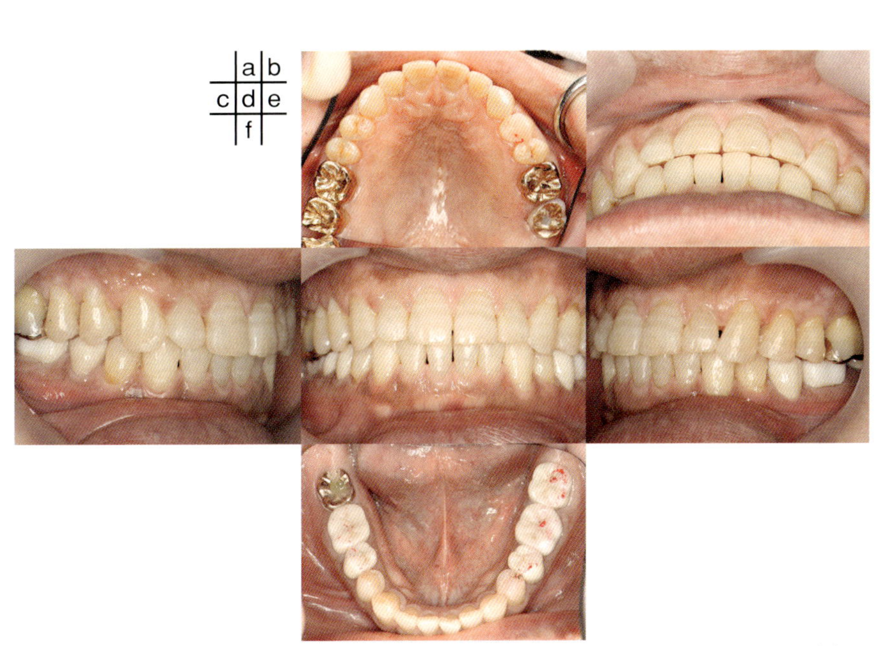

図 3-16-17a〜f　口腔内に装着された最終補綴物．下顎のインプラントの上部構造はメタルのスクリューリテインタイプを，左側犬歯と第一小臼歯はラミネートベニア，それ以外の補綴物はジルコニアクラウンとした．上顎の補綴物は大臼歯部はメタル，犬歯と小臼歯の審美領域は下顎同様ラミネートベニアを接着した(2012 年 8 月)．

III　結果と考察

咬合崩壊が進行中の症例ではその原因を究明することができなければ，たとえ補綴物で咬合再構築を行っても同じ結果を繰り返す可能性があります．

咬合崩壊の多くはブラキシズムに起因していると考えられますが，その出現の仕方は多様です．軽度であれば，咬合面ファセットやアブフラクションなどが見落とされやすいのですが，咬合病予備軍と考えましょう．ブラキシズムによる過剰な力が局所に集中すると，その部はオーバー・ロードによる崩壊，あるいは生理的な問題を生じます．

このように考えると「咬合治療」は過剰な力

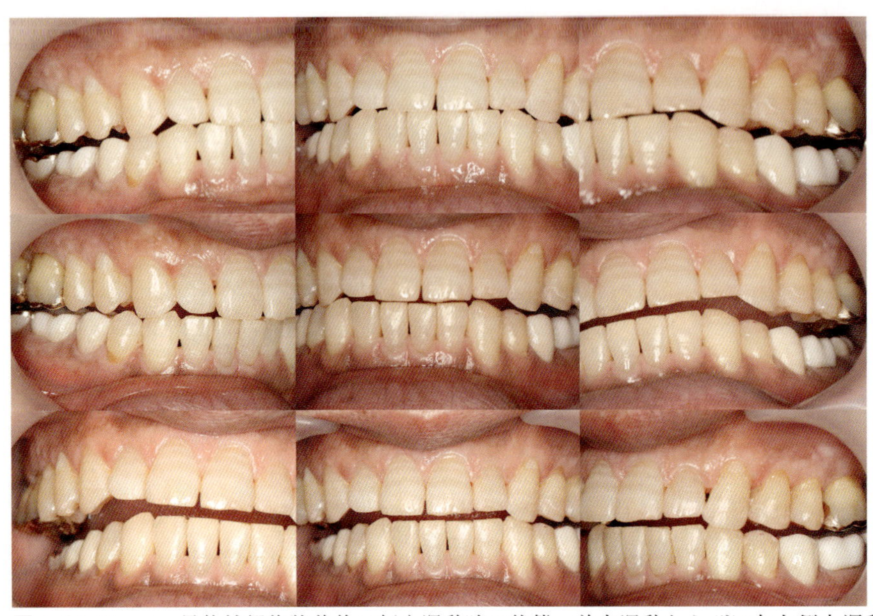

図 3-16-18a〜i　最終補綴物装着後の偏心運動時の状態．前方運動ならびに左右側方運動時にも臼歯離開が確保され，干渉が回避されている．a〜c：前方運動．d〜f：右側方運動．g〜i：左側方運動．

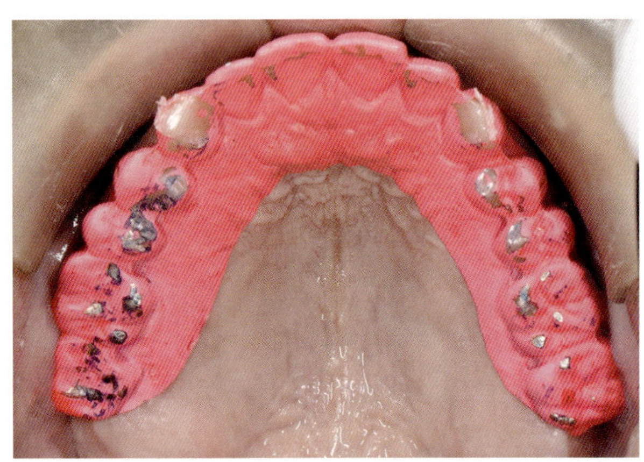

図 3-16-19　夜間のブラキシズムによる干渉チェックのため3日間使用したブラックスチェッカーの状態．バーチカル・ストップが確保され，左右の犬歯誘導路もスムーズに機能しているようにみえるが，かなり激しいブラキシズムをしている様子が認められる．側方運動時にも臼歯部の干渉は回避できているが，後方への動きに対し第二小臼歯の舌側咬頭が第一小臼歯とともに滑走している．しかしこの程度であれば大きな問題は生じないと考えている．

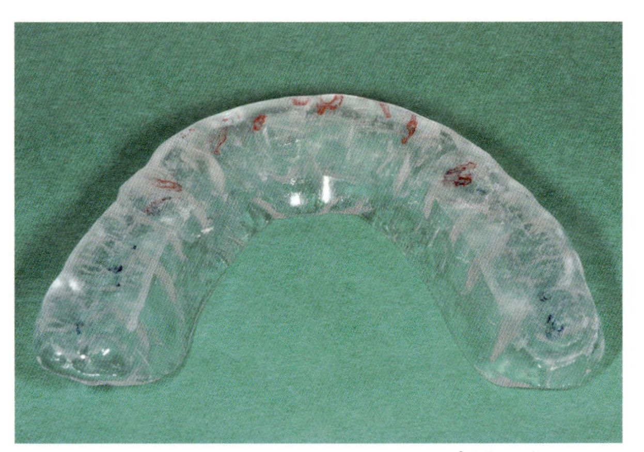

図 3-16-20　ブラックスチェッカーによる夜間の強いブラキシズムが継続していることが確認されたので，歯列矯正後の歯列の保護を兼ねてしばらくの間ナイトガードを装着することにした(装置にはゆるやかな咬合傾斜と小臼歯部分にリツルーシブ・ガイドを付与していることが確認できるようにやや後方から撮影した)．

を局所に集中させない咬合様式を与えることにつきることになりますが，そのためには咬合を維持構成するための基本的知識と技術，さらに補綴による咬合再構成には咬合を熟知した歯科技工士の協力が不可欠です．

ここに挙げた症例ではインプラント，歯列矯正，補綴を駆使することで比較的短期間で治療を終えることができましたが，大切なことは咬合崩壊にいたる前にその前兆を察し，治療を開始することです．そのためには咬合診断が必要不可欠なのです．

※本症例の一部はほかの項目にも用いていますが，本項では咬合治療の一連の流れを示すものとして呈示しています．

索引

INDEX

索引

（五十音順）

す

せ

そ

た

ち

て

と

(英字)

参考文献

REFERENCES

参考文献

1. Piehslinger E, Celar AG, Celar RM, et al. Computerized axiography：Principles and methods. J Craniomand Practice 1991；9：344-355.

2. Mohl, Zard, Carlsson, Rugh（著），藍稔（監訳）．テキストブックオクルージョン． 第1版．東京：クインテッセンス出版，1993.

3. 佐藤貞夫．MEAWを用いた矯正治療II（アドバンス編）．東京：第一歯科出版，2005.

4. Fukoe H, Basili C, Slavicek R, Sato S, Akimoto S. Three-dimensional analyses of the mandible and the occlusal architecture of mandibular dentition. International journal of stomatorogy & occlusion medicine 2011；5(3)：119-129. Springer Vienna.

5. 保母須弥也，波多野泰夫，高山寿夫．新編咬合学辞典．東京：クインテッセンス出版，1998.

6. Hockel JL（著），市川和博（監訳）．オーソピディックナソロジー．第1版．東京：クインテッセンス出版，1988.

7. ジョンH． ウォール（著），矢谷令子，小川恵子（訳）．図説筋の機能解剖（第4版）．東京：医学書院，1993.

8. 藤田恒太郎，桐野忠大．歯の解剖学．東京：金原出版，1967.

9. Takei J, Akimoto S, Sato S. Study on Occlusal Guidance and Occlusal Plane at Different Ages and Different Occlusion Groups. Bull Kanagawa Dent Col 2009；37：3-11.

10. Piehslinger E（著），佐藤貞雄，石川達也，青木聡，渡邊誠，樋田貫（訳）．臨床家のための歯科補綴学．顎機能と機能障害の診断を考慮した歯科治療．第1版．東京：クインテッセンス出版，2007.

11. 佐藤貞雄，玉置勝司，榊原功二．ブラキシズムの臨床．その発生要因と臨床的対応．第1版．東京：クインテッセンス出版，2009.

12. Slavicek R. The Masticatory Organ：Functions and Dysfunctions. Klosterneuburg：Gamma Med. -wiss. Fortbildungs-AG, 2002.

13. 小林義典ほか．ヒトの睡眠中のbruxismに関する臨床研究．第1報．歯学．1978；66：131.

14. 保母須弥也，細山 愃．インプラントの咬合．東京：クインテッセンス出版，2006.

15. 天野仁一朗（編著）．歯科臨床に役立つ脳と神経の話．第1版．東京：クインテッセンス出版，2005.

16. 窪田光慶．顎顔面骨格と垂直高径の診断と応用．歯科医療 2003；17(1)：17-26.

17. 河津寛，普光江洋．補綴に強くなる本．上・下巻．第1版．東京：クインテッセンス出版，2009.

18. 榊原功二，花島美和，普光江洋．無調整なクラウンと咬合．顎咬合誌 2006；26(1)(2)：140-147.

19. 榊原功二，佐藤貞雄．骨格形態および機能咬合を考慮した義歯の製作．矯正医と技工士との連携による義歯の再構成．歯科医療 1999；13(4)：73-84.

20. 榊原功二．シークエンシャル咬合の概念とワックスアップ．QDT 2002；27(10)：26-44.

21. 佐藤貞雄，井坂文隆，木村智ほか．日本人の咬合様式に関する研究．第1報．日本人正常咬合者の歯の形態と誘導路．顎咬合誌 1996；17(2)：89-96.

22. 佐藤貞雄，玉置勝司．機能的咬合再構築からみたブラキシズムの意義．日本歯科評論 臨時増刊 1997；201-212.

23. 佐藤貞雄，榊原功二．シークエンシャルオクルージョンにおける咬合採得の概念とその実際．QDT 2000；25(10)：50-57.

24. 佐藤貞雄．顎関節と咬合その不可解な関係．顎咬合誌 2000；20(3)：338-344.

25. 佐藤貞雄．不正咬合治療へのアプローチ．東京：東京臨床出版，1991.

26. 佐藤貞雄，本柳和子，鈴木孝雄ほか．顎骨格形態の経年的変化と不正咬合発現との関連についての一考察．日矯歯誌 1988；47：186-196.

27. 佐藤貞雄，玉置勝司，榊原功二ほか．Conputerized Axiographic Systemを利用した顎関節機能不全を伴う症例の下顎位の診断とその治療．顎咬合誌 1994；15(4)：61-67.

28. 佐藤貞雄，玉置勝司，鈴木光雄，榊原功二．生態に調和した咬合の再構成をめざして．歯科技工 1997；25(1)-(8)：82-89，194-207，352-367，498-506，602-614，714-724，876-884，1016-1025.

29. 佐藤貞雄，玉置勝司．機能的咬合再構築からみたブラキシズムの意義．In：加藤熈，押見一，池田雅彦(eds)．ブラキシズムの基礎と臨床．東京：ヒョーロン・パブリッシャーズ．1997；201-219.

30. 佐藤貞雄．咀嚼器官の役割と機能咬合の概念．補綴臨床 1996；29(3)：265-279.

31. Werner Platzer（編集），佐藤達夫（訳）．ペルンコップ臨床局所解剖学アトラス．第3版．東京：医学書院，1995.

32. 鈴木光雄，佐藤貞雄，榊原功二ほか．顎口腔系総合診断システムを用いたダイナミックな咬合診断とその治療．顎咬合誌 1995；16(1)：41-48.

33. 武井順治．オーストリアン・ナソロジーの臨床．咬合支持を喪失した症例への対応．顎咬合誌 1999；20(2)：217-229.

34. 普光江洋．咬合に強くなる本．上・下巻．第1版．東京：クインテッセンス出版，2009.

35. 普光江洋，榊原功二．咬合接触点の理想と現実．QDT 2012；37(6)：74-92，37(7)：74-92.

36. 普光江洋．咬合様式とアンテリアガイダンスの関係．顎咬合誌 2012；32(1)(2)：21-31.

37. Beyron HL. Characteristics of functionally optimal occlusion and principles of occlusal rehabilitation. JADA 1954；48：648-656.

38. Celar A, Sato S, Akimoto S, et al. Sequential Guidance with Canine Dominance in Japanese and Caucasian Samples. Bull Kanagawa Dent Col 1994；122：18-24.

39. Celar GA, Kubota M, Akimoto S, et al. Inclines of occlusal guidance, wear facets, and hinge axis path considering sequential guidance with canine dominance. Bull Kanagawa Dent Col 1997；25：3-9.

40. D'Amico A. Functional occlusion of the natural teeth in man. J Prosthet Dent 1961；11：899-915.

41. Enlow DH（著），三浦不二夫（監訳）．顎顔面の成長発育．東京：医歯薬出版，1980.

42. Morgan DH, House LR, Hall WP, Vamvas SJ（編著），津留宏道，下里常弘（監訳）．顎関節疾患のすべて．その診断と治療．第1版．東京：クインテッセンス出版，1986.

43. Granger ER. Functional relations of the stomatognathic system. JADA 1954；48：638-647.

44. Lavigne GJ, Cistulli PA, Smith MT（編集）．古谷野潔（監訳）．歯科医師のための睡眠医学．その実践的概要．第1版．東京：クインテッセンス出版，2010.

45. Kulmer S, Ruzicka B, Niederwanger A, et al. Incline and length of guiding elements in untreated naturally grown dentition. J Oral Rehabil 1999；26：650-660.

46. Precious D, Delaire J. Balanced facial growth：a schematic Interpretation. OSOMOP 1987；63：637-644.

47. McHorris WH. Focus on anterior guidance. J Gnathology 1989；8：3-13.

48. McHorris WH. Occlusion with particular emphasis on the functional and parafunctional role of anterior teeth. Part 2. J Clin Orthod 1979；13(10)：684-701.

49. McHorris WH. Occlusion with particular emphasis on the functional and parafunctional role of anterior teeth. Part 1. J Clin Orthod 1979；13(9)：606-620.

50. Reusch D, Lenze PG, Fisher H, et al. Rekonstruktion. Von kautlachen und Frontzahen Drukrei Hachenburg, 1990.

51. Sato S, Suzuki N, Suzuki Y. Longitudinal study of the cant of the occlusal plane and the denture frame in case with congenitally missing third molars. J Jpn Ortho Soc 1988；47：517-525.

52. Sato S. Alteration of Occlusal Plane due to Posterior Discrepancy Related to Development of Malocclusion - Introduction to Denture Frame Analysis. Bull Kanagawa Dent Col 1987；15(2)：115-123.

53. Sato S, Suzuki Y. Relationship between the development of skeletal mesio-occlusion snd posterior tooth-to-denture base discrepancy. J Jpn Ortho Soc 1988；47：796-810.

54. Scaife RR, Holt RE. Natural occurrence of cuspid guidance. J Prosthet Dent 1969；22：225-229.

55. Schuyler CH. The function and importance of incisal guidance in oral rehabilitation. J Prosthet Dent 1963；13：1011-1029.

56. Shaw DM. Form and function in teeth, and a rational unifying principle applied to interpretation. Am J Orthod 1924；10：703-718.

57. Slavicek R. Okklusionskonzeple. Inf Orthod Kieferorthop 1982；14：253-263.

58. Slavicek R. Prinzipien der Okklusion. Inf Orthod Kieferorthop 1982：14：171-212.

59. Slavicek R. Die functional Determination des Kauorguns. Wien, 1984.

60. Slavicek R. Die Okklusionkonzepte in Totalprothetik. 総義歯補綴における咬合理論の実践-機能を重視した総義歯制作法．QDT 1990：15(4)：59-71.

61. Stallard H, Stuart CE. Eliminating tooth guidance in natural dentitions. J Prosthet Dent 1961；11：474-479.

62. Tamaki K, et al. A Cephalometric Study of the Compensation for the Skeltal Pattern of dentulous Subject. Bull Kanagawa Dent Col 1999；27(1)：8-12.

63. Tanaka T, et al. Expression of aggression attenuates both stressin-duced gastric ulcer gastric formation and increases in noradrenaline release in the rat amygdala assessed by intracerebral microdialysis. Pharmacol Biochem Behavior 1998：59：27-31.

64. Thornton LJ. Anterior guidance：Group function/canine guidance. A literature review. J Prosthet Dent 1990；64：479-482.

65. Weinberg LA. The prevalence of tooth contact in eccentric movements of the jaw：Its clinical implications. JADA 1961；62：402-406.

66. 小出　馨（監修）．小出馨の臨床が楽しくなる咬合治療．東京：デンタルダイヤモンド社，2014.

67. 福原達郎．Atlas 歯列の成長．東京：医歯薬出版，1977.

68. 池谷雄二．脳はなにかと言い訳する．東京：新潮社，2010.

69. 西原克成．顔の科学－生命進化で顔を見る．東京：日本教文社，1996.

70. 筒井照子，西林滋，小川春也．態癖－力のコントロール．東京：クインテッセンス出版，2010.

71. 山﨑長郎，山地正樹．咬合再構成　その理論と臨床－咬合と全身との調和．東京：クインテッセンス出版，2013.

72. 西原克成．顎・口腔の疾患とバイオメカニクス．東京：医歯薬出版，2000.

73. 普光江洋，武井順治，榊原功二．これで見える！つながる！　咬合ナビゲーション　生体と調和する根拠ある咬合治療の実践．第1版．東京：クインテッセンス出版，2014.

74. 高橋庄二郎，柴田孝典．顎関節症の基礎と臨床．東京：日本歯科評論社，1986.

咬合治療失敗回避のためのポイント38
―なぜ咬み合わないのか，なぜ破折するのか―

2016年 1 月10日　第 1 版第 1 刷発行

監　著　者　普光江（ふこうえ）　洋（ひろし）

著　　　者　武井順治（たけいじゅんじ）／清水真一郎（しみずしんいちろう）

発　行　人　佐々木　一高

発　行　所　クインテッセンス出版株式会社
東京都文京区本郷 3 丁目 2 番 6 号　〒113-0033
クイントハウスビル　電話 (03)5842-2270(代表)
(03)5842-2272(営業部)
web page address　http://www.quint-j.co.jp/

印刷・製本　横山印刷株式会社

ISBN978-4-7812-0476-5 C3047

定価は表紙に表示してあります

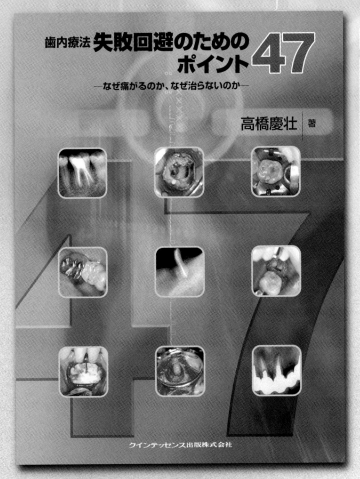